高等教育医药院校信息技术类系列教材

生物医学工程电子综合实验教程

主　编　周洪建　温川雪

副主编　袁　伟　王　倩

丁有得　刘　洋

科 学 出 版 社

北　京

内 容 简 介

本书根据普通高等院校本科生物医学工程专业的课程设置，选取了培养方案中电子方向的 5 门专业课，对其全部实验内容进行了整合和梳理，最终形成了本综合实验教程。这 5 门电子方向的专业课具有理论与实践联系密切、实验课时比例较大的特点，具体包括模拟电了设计与应用、数字电子技术、单片机原理与应用、传感器与检测技术和嵌入式 Linux 与系统开发。为了方便教学，本书结合课程学时的安排，选取了上述课程中实用、典型的实验教学内容，所有实验均经过检测，真实可行。

本书适合作为普通高等院校生物医学工程专业电子方向和电子信息类相关专业的实验指导用书和参考书。

图书在版编目（CIP）数据

生物医学工程电子综合实验教程/周洪建，温川雪主编. —北京：科学出版社，2021.11

（高等教育医药院校信息技术类系列教材）

ISBN 978-7-03-070536-5

Ⅰ. ①生… Ⅱ. ①周… ②温… Ⅲ. ①生物医学工程－电子学－实验－高等学校－教材 Ⅳ. ①R318.04-33

中国版本图书馆 CIP 数据核字（2021）第 224380 号

责任编辑：吕燕新 杨 昕 / 责任校对：王 颖
责任印制：吕春珉 / 封面设计：东方人华平面设计部

科学出版社 出版
北京东黄城根北街 16 号
邮政编码：100717
http://www.sciencep.com
天津翔远印刷有限公司印刷
科学出版社发行 各地新华书店经销
*
2021 年 11 月第 一 版 开本：787×1092 1/16
2021 年 11 月第一次印刷 印张：17 1/2
字数：414 960

定价：56.00 元

（如有印装质量问题，我社负责调换〈翔远〉）
销售部电话 010-62136230 编辑部电话 010-62135397-2032

本书编委会

主　编　周洪建　温川雪

副主编　袁　伟　王　倩　丁有得　刘　洋

编　委　谢国喜　张贵英　毕志升　王　静　林璧媛

　　　　李结松　卢肖霞　麦庆军　李哲怡

前　言

生物医学工程专业综合工程学、生物学和医学的理论和方法，将电子技术、计算机技术及信息技术相关的基础理论知识与医学和工程技术相结合，主要针对医疗仪器、医学仪器及其他电子技术、计算机技术、信息技术等的研究和开发。

生物医学工程专业属于电子、医学、计算机交叉专业。其主要课程有模拟电子技术、数字电子技术、人体解剖学、生理学、基础生物学、生物化学、信号与系统、算法与数据结构、数据库原理、数字信号处理、电子设计自动化技术、数字图像处理、医学成像原理、生物信息学、高等数学、线性代数、概率论与数理统计、计算机基础、C 语言程序设计、单片机原理及接口技术、操作系统等，80%的课程内容与电子、计算机相关。

电子、计算机类专业发展日新月异，根据当前信息技术发展的最新动态，引入人工智能、智慧医疗的培养理念，部分高等院校修订了生物医学工程专业培养方案。针对电子信息类课程革新较快，大部分电子类的课程具有理论和实践联系密切的特点，课程安排能否将理论知识与实践操作紧密结合，能否激发学生的学习热情，在很大程度上影响了教学效果。

电子信息技术、生物医学理论、智能医疗等学科的发展日新月异，任何一个分支的内容都涵盖广泛。本书仅按照普通高等院校本科教学的实验大纲，阐述其基础实验内容和步骤。这些基本实验操作是学习生物医学工程专业电子类课程的基础。

本书选取5门涉及硬件实验操作的电子类的专业课，对其实验内容进行梳理和整合。书中对各实验的实验环境、实验原理、实验电路图、实验内容和步骤、参考程序等进行了阐述和展示，给出了相关的思考题和注意事项。

全书共分 5 章，主要内容如下。

第 1 章主要介绍模拟电子技术相关知识。该章主要是验证性实验，包括常用仪器的使用、单管放大电路、多级放大电路、负反馈放大电路、差分放大电路与运算放大电路等。

第2章主要介绍数字电子技术理论课程中的相关知识点的应用，内容包括基础实验、验证性实验及设计性实验。该章分为逻辑电路的分析及设计两部分，同时涉及一些常用集成电路的使用，如译码器芯片、数码显示管集成电路、计数器、555 定时器等集成芯片的使用。

第 3 章主要介绍单片机原理与应用的实验内容。该章分为基础实验和综合实验两部分，实验涵盖的知识点包括 I/O、数据处理、外部中断、电子时钟、串行通信、并行端口扩展、数码管动态显示、LCD 显示、AD/DA 转换、键盘输入、DS18B20 温度检测等。

第 4 章主要介绍传感器与检测技术的实验内容，包括常见的应变式传感器、电容式传感器、电感式传感器、霍尔式传感器、热释电式传感器、光敏电阻、光纤传感器等的工作原理及基本测量电路。

第 5 章主要介绍嵌入式 Linux 与系统开发的实验内容，包括内核移植、驱动开发、跨平台编程、系统编程、网络编程及项目实践等。

本书由周洪建、温川雪任主编，袁伟、王倩、丁有得、刘洋任副主编，具体编写分工如下：第 1 章由袁伟编写，第 2 章由王倩编写，第 3 章由温川雪编写，第 4 章由丁有得编写，第 5 章由刘洋编写。全书由周洪建负责策划和审稿。谢国喜、张贵英、毕志升、王静、林璧媛、李结松、卢肖霞、麦庆军和李哲怡参与了本书的编写工作。

由于编者水平有限，书中难免有错误和不足之处，恳请读者给予批评指正。

编　者

2021 年 4 月于广州医科大学

目　　录

第 1 章

模拟电子设计与应用

模拟电子设计与应用是生物医学工程（电子类）的专业基础课程。本课程主要内容包括电路与分析，正弦交流电路，电路的过渡过程，常用半导体器件，基本放大电路，多级放大电路，集成运算放大器，放大电路的频率响应，放大电路中的反馈，信号的运算和处理，波形的发生和信号的转换，功率放大电路，直流电源，模拟电子电路读图。通过本课程的学习，学生应该能够了解电子电路的构思方法和分析方法的由来，学会科学的思维方法，理解模拟电子技术的基本概念、基本电路，掌握基本分析方法和基本实验技能，为深入学习电子技术及其在专业中的应用打下基础。

实验 1.1 模拟电路常用仪器的使用

1.1.1 实验目的

（1）能够说出几种常用仪器面板上各旋钮和接线柱的作用。

（2）学会示波器的基本操作方法，并学会使用示波器测量电压。

（3）学会使用信号发生器和晶体管毫伏表。

（4）了解通用电学实验台。

1.1.2 实验仪器

函数信号发生器，晶体管毫伏表，双踪示波器。

1.1.3 实验要求

（1）学习常用电子元器件的识别方法，并使用仪器仪表测量其参数。

（2）了解电量测量与其他物理量测量的共性与差异。

1.1.4 实验原理

在电子测量和实验电路中，常用的电子仪器有示波器、信号发生器和测量仪表（如万用电表、交流毫伏表、瓦特表）等。毫伏表及示波器常用来测量信号，而信号由信号发生器产生，它们的用途及与实验电路的关系图如图 1-1-1 所示。

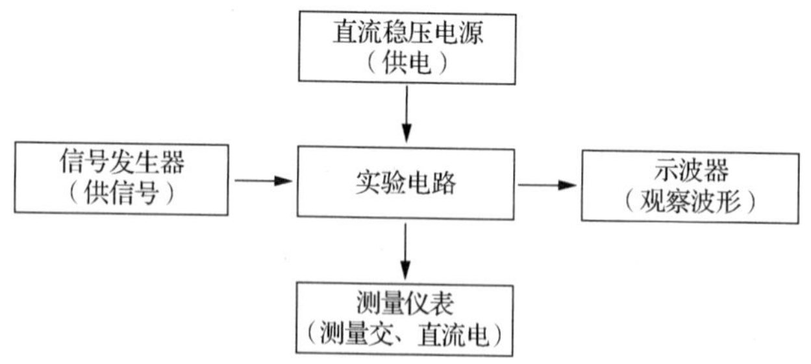

图 1-1-1 常用仪器的用途及与实验电路的关系图

1. 低频（函数）信号发生器

低频信号发生器采用单片机波形合成发生器产生高精度、低失真的正弦波电压，可用于校验频率继电器、同步继电器等，也可作为低频变频电源使用。信号发生器采用数

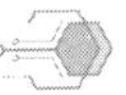

字波形合成技术，通过硬件电路和软件程序相结合，可输出自定义波形，如正弦波、方波、三角波及其他任意波形。波形的频率和幅度在一定范围内可任意改变。

2. 晶体管毫伏表

毫伏表是测量正弦电压有效值的仪器，按照电路元器件类型，可分为电子管毫伏表、晶体管毫伏表和集成电路毫伏表。本实验以 DF2173B 晶体管毫伏表为例说明这类仪器的使用方法。

（1）DF2173B 晶体管毫伏表的面板如图 1-1-2 所示。

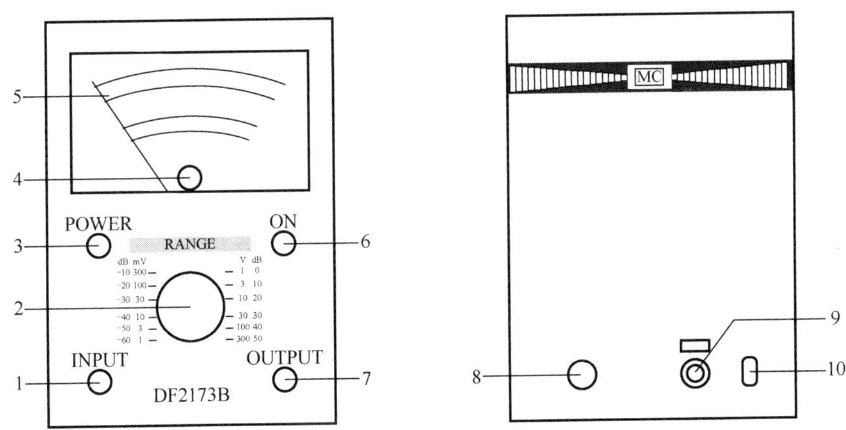

1—信号输入插座；2—量程开关；3—电源开关；4—机械零位调整；5—表头；6—电源指示灯；7—监视输出插座；8—接地端；9—熔丝座；10—电源线。

图 1-1-2　DF2173B 晶体管毫伏表的面板

（2）测量交流电压范围：1mV～300V，分为 1mV、3mV、10mV、30mV、100mV、300mV 和 1V、3V、10V、30V、100V、300V，共 12 挡。被测电压的频率：5Hz～2MHz。

（3）开机、关机：毫伏表接入电路时或测量量值不明的电压之前，应将测量范围旋钮旋到高量程挡（3V 以上），以保护电表指针及电路。开机、关机及仪表不使用时，应将两输入线短接。

（4）本仪器灵敏度较高，因此接地端连接必须良好，而且要正确选择接地点。

3. 示波器

示波器是用来观察交变电压信号波形的仪器，它的主要部件是示波管，示波管由电子枪、偏转板和荧光屏等组成，其结构图如图 1-1-3 所示。电子枪产生电子束，射在荧光屏上发出亮光。

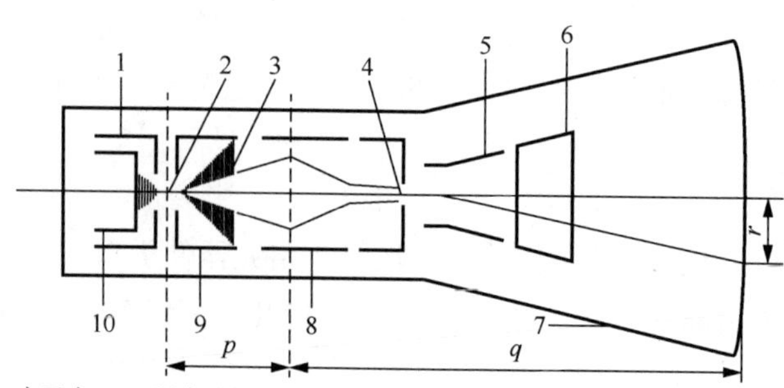

1—栅极；2—交叉点；3—限束孔径；4—最后孔径；5—垂直偏转板；6—水平偏转板；7—管壳；8—聚焦；9—阳极；10—阴极；p—偏转电极区域；q—荧光屏区域；r—垂直偏转位移。

图 1-1-3　示波管结构图

CA8010M 示波器面板上控制部件的位置图如图 1-1-4 所示。各旋钮的名称及功能如表 1-1-1 所示。

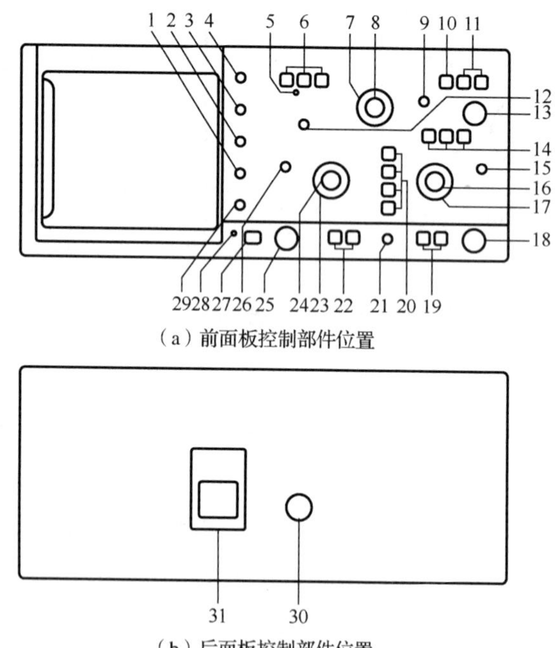

（a）前面板控制部件位置

（b）后面板控制部件位置

图 1-1-4　CA8010M 示波器面板上控制部件位置图

表 1-1-1　CA8010M 示波器面板控制部件的名称及功能

序号	控制部件名称	功能
1	迹线旋钮	调节光迹与水平刻度线平行
2	聚焦	调节光迹的清晰度
3	辅助聚焦	与聚焦配合，调节光迹的清晰度

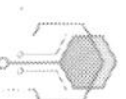

续表

序号	控制件名称	功能
4	亮度	调节光迹的亮度
5	触发指示	在触发扫描时，指示灯亮
6	触发方式	常态：无信号时，屏幕上无显示；有信号时，与电平控制配合显示稳定波形 自动：无信号时，屏幕上显示光迹；有信号时，与电平控制配合显示稳定波形 电视场：用于显示电视场信号
7	扫描速率（SEC/DIV）	调节扫描速度，顺时针旋到底为 X—Y
8	扫描微调	连续调节扫描速度，顺时针旋足为校正位置
9	电平	调节被测信号在某一电平开始触发扫描，使 X 轴扫描信号与被测信号同步，以得到稳定波形
10	×1 或×10	×10 时扫描速度被扩展 10 倍
11	极性	正：选择信号的上升沿触发扫描 负：选择信号的下降沿触发扫描 内：内触发源 外：外触发源
12	水平移位	调节迹线在屏幕上的水平位置
	拉出÷10	慢扫描方式
13	外触发输入	外触发输入插座
14	内触发源	选择 Y1、Y2 或交替触发
15	Y2 移位	调节通道 2 光迹在屏幕上的垂直位置
16	微调	连续调节垂直偏转灵敏度，顺时针旋足为校正位置
17	电压衰减器（VOLTS/DIV）	调节垂直偏转灵敏度
18	Y2 或 Y	被测信号的输入插座
19	耦合方式（AC—DC—GND）	Y1 选择被测信号馈入垂直通道的耦合方式
20	垂直方式	Y1 或 Y2：通道 1 或通道 2 单独显示。双踪：双踪显示
21	接地（GND）	与机壳相连的接地端
22	耦合方式（AC—DC—GND）	Y2 选择被测信号馈入垂直通道的耦合方式
23	电压衰减器（VOLTS/DIV）	调节垂直偏转灵敏度
24	微调	连续调节垂直偏转灵敏度，顺时针旋足为校正位置
25	Y1 或 X	被测信号的输入插座
26	Y1 移位	调节通道 1 光迹在屏幕上的垂直位置
27	电源开关	电源接通或关灯
28	电源指示灯	电源接通时，灯亮
29	校正信号	提供幅度为 0.5V、频率为 1kHz 的方波信号
30	Z 轴输入	亮度调制信号输入插座
31	电源插座及熔丝座	220V 电源插座，熔丝为 1A

具体使用方法将结合以下实验步骤详细叙述。

1.1.5 实验内容和步骤

（1）对照说明实验台板面上各开关、旋钮和接线柱的位置及它们的作用。

（2）熟悉示波器面板上各旋钮和接线柱的作用。

① 对照表 1-1-1 认清面板上每个旋钮和接线柱的位置及它们的作用。

② 开机前将有关控制部件按表 1-1-2 所示设置。

表 1-1-2 控制部件设置

控制部件名称	作用位置	控制部件名称	作用位置
亮度	居中	触发方式	自动
聚焦	居中	SEC/DIV	0.5ms
位置	居中	极性	正
垂直方式	Y1	触发源	内
VOLTS/DIV	0.1V	内触发源	Y1
微调	校正位置	输入耦合	AC

③ 接通电源，电源指示灯亮。经示波管灯丝预热后，屏幕上出现一条扫描基线，分别调节亮度、聚焦、辅助聚焦、迹线旋转，使基线清晰并与水平刻度平行。若无光点或基线出现，则可调节“亮度”“X 轴移位”“Y 轴移位”旋钮，直到光点出现为止。

④ 用 1∶1 或 10∶1 探极将校正信号输入 Y1 输入插座，屏幕上出现矩形波信号，如图 1-1-5 所示。

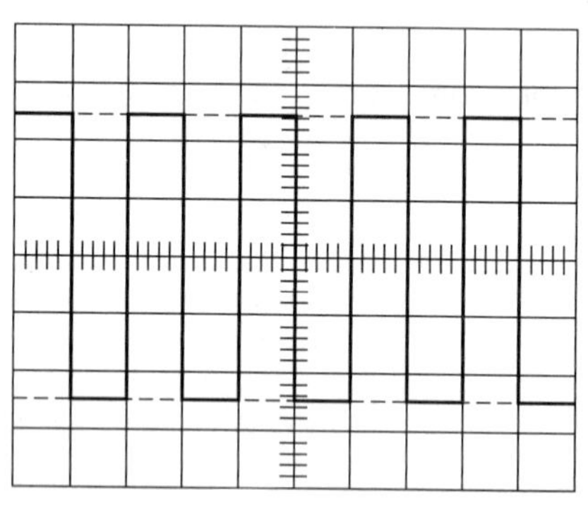

图 1-1-5 校正信号波形图

注意：若将校正信号输入 Y2 插座，则垂直方式应置于“Y2”，内触发源置于“Y2”。

⑤ 调节 Y1 移位、X 轴移位及同步旋钮，使矩形波清楚呈现在荧光屏中间，并对照表 1-1-1 分别调试各个旋钮，了解它们的作用。

（3）校准。调节电压衰减（V/DIV）旋钮和扫描速率（SEC/DIV）旋钮。分别使光屏上出现 2 个周期或 5 个周期而幅度为 5 格的校准电压的清晰稳定的波形，如图 1-1-6 所示，并将波形和有关旋钮的位置填入实验报告。

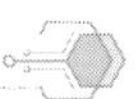

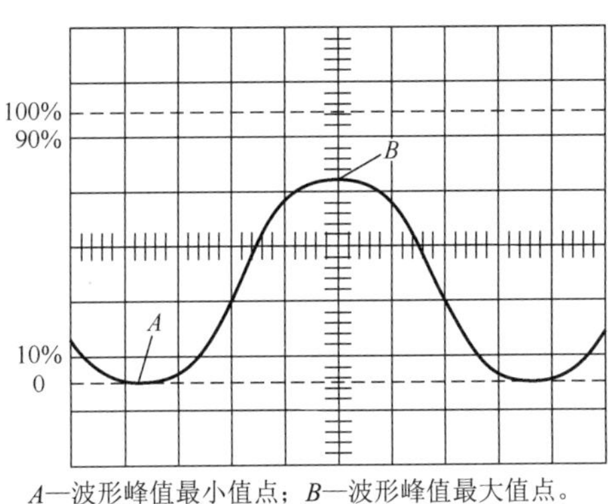

A—波形峰值最小值点；B—波形峰值最大值点。

图 1-1-6　峰峰电压测量波形图

（4）用示波器和毫伏表对低频信号发生器的输出电压进行测量。

① 按照图 1-1-7 所示把仪器各接地端连在一起，低频信号发生器正弦波的输出端和毫伏表、示波器的 Y1 输入端相连接，信号传送必须用屏蔽线，屏蔽线的屏蔽层应与“地”端相连，否则将受到外界干扰，使实验无法顺利进行。

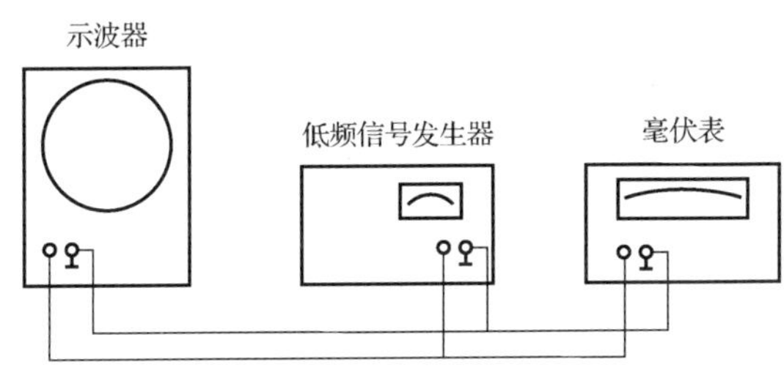

图 1-1-7　实验电路图

② 调节正弦波信号幅度为 2V（用毫伏表的 3V 挡量程）、频率为 1kHz 的正弦波，用示波器观察上述正弦波。要求在屏幕上显示峰峰电压值约为 6 格，并有两个完整周期的正弦波，把波形和有关旋钮的位置填入实验报告。

③ 用示波器测量上述信号电压的峰值，步骤如下：

a．调节电压衰减器（VOLTS/DIV），使被显示的波形在 6 格左右。

b．调整电平使波形稳定。

c．调节扫速控制器（SEC/DIV），使屏幕显示两个完整周期的正弦波（至少显示一个完整周期的波形）。

d．调整 Y1 垂直移位，使波形底部在屏幕中某一水平坐标线上。

e．调整 X 轴水平移位，使波形顶部在屏幕中央的垂直坐标线上，如图 1-1-6 所示。

f．读出波形底部至顶部在垂直方向之间的格数。

g．按照如下公式计算被测信号的峰峰电压值（V_{pp}）：

$$V_{pp} = 垂直方向的格数 \times 垂直偏转因数 \times 探极的衰减因数$$

例如，如图 1-1-6 所示，用 10∶1 探极测量 A 和 B 两点垂直格数为 4.2 格，Y 轴衰

减器的垂直偏转因数为 0.2V / DIV，则

$$V_{pp}=0.2\times4.2\times10=8.4(V)$$

④ 把测量结果填入实验报告，将它换算成有效值，并与毫伏表测量的值加以比较。

⑤ 调节正弦波信号幅度为 200mV（用毫伏表的 200mV 挡测量），频率为 2kHz 的正弦波，重复步骤②和③。

1.1.6 注意事项

（1）使用示波器时，亮度以能看清波形为限，不要太强，不要让光点长期在荧光屏一点上停留，以免烧坏荧光屏。暂时不用示波器时，可将亮度调暗。关机前，应将亮度调到最暗。

（2）毫伏表测量时应先调零。开机、关机、接入电路及仪表不使用时，应将两输入线短接，以保护电表。

（3）低频信号发生器用完后，应将电压输出旋钮调到最小的位置，使输出电压为零。

1.1.7 思考与讨论

（1）在观察波形时，应按什么次序调节哪些旋钮才能在示波器上得到一个清晰、稳定的波形？

（2）低频信号发生器、示波器、毫伏表各有什么用途？

1.1.8 实验报告

（1）校准示波器。要求荧光屏上出现两个周期或幅度为 5 格的信号电压的波形，并填入表 1-1-3。

表 1-1-3 校准电压（2V、1kHz）波形及有关旋钮的位置

周期数	两个周期	幅度：5 格
VOLTS/DIV 挡位	（ ）	（ ）
SEC/DIV 挡位	（ ）	（ ）
波形		

（2）用示波器和毫安表测量信号电压幅值。要求荧光屏上出现两个完整的周期且峰峰值约为 6 格的信号电压的波形，并填入表 1-1-4。

表 1-1-4 信号电压幅值及有关旋钮的位置

信号电压	2V、1kHz	200mV、2kHz
SEC/DIV 挡位	（ ）	（ ）
VOLTS/DIV 挡位	（ ）	（ ）
垂直方向格数	（ ）	（ ）
峰峰电压值 V_{pp}	（ ）	（ ）
电压有效值 V	（ ）	（ ）

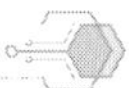

实验 1.2　单管放大电路

1.2.1　实验目的

（1）熟悉三极管的特性。

（2）掌握放大器静态工作点的调试方法及其对放大器性能的影响。

（3）学习测量放大器 Q 点、放大倍数 A_u、输入电阻 R_i、输出电阻 R_o 的方法，了解共射极电路的特性。

（4）学习放大器的动态性能。

1.2.2　实验仪器

信号发生器，晶体管毫伏表，双踪示波器，万用表，三极管，电位器，不同值的电阻器、电容器，插座。

1.2.3　实验要求

放大器动态及静态的测量方法。

1.2.4　实验原理

1. 放大器静态工作点的测量与调试

1）静态工作点的测量

测量放大器的静态工作点，应在输入信号 $u_i = 0$ 的情况下进行，即将放大器输入端与地端短接，然后选用量程合适的直流毫安表和直流电压表，分别测量晶体管的集电极电流 I_C 及各电极对地的电位 U_B、U_C 和 U_E。一般实验中，为了避免断开集电极，采用先测量电压 U_E 或 U_C，然后计算出 I_C 的方法。例如，只要测出 U_E，即可用 $I_C \approx I_E = \dfrac{U_E}{R_E}$ 计算出 I_C（也可根据 $I_C = \dfrac{U_{CC} - U_C}{R_C}$，由 U_C 确定 I_C），同时也能计算出 $U_{BE} = U_B - U_E$，$U_{CE} = U_C - U_E$。

为了减小误差，提高测量精度，应选用内阻较高的直流电压表。

2）静态工作点的调试

放大器静态工作点的调试是指对晶体管集电极电流 I_C（或 U_{CE}）的调整与测试。

静态工作点是否合适，对放大器的性能和输出波形都有很大影响。例如，工作点偏高，放大器在加入交流信号以后易产生饱和失真，此时 u_o 的负半周将被削底，如图 1-2-1（a）所示；若工作点偏低则易产生截止失真，即 u_o 的正半周被缩顶（一般截止失真不如饱和失真明显），如图 1-2-1（b）所示。这些情况都不符合不失真放大的要求。所以在选定工作点以后还必须进行动态调试，即在放大器的输入端加入一定的输入电压 u_i，检查输出电压 u_o 的大小和波形是否满足要求。若不满足，则应调节静态工作点的位置。

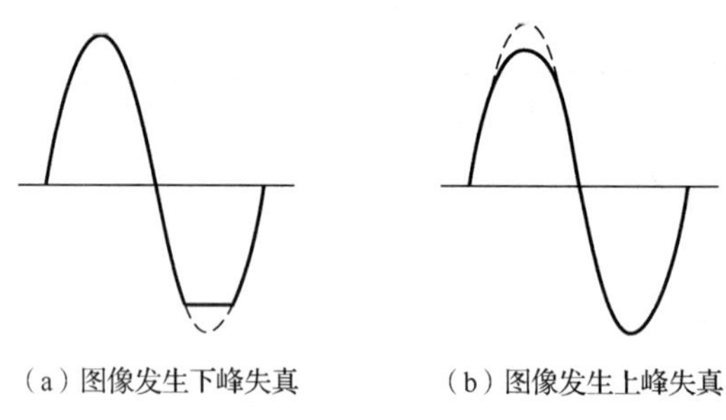

（a）图像发生下峰失真　（b）图像发生上峰失真

图 1-2-1　静态工作点对 u_o 波形失真的影响

改变电路参数 U_{CC}、R_C、R_B（R_{B1}、R_{B2}）都会引起静态工作点的变化，如图 1-2-2 所示。但通常多采用调节偏置电阻 R_{B2} 的方法来改变静态工作点，如减小 R_{B2}，可使静态工作点提高等。

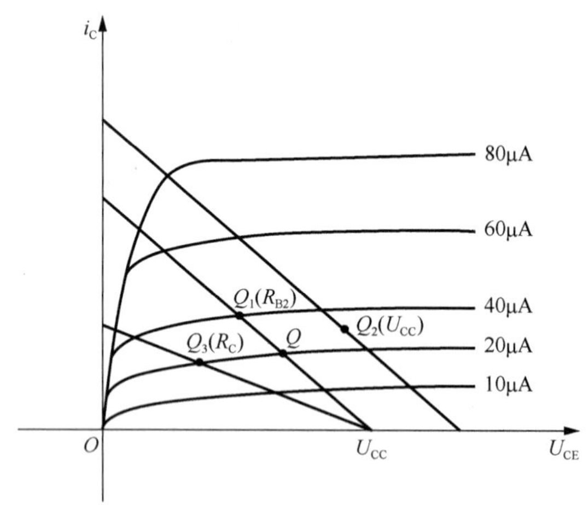

图 1-2-2　电路参数对静态工作点的影响

前述所说的工作点“偏高”或“偏低”不是绝对的，是相对信号的幅度而言的，如输入信号幅度很小，即使工作点较高或较低也不一定会出现失真。所以确切地说，产生波形失真是信号幅度与静态工作点设置配合不当所致。如果需要满足较大信号幅度的要求，那么静态工作点最好尽量靠近交流负载线的中点。

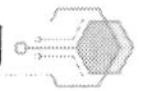

2. 放大器动态指标测试

放大器动态指标包括电压放大倍数、输入电阻、输出电阻、最大不失真输出电压（动态范围）和通频带等。

1）电压放大倍数 A_u 的测量

调整放大器到合适的静态工作点，然后加入输入电压 u_i，在输出电压 u_o 不失真的情况下，用交流毫伏表测量 u_i 和 u_o 的有效值 U_i 和 U_o，则 $A_u = \dfrac{U_o}{U_i}$。

2）输入电阻器 R_i 的测量

为了测量放大器的输入电阻，按照图 1-2-3 所示的电路在被测放大器的输入端与信号源之间串入一个已知电阻器 R，在放大器正常工作的情况下，用交流毫伏表测量 U_S 和 U_i，根据输入电阻的定义可得 $R_i = \dfrac{U_i}{I_i} = \dfrac{U_i}{\dfrac{U_R}{R}} = \dfrac{U_i}{U_S - U_i} R$。

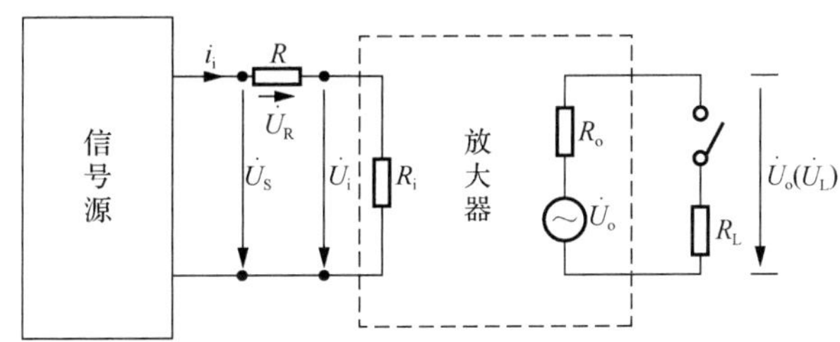

图 1-2-3　输入、输出电阻器的测量电路图

测量时应注意以下几点：

（1）因为电阻器 R 两端没有电路公共接地点，所以测量 R 两端电压 U_R 时必须分别测出 U_S 和 U_i，然后按照 $U_R = U_S - U_i$ 求出 U_R 值。

（2）电阻器 R 的值不宜取得过大或过小，以免产生较大的测量误差，通常取 R 与 R_i 为同一数量级为好。

3）输出电阻器 R_o 的测量

按照图 1-2-3 所示的电路，在放大器正常工作条件下，测出输出端不接负载 R_L 的输出电压 U_o 和接入负载后的输出电压 U_L，根据

$$U_L = \frac{R_L}{R_o + R_L} U_o$$

即可求出

$$R_o = \left(\frac{U_o}{U_L} - 1 \right) R_L$$

在测量中应注意，必须保持R_L接入前后输入信号的大小不变。

4）最大不失真输出电压U_{oPP}（最大动态范围）的测量

如上所述，为了得到最大动态范围，应将静态工作点调整在交流负载线的中点。因此在放大器正常工作的情况下，逐步增大输入信号的幅度，同时调节R_P（改变静态工作点），用示波器观察U_o，当输出波形同时出现削底和缩顶现象（图 1-2-4）时，说明静态工作点已调在交流负载线的中点。然后反复调整输入信号，使波形输出幅度最大，且无明显失真时，用交流毫伏表测量U_o（有效值），则动态范围等于$2\sqrt{2}U_o$；或用示波器直接读出U_{oPP}。

5）放大器幅频特性的测量

放大器的幅频特性是指放大器的电压放大倍数A_u与输入信号频率f之间的关系曲线。单管阻容耦合放大电路的幅频特性曲线如图 1-2-5 所示，A_{um}为中频电压放大倍数，通常规定电压放大倍数随频率变化下降到中频放大倍数的$1/\sqrt{2}$倍，即 0.707A_{um}所对应的频率分别称为下限频率f_L和上限频率f_H，则通频带$f_{BW}=f_H-f_L$。

放大器的幅频特性就是测量不同频率信号时的电压放大倍数A_u。因此，可采用前述测量A_u的方法，每改变一个信号频率，测量其相应的电压放大倍数，测量时应注意取点要恰当，在低频段与高频段应多测几点，在中频段可以少测几点。此外，在改变频率时，要保持输入信号的幅度不变，且输出波形不得失真。

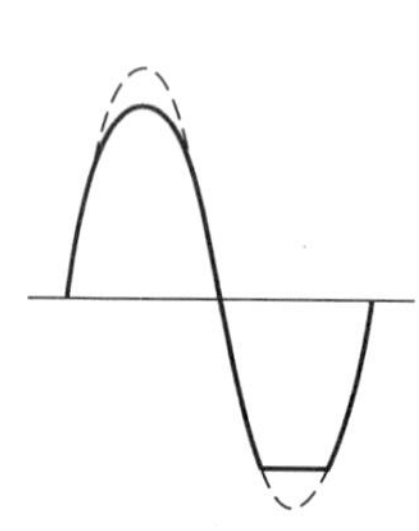

图 1-2-4　静态工作点正常，输入信号太大引起的失真

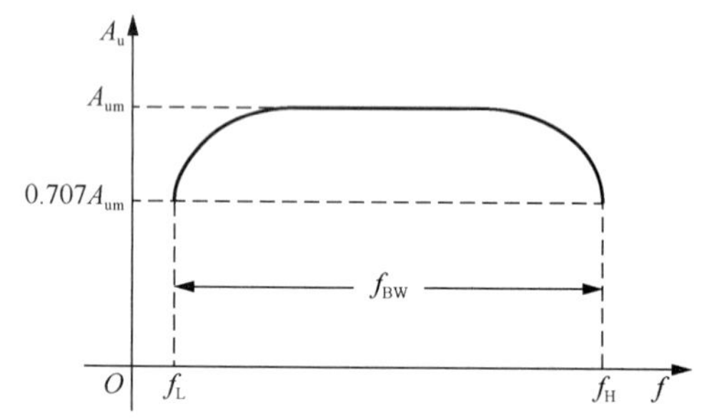

图 1-2-5　幅频特性曲线

1.2.5　实验内容和步骤

（1）连接电路。

① 按照图 1-2-6 所示连接电路（注意：接线前先测量+12V 电源，关断电源后再连线），将 RP 的阻值调到最大位置。

② 接线完毕仔细检查，确定无误后接通电源。

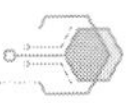

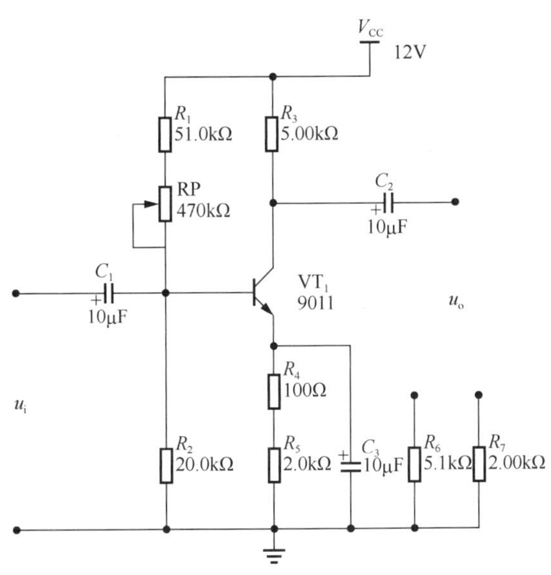

图 1-2-6　单级放大电路图

（2）静态调整。调整 RP，使$U_E = 2.2V$左右，测量U_{BE}、U_{CB}等静态数值并填入实验报告册。

（3）动态研究。

① 将信号发生器调到$f = 1kHz$，有效值为 3mV，接到放大器输入端u_i。观察u_i和u_o端波形，并比较相位。

② 信号源频率不变，逐渐加大幅度，观察u_o不失真时的最大值并填入实验报告册（注意：此时不添加任何负载，即$R_L = \infty$）。

③ 保持$u_i = 5mV$不变，放大器接入负载R_L。在改变R_L数值（分别为 5.1kΩ 和 2kΩ）的情况下测量输出电压u_o。

④ 对比观察静态点取值不同的情况下对输出波形的影响。增大和减小 RP 使得U_E分别取 2.4V 和 0.5V 两种情况。设置输入信号$u_i = 20mV$，在示波器上观察两种情况下的输出波形图，并在实验报告册上画出结果。需要注意的是，调节静态点数值时，输入信号处于短路状态。

注意：若失真观察不明显可增大或减小u_i幅值重新测量。

1.2.6　注意事项

（1）实物电路中部分线路并没有连接完整，在实验时应该仔细对照电路原理图，利用接线帽调整线路的连接关系，使得实物图与电路原理图相同后再进行实验数据的测量。

（2）毫伏表测量时应先调零。在开机、关机、接入电路及仪表不使用时，应将两输入线短接，以保护电表。

（3）低频信号发生器用完后，应将电压输出旋钮调到最小的位置，使输出电压为零。

1.2.7 思考与讨论

（1）什么因素会影响示波器上信号图像的清晰程度？如果出现问题应如何进行调整？

（2）实物电路中并没有预留 I_B 的测量位置，如何进行 I_B 的测量？

（3）除了本次实验中介绍的静态工作点的调试方法，还有没有其他方法？

1.2.8 实验报告

说明所完成的实验内容和思考题，简述相应的基本结论。

实验 1.3 多级放大电路

1.3.1 实验目的

（1）掌握如何合理设置静态工作点。

（2）学会放大器频率特性的测试方法。

（3）了解放大器的失真及消除方法。

1.3.2 实验仪器

信号发生器，晶体管毫伏表，双踪示波器，万用表，三极管，电位器，不同值的电阻器、电容器，插座。

1.3.3 实验要求

（1）复习多级放大电路的内容及频率响应特性的测量方法。

（2）分析图 1-3-1 所示的两级交流放大电路，初步估计测试内容的变化范围。

1.3.4 实验原理

本实验是两级（多级）共射放大电路，两级之间采用阻容耦合的方式进行连接。电容具有“隔直通交”的作用，因此各级直流通路相互独立，每一级的静态工作点互不相关，这为分析和应用带来了方便。但是输入信号的频率较低时，级间耦合电容会造成信号的衰减，甚至对变化缓慢的信号根本无法响应，导致阻容耦合方式在应用上有局限性。

分析多级放大电路要考虑各级之间的相互影响，这就需要讨论放大器级与级之间，以及放大器与信号源或负载之间的连接问题。

两级阻容耦合放大器静态工作点的测量可以在工作点调整合适的情况下用万用表

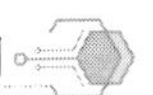

测量。而放大倍数的测量既可以直接用总体输出电压除以整体输入电压的方式得到，也可以分别计算每一级的放大倍数然后相乘得到，但是在计算每级放大倍数时需要考虑对方对本级放大倍数的影响。

对于阻容耦合多级放大电路，由于耦合电容、旁路电容、晶体管级间电容等的存在，放大电路的放大倍数将随信号频率的变化而变化，放大器的级数越多，放大倍数相对越大，通频带就越窄。一般采用逐点法测量，即放大电路的输入信号幅度恒定，输出波形不失真，用交流毫伏表或示波器逐个频率测量对应的输出电压，然后做出放大电路放大倍数随频率变化的特性曲线，从而计算出通频带。

1.3.5　实验内容和步骤

两级交流放大电路图如图 1-3-1 所示。

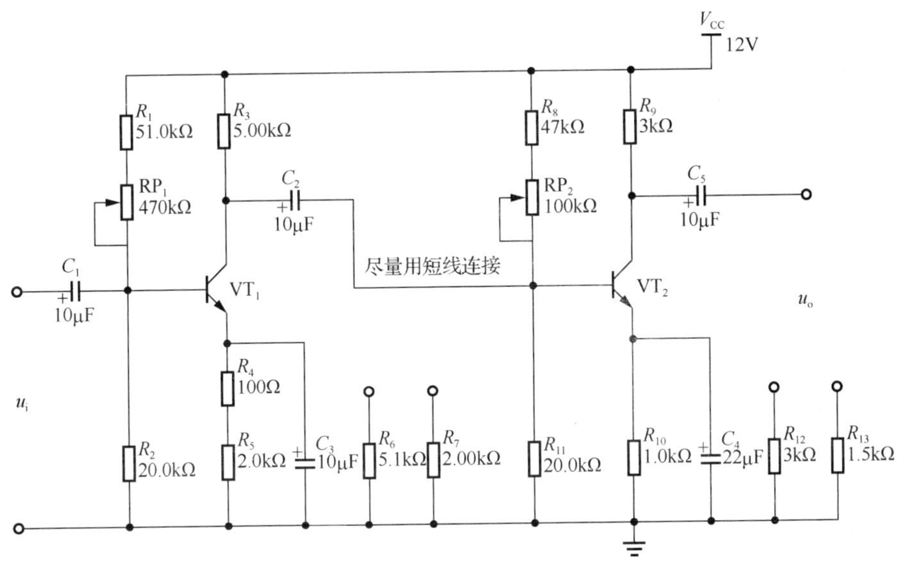

图 1-3-1　两级交流放大电路图

（1）设置静态工作点。

① 按图连接线路，注意接线尽可能短。

② 分别设置第一级与第二级的静态工作点：在第一级输入端 u_i 加上 1kHz 幅度为 5mV 的交流信号，将第一级的输出接入示波器，逐渐加大输入信号幅值，观察示波器上输出波形的情况，如果发生上峰或者下峰失真的情况，调整 RP_1 的大小，然后继续上述操作直到增大输入信号后同时发生上峰和下峰失真的情况，RP_1 的调整结束；第二级的调整也采用同样的方法，需要注意的是第二级的输入要经过一个耦合电容的滤波，因此在输入第二级信号时可以从第一级的集电极的位置加入。

③ 静态工作点调整结束后，去除信号源，将电路设置为直流通路，使用万用表测

量相关电位值，并记入实验报告册。

（2）将整个放大电路连接完整（尽量使用较短的连线），在输入端 u_i 加上 1kHz 幅度为 5mV 的交流信号，测量并计算输出结果（需要注意的是，测量第一级放大电路的输出电压时，第二级放大电路要当作第一级的负载来看待）。

（3）接入负载电阻 $R_L = 3k\Omega$，重复上述测量并计算，比较两次实验结果。

（4）测量两级放大器的频率特性。

① 将放大器负载断开，保持输入信号频率不变，调节输入信号幅度使输出幅度最大而不失真。

② 保持输入信号幅度不变，改变频率，测量并记录输出结果。

③ 接上负载，重复上述实验。

1.3.6 注意事项

（1）由于输入信号幅值较小，放大电路容易受到周围信号的干扰，因此在连线时一定要选择较短的导线，同时注意每个位置的连线是否连接牢固。

（2）在进行第二级放大电路的测量时，可以在接入信号前增加一个耦合电容，剔除直流量的影响，信号会更清晰和方便测量。

（3）低频信号发生器使用后，应将电压输出旋钮调到最小的位置，使输出电压为零。

1.3.7 思考与讨论

（1）改变三极管的静态工作点对放大器的输出有什么影响？

（2）如何寻找放大器的最大不失真输出？

1.3.8 实验报告

（1）整理实验数据，分析实验结果。

（2）画出实验电路的频率特性简图，标出 f_H 和 f_L。

（3）写出增加频率范围的方法。

实验 1.4 负反馈放大电路

1.4.1 实验目的

（1）研究负反馈对放大器性能的影响。

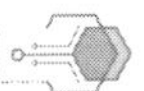

（2）掌握负反馈放大器性能的测试方法。

1.4.2　实验仪器

信号发生器，晶体管毫伏表，双踪示波器，万用表，三极管，电位器，不同值的电阻器、电容器，插座。

1.4.3　实验要求

（1）认真阅读实验内容要求，估计待测量内容的变化趋势。

（2）图 1-4-3 所示的电路中晶体管放大系数β为 120，计算该放大器开环和闭环电压放大倍数。

1.4.4　实验原理

在放大器中，人们往往把输出端的某种电信号（电压或电流）通过一定的方式反馈输入端，反馈信号与原有输入信号相位相反，通过自动调节使放大器的某些性能获得改善，这种方式称为负反馈。这样的放大器称为负反馈放大器。

负反馈的方式有电压反馈、电流反馈、串联反馈和并联反馈。

负反馈放大器的方框图如图 1-4-1 所示。其中，X_i为输入信号，X_o为输出信号，X_f为反馈信号，X_i'为净输入信号，A为开环放大倍数，F是反馈系数。

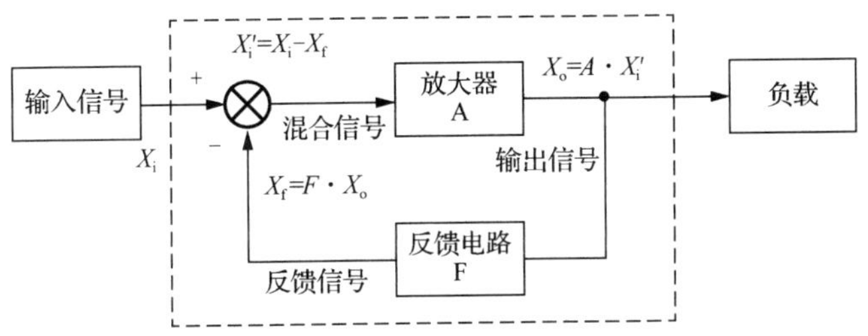

图 1-4-1　负反馈放大器方框图

从图中可以看到，负反馈放大器包含两个基本部分：一个是基本放大器，另一个是反馈电路。当然，基本放大器可以是单级的，也可以是多级的。反馈电路多数是用电阻元件组成的“衰减”电路。一个两级负反馈放大电路图如图 1-4-2 所示。

放大器引入负反馈，对放大器的性能会有以下影响。

1）使放大倍数（增益）减小

根据理论上的研究可知，放大器引入负反馈后，放大器的闭环放大倍数（闭环增益）A_f是不加负反馈时的开环放大倍数（开环增益）A的 1/（1+AF）倍。

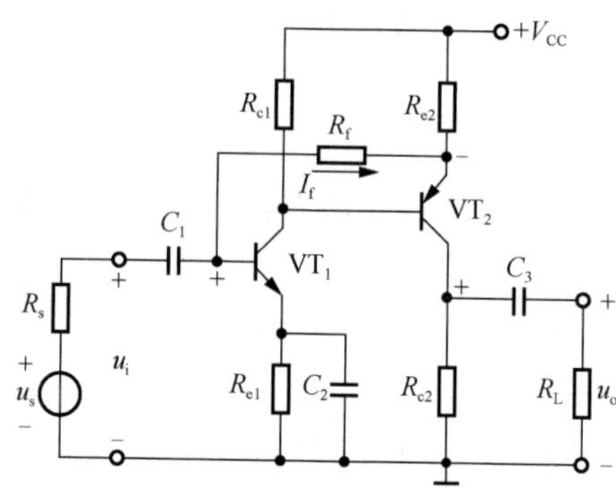

图 1-4-2 两级负反馈放大电路图

2）使放大倍数的稳定性提高

对一般放大器来说，晶体管和电路其他元件参数的变化及环境温度的影响等因素，都会引起放大倍数的变化。放大倍数的不稳定，将严重影响放大器工作的准确性和可靠性。采用负反馈的方法，可以减小放大倍数的不稳定性，即对放大倍数的稳定性来说，有负反馈时的稳定性比无反馈时的要高。

3）使非线性失真改善

放大器往往由于晶体管特性的非线性而造成输出波形的失真。利用负反馈能够起到改善波形失真的作用。

4）使通频带加宽

在阻容耦合放大器中，低频端和高频端的电压放大倍数都要降低，使通频带限制在下截止和上截止频率以内。从本质来说，频带的限制是由放大器在不同频段上放大倍数的变化造成的，如果能够使放大器在很宽的频率范围内放大倍数达到稳定，那么通频带自然也就加宽了。采用负反馈可以减小各种原因所引起的放大倍数的变化，当然也包括频率不同所引起的变化。正是由于这个原因，引入负反馈以后，尽管在低频端和高频端的电压放大倍数还要下降，但是由于稳定性的提高，变化的程度减弱，可以使下截止频率更低、上截止频率更高，从而扩展了通频带的范围。

5）影响输入电阻和输出电阻的大小

根据研究可知，并联负反馈能够使放大器输入电阻减小；串联负反馈能够使放大器输入电阻增大；电压负反馈能够使放大器输出电阻减小；电流负反馈能够使放大器输出电阻增大。

1.4.5 实验内容和步骤

1. 负反馈放大器开环和闭环放大倍数的测试

负反馈放大电路图如图 1-4-3 所示。

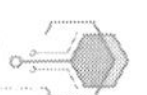

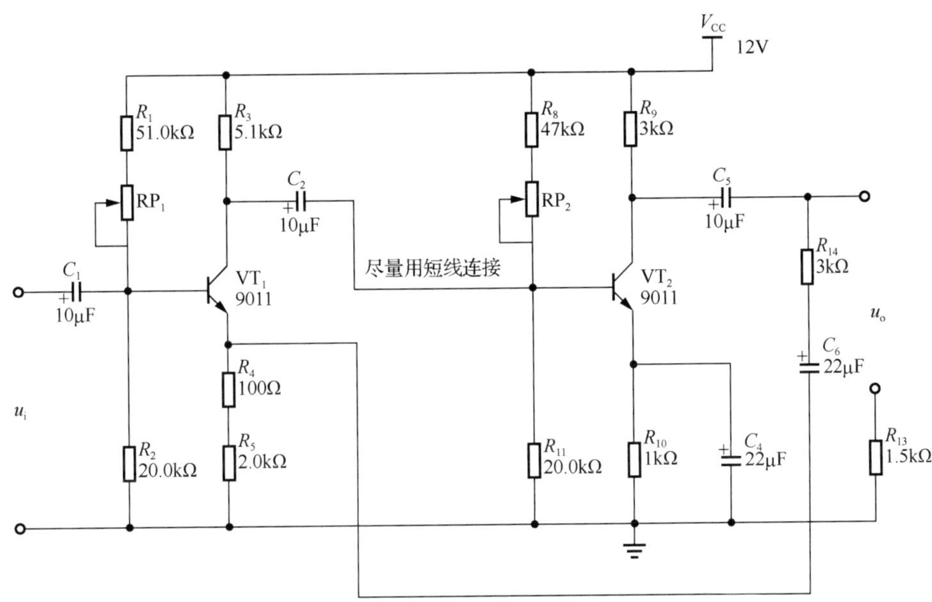

图 1-4-3　负反馈放大电路图

1）开环电路

（1）按图接线，R_{14} 先不接入。

（2）调整静态工作点（即调整 RP$_1$、RP$_2$）使输出不失真。

（3）输入端 u_i 接入 $u_i = 5\text{mV}$、$f = 1\text{kHz}$ 的正弦波，测量开环时的输出量和放大倍数并填入实验报告册。

2）闭环电路

（1）接通 R_{14}，按照要求调整电路。

（2）测量并计算 A_f。

（3）根据实测结果，验证 $A_f \approx 1/F$。

2. 负反馈对失真的改善作用

（1）将图 1-4-3 所示的电路开环，逐步加大 u_i 幅度，使输出信号出现失真（注意，不要过分失真）并记录失真波形幅度。

（2）将电路闭环，观察输出情况，记录上述各步实验波形图，对比分析。

3. 测量放大器频率特性

（1）将图 1-4-3 所示的电路先开环，选择适当的 u_i 幅度（频率为 1kHz）使输出信号在示波器上有满幅正弦波显示。

（2）保持输入信号幅度不变，逐步增加频率，直到波形减小为原来的 70%，此时信号频率即为放大器的 f_H。

（3）条件同上，但逐渐减小频率，测得 f_L。

（4）将电路闭环，重复步骤（1）～（3），并将结果填入实验报告册。

1.4.6 注意事项

（1）由于实验所用仪器的测量范围限制，以及负反馈展宽了通频带，因此闭环放大电路的 f_H、f_L 相对不好测量。

（2）低频信号发生器使用后，应将电压输出旋钮调到最小的位置，使输出电压为零。

1.4.7 思考与讨论

（1）负反馈放大电路有何优点？

（2）反馈电阻的大小对负反馈放大器电压增益的影响是什么？

1.4.8 实验报告

（1）将实验值与理论值进行比较，分析误差原因。

（2）根据实验内容总结负反馈对放大电路的影响。

实验 1.5 差分放大电路

1.5.1 实验目的

（1）熟悉差分放大器的工作原理。

（2）掌握差分放大器的基本测试方法。

1.5.2 实验仪器

示波器，数字万用表一台，信号发生器。

1.5.3 实验要求

（1）计算图 1-5-3 所示电路的静态工作点（设 $R_{bc}=3\text{k}\Omega$，$\beta=100$）及电压放大倍数。

（2）在图 1-5-3 基础上画出单端输入和共模输入电路。

1.5.4 实验原理

在生物医学检测仪器中，需要放大的信号往往是一些变化较为缓慢的电信号。这时，可以采用直接耦合的直流放大器进行放大。但是，这种放大器在级数较多、放大倍数较大时，会出现严重的零点漂移现象。为了有效避免/抑制零点漂移，通常采用差分放大器。

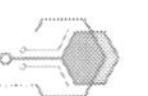

最基本的差分放大器，实际上是由两个对称的单管放大器组成，在电路中两个晶体管特性一致，对称的元件分别相同。信号电压（差模信号）由两个基极输入，放大后的输出电压由集电极输出。差分放大器对差模输入信号有放大作用。其差模电压放大倍数为

$$A_d = \frac{\Delta U_o}{\Delta U_i}$$

差分放大器是怎样抑制零点漂移的呢？由于某种原因，如温度升高，会使两个晶体管的集电极电流同时增大，这时候就相当于在两个输入端同时加上一个大小相等、极性相同的共模信号。在共模信号的作用下，两个晶体管发生同样的变化，两个输出电压数值相等、极性相同，放大器的输出电压为零。可见基本的差分放大器对共模信号没有放大作用，它依靠电路的对称性，抑制了零点漂移。

但实际上，完全对称是很难做到的，因此差分放大器对于共模信号或多或少会有放大作用。通常人们用放大器对差模信号的电压放大倍数 A_d 和对共模信号的电压放大倍数 A_c 的比值作为衡量差分放大器性能优劣的指标之一，这一比值称为共模抑制比 K_{CMR}，即

$$K_{CMR} = \frac{A_d}{A_c}$$

由于差分放大器不可能完全对称，而且它抑制零点漂移是靠两个晶体管的漂移电压互相抵消的，并不能抑制每个晶体管的漂移，因此零点漂移电压仍然可能较大，还必须进一步改善。常用的差分放大器包括接有发射极电阻器的差分放大器和具有恒流源的差分放大器。

图 1-5-1 是接有发射极电阻器的差分放大器电路图，它是在基本差分放大器的基础上，增加了公共发射极电阻器 R_e、电源 E_e 和电位器 RP。

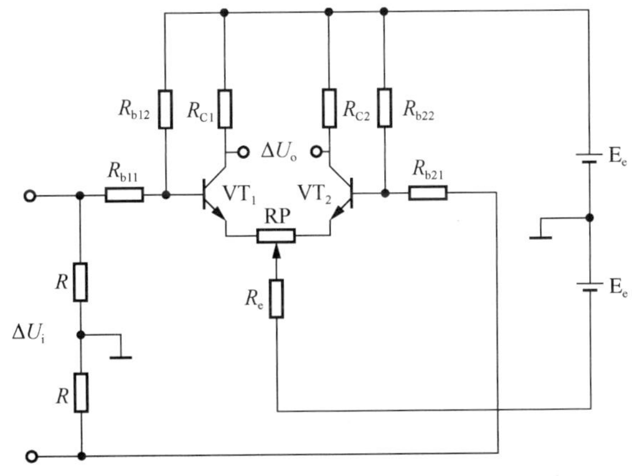

图 1-5-1　接有发射极电阻器的差分放大器电路图

接入调零电位器 RP，是为了当 VT_1 和 VT_2 的特性参数不一致时。可以调整它使两个晶体管集电极电流相等，以保证放大器初级输出电压为零。

当温度发生变化，如温度升高时，VT_1 和 VT_2 的集电极电流 I_{C1} 和 I_{C2} 都要增加，它们的发射极电流 I_{E1} 和 I_{E2} 也要相应增加。于是流过公共发射极电阻器 R_e 的电流 $I_E(=I_{C1}+I_{C2})$ 也增大，使 R_e 两端的电压降 $I_E R_e$ 随着加大，从而引起两个晶体管的发射极电位升高，发射极电压 U_{BE} 减小，导致两个晶体管的偏流 I_{B1} 和 I_{B2} 减小，起到抑制集电极电流增加的作用。

可见，R_e 起到稳定电流 I_C 的作用，R_e 越大，稳流效果越好，克服零点漂移的作用也越显著。但是 R_e 越大，所需要的电源电压就越高，或者电源电压不变，晶体管的工作电流就要降低，工作点随之降低，使晶体管不能正常工作。应指出的是，R_e 不会对差模信号的电压放大倍数产生影响。

为了能够用较低的电源电压得到与用较大的 R_e 相同的效果，通常用晶体管代替 R_e，其电路图如图 1-5-2 所示。这种电路称为具有恒流源的差分放大器。

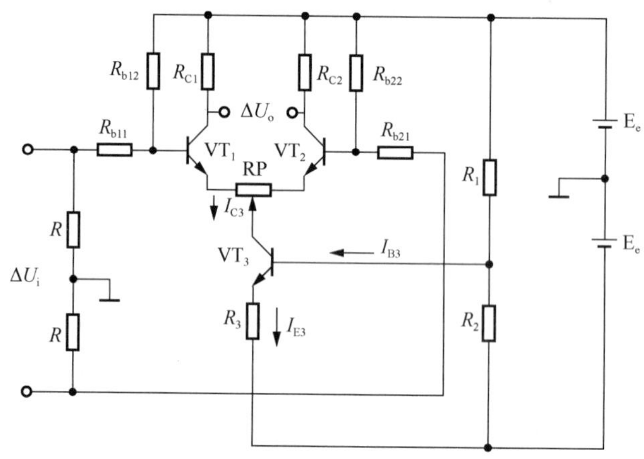

图 1-5-2　具有恒流源的差分放大器电路图

在图中，晶体管 VT_3 和 R_1、R_2、R_3 组成恒流源电路，由晶体管输出特性曲线可知，当 U_{CE} 大于一定值（约 2～3V）时，集电极电流 I_C 基本上取决于基极电流 I_B，而与 U_{CE} 的大小基本无关。因此，在 I_B 一定的情形下，流过晶体管的电流 I_C 也是恒定的，称为恒流源。从晶体管输出特性曲线还可知，晶体管的交流输出电阻 $R=\Delta U_{CE}/\Delta I_C$ 很大，一般可达几十千欧至几百千欧，但在工作点上所呈现的直流电阻 $R=U_C/I_C$ 却较小，一般仅几百至几千欧，因此，用这种电路代替 R_e，既可获得很高的交流电阻，又不要求提高电源电压。

这种电路是怎样抑制零点漂移的呢？由于 R_1、R_2 起分压作用，使 VT_3 的基极电位 U_{B3} 被固定。当温度升高，I_{C3} 和 I_{E3} 增加时，R_3 两端的电压也要增大，但是由于 U_{B3} 已

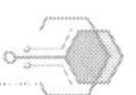

被固定，U_{BE3} 就要减小，I_{B3} 也跟着减小，因此起到了抑制 I_{C3} 增大的作用。I_{C3} 保持不变，I_{C1} 和 I_{C2} 也就不变，这样 VT_1 和 VT_2 的输出电压也不会变化，从而抑制了零点漂移。

1.5.5　实验内容和步骤

差分放大器电路原理图如图 1-5-3 所示。

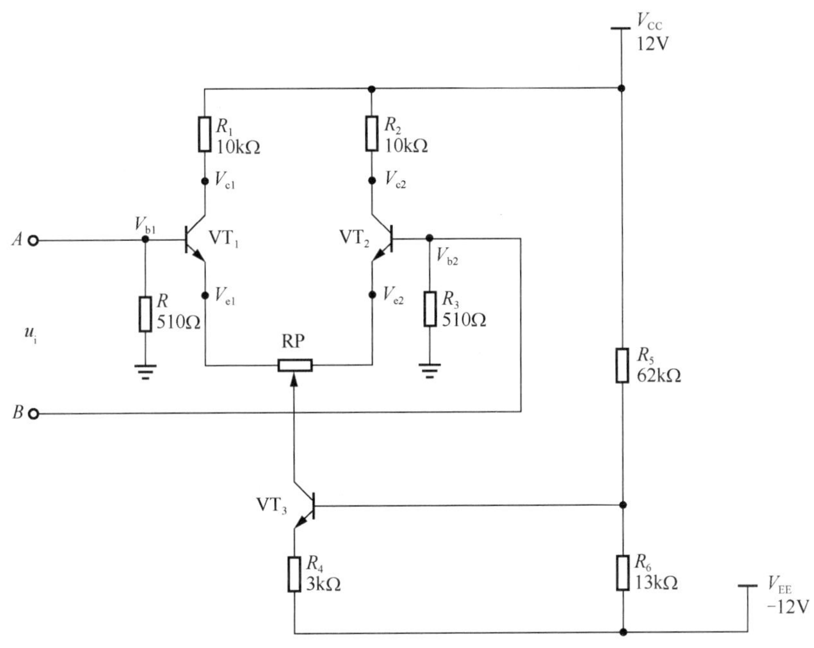

图 1-5-3　差分放大器电路原理图

（1）测量静态工作点。

① 调零。将输入端 u_{i1} 、u_{i2} 短路并接地，接通直流电源，调节电位器 RP 使双端输出电压 $u_o = 0$。

② 测量静态工作点：测量 VT_1 、VT_2 各极对地电压并填入实验报告册。

（2）差模电压放大倍数 A_d 的测量。在 A、B 端加入差模信号 $u_i = 100\text{mV}$、$f = 1\text{kHz}$；测量输出电压 u_{od}，计算其放大倍数，并记入实验报告册。

（3）共模电压放大倍数 A_c 的测量。将 A、B 端连接在一起，在公共端接入共模信号 $u_i = 100\text{mV}$ 、$f = 1\text{kHz}$；测量输出电压 u_{oc}，计算其放大倍数，并记入实验报告册。

（4）接有恒流管的差分放大电路的测试。使用导线将 VT_3 的集电极与发射极连接在一起，即用 3kΩ 电阻代替恒流源，组成差分放大电路，重复以上实验步骤，并记录结果。

（5）计算两种实验电路的共模抑制比 K_{CMR} 。

1.5.6 注意事项

（1）共模信号作用时，在进行 3kΩ 电阻与恒流管的放大倍数对比实验中，由于输入信号较弱，两者的输出都很小，很容易受到干扰而造成输出结果与预期有差别，因此在实验中应仔细连接电路，排除干扰，得到合理数据。

（2）在输入信号时，要注意如何正确连线，才能够给差分放大电路加入共模和差模信号。

1.5.7 思考与讨论

（1）差分放大器中的 R_e 和恒流源起什么作用？提高 R_e 阻值会受到什么限制？

（2）可用什么方法来提高差分放大器的共模输入电阻？举例说明。

1.5.8 实验报告

（1）将实验值与理论值比较，分析误差原因。

（2）根据实验内容总结 R_e 和恒流源对差分放大电路的影响。

实验 1.6 运算放大电路

1.6.1 实验目的

（1）掌握集成运算放大器组成比例、求和电路的特点及性能。

（2）学会上述电路的测试和分析方法。

1.6.2 实验仪器

示波器一台，信号发生器一台，集成运算放大器 UA741。

1.6.3 实验要求

（1）熟悉电压跟随器、反相比例电路、同相比例电路的电路结构。

（2）能够根据电路图计算电压跟随器、反相比例电路、同相比例电路的放大倍数。

1.6.4 实验原理

1. 集成运算放大器的性能

运算放大器是一种能够完成反相、加法、减法、乘法、积分、微分等各种功能的放大器，目前已得到了广泛的应用。集成运算放大器（简称集成运放）实质上是一个高增益的直接耦合放大器。

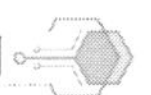

一般的集成运放由输入级（高输入阻抗）、中间放大级（高电压增益）、输出级（互补对称功率放大器）和偏置电路 4 部分组成。其输入级由双端输入单端输出的差分放大器组成，但具体电路比较复杂。集成运放的结构图如图 1-6-1 所示。

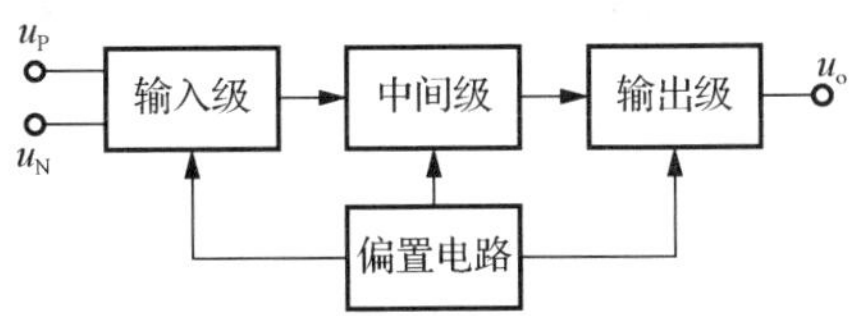

图 1-6-1　集成运放的结构图

现在常用的集成运放器件，通常是在一个集成芯片上同时制作两个或 4 个集成运算放大电路。例如，型号为 LM358、TL062 等是双运放集成电路；型号为 LM324、TL064 等是四运放集成电路。这些集成运放对外可引出正、负电源端，同相与反相输入端和输出端。有些运放芯片还引出调零电位器或相位补偿电容等引脚。

集成运放在交流放大、直流放大、电平转换、阻抗变换及模拟运算电路中有广泛的应用，在振荡和其他非线性电路中也经常用到。

2. 集成运算放大器的基本放大电路

集成运放在线性应用上能组成实现反相和同相比例运算，以及加、减、乘、除、对数、指数、微分、积分等运算的多种电路。

1）反相负反馈放大器

反相负反馈放大器又称为反相比例电路，图 1-6-2 所示是典型的反相比例电路图，输入信号加在反相输入端，输入信号 u_i 在引入反相端时经过输入端电阻 R，输出端经反馈电阻 R_f 接到反相输入端，同相输入端接地或通过平衡电阻 R' 接地，并使 $R' = R // R_f$，其作用是在输入信号为零时，用来平衡运放静态偏置电流在两个输入端所产生的电压。

根据理想运放工作在线性区条件的两个重要法则，可得到反相比例电路的电压放大倍数为

$$A_u = \frac{u_o}{u_i} = -\frac{R_f}{R}$$

可以看出，反相比例电路是按照 $-R_f / R$ 的比例关系进行放大的，放大倍数完全由运放外围的电阻来确定，所以有很高的精确度，负号表明输出电压与输入信号电压反相。

2）加法器

加法器电路图如图 1-6-3 所示。需要相加的输入电压信号 u_{i1}、u_{i2}、u_{i3} 分别经过输入端电阻 R_1、R_2、R_3 并联加在反相输入端。

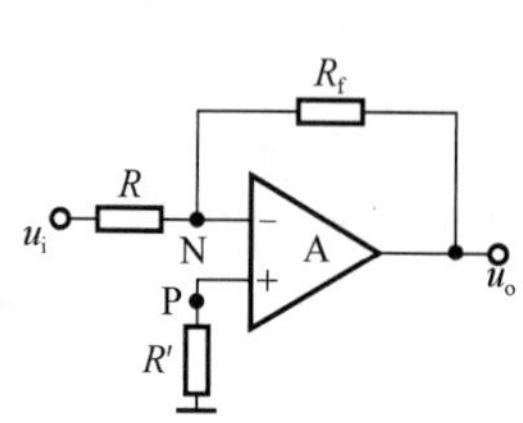

图 1-6-2　反相比例电路图

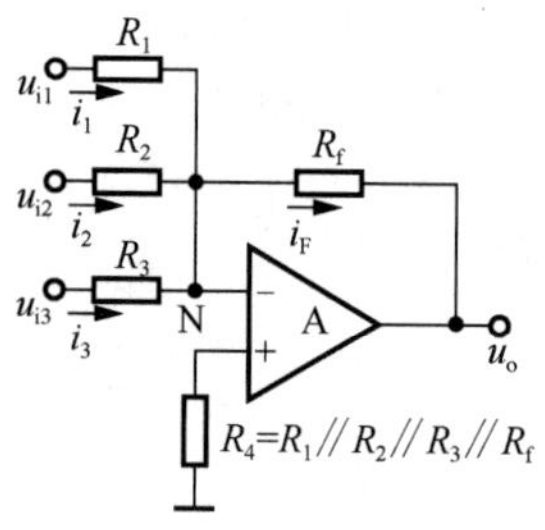

图 1-6-3　加法器电路图

根据理想运放工作在线性区条件的两个重要法则，可得到加法器电路的输出电压与输入电压的关系式为

$$u_o = -R_f\left(\frac{u_{i1}}{R_1}+\frac{u_{i2}}{R_2}+\frac{u_{i3}}{R_3}\right)$$

这就是集成运放的加法运算式。只需改变 R_f / R，就能实现任意加权值（即各量的比例系数）的加法运算。

若选 $R_1 = R_2 = R_3 = R$，就得到普通的加法运算式为

$$u_o = -\frac{R_f}{R}(u_{i1}+u_{i2}+u_{i3})$$

本实验所用的集成运放为通用型的 LM358 型，它是 8 脚双列直插式封装的集成运放，是双运放集成电路，每个集成芯片上同时制作两个集成运放。

1.6.5　实验内容和步骤

1. 电压跟随器

电压跟随器电路图如图 1-6-4 所示。在电路板上使用导线连接电路。检查电路连接无误后，接通直流电源。输入电压为直流电压，其值分别为 2～8V，测量并记录数据。

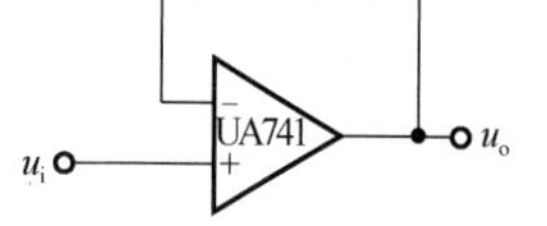

图 1-6-4　电压跟随器电路图（$u_o = u_i$）

2. 反相比例放大器

反相比例放大器电路图如图 1-6-5 所示，在电路板使用导线连接电路。检查电路连接无误后，接通直流电源。在反向输入端分别加入频率 $f = 1\text{kHz}$，有效值 U_i 分别为 10mV、20mV、40mV、80mV 的正弦信号（用毫伏表测量）。用双踪示波器同时观察输入端与输出端的波形，再用毫伏表分别测量输出端的输出电压 U_o，测量并记录数据。

3. 同相比例放大器

同相比例放大器电路图如图 1-6-6 所示，在电路板上使用导线连接电路。检查电路

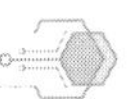

连接无误后，接通直流电源。在同向输入端分别加入频率 $f = 1\text{kHz}$，有效值 U_i 分别为 10mV、20mV、40mV、80mV 的正弦信号（用毫伏表测量）。用双踪示波器同时观察输入端与输出端的波形，再用毫伏表分别测量输出端的输出电压 U_o，测量并记录数据。

图 1-6-5　反相比例放大器电路图（$u_o = -\frac{R_F}{R_1}u_i$）　图 1-6-6　同相比例放大器电路图（$u_o = \left(1+\frac{R_F}{R_1}\right)u_i$）

1.6.6　注意事项

（1）集成运放要想正常工作必须提供相应的直流电压。在本次验证性实验中直流电源的连接已经在面板背面提前做好了，因此可能会造成读者的误会，以为集成运放直接提供交流电就可以工作，其实并非如此。读者应注意这个细节。

（2）集成运放的放大能力比较强，因此两个输入端的电压差值较小，避免加入过大的差模信号，防止输出变为固定值。

1.6.7　思考与讨论

（1）试分析反相比例放大电路与同相比例放大电路性能的异同。

（2）当输入信号的频率较高时，输出的正弦波波形出现失真，试说明原因。

1.6.8　实验报告

（1）在实物电路中测量不同幅值输入电压下，电压跟随器、反相比例电路、同相比例电路的不同输出结果。

（2）根据理论图进行 3 种电路输出结果的理论计算，如果测量结果与理论结果相差较大，分析出错的原因。

第 2 章

数字电子技术实验部分

数字电子技术课程设计是继电路分析、模拟电子技术、数字电子技术等课程之后的一门理论与实践相结合的综合设计性课程，其目的在于提高和增强学生对电子技术知识的综合分析与应用能力。这对于提高学生的电子工程素质和科学实验能力非常重要。

本章主要介绍数字电子技术理论课程中的相关知识点的应用，包括基础实验、验证性实验及设计性实验。本章分为逻辑电路的分析及设计两部分，同时涉及一些常用集成电路的使用，如译码器芯片、数码显示管集成电路、计数器、555 定时器等集成芯片的使用。为了增强学生综合应用能力，本章还有一些设计性实验，如抢答器的设计。

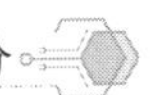

实验 2.1　TTL 集成逻辑门的逻辑功能与参数测试

2.1.1　实验目的

（1）掌握 TTL 集成与非门的逻辑功能和主要参数的测试方法。

（2）掌握 TTL 器件的使用规则。

（3）进一步熟悉数字电路实验装置的结构、基本功能和使用方法。

2.1.2　实验仪器

+5V 直流电源，逻辑电平开关，逻辑电平显示器，直流数字电压表，直流毫安表，直流微安表，74LS20×2，1kΩ、10kΩ 电位器，200Ω 电阻器（0.5W）。

2.1.3　实验要求

（1）学习由-5V 和+5V 直流稳压电源获得-3V～+3V 连续可调电源的方法。

（2）熟知二极管、三极管开关特性的表现及提高开关速度的方法。

（3）在二极管箝位器和限幅器中，将二极管的极性及偏压的极性反接，观察输出波形的变化。

2.1.4　实验原理

本实验采用四输入双与非门 74LS20，即在一块集成电路板内含有两个互相独立的与非门，每个与非门有 4 个输入端。

1. 与非门的逻辑功能

与非门的逻辑功能如下：当输入端有一个或一个以上是低电平时，输出端为高电平；只有当输入端全部为高电平时，输出端才是低电平（既有“0”得“1”，全“1”得“0”）。

其逻辑表达式为

$$Y = \overline{A \cdot B}$$

2. TTL 与非门电路的主要参数

1）低电平输出电源电流 I_{CCL} 和高电平输出电源电流 I_{CCH}

与非门处于不同的工作状态，电源提供的电流是不同的。I_{CCL} 是指所有输入端悬空，输出端空载时，电源提供给器件的电流。I_{CCH} 是指输出端空载，每个门各有一个以上的输入端接地，其余输入端悬空，电源提供给器件的电流。通常 $I_{CCL} > I_{CCH}$，它们的大小标志着器件静态功耗的大小。器件的最大功耗为 $P_{CCL} = V_{CC} \cdot I_{CCL}$。手册中提供的电源电流和功耗值是指整个器件总的电源电流和总的功耗。I_{CCL} 和 I_{CCH} 测试电路图如图 2-1-1（a）和（b）所示。

注意：TTL 与非门电路对电源电压要求较严，电源电压 V_{CC} 只允许在+4.5V～+5.5V 内工作，超过+5.5V 将损坏器件；低于+4.5V 时器件的逻辑功能将不正常。

2）低电平输入电流 I_{iL} 和高电平输入电流 I_{iH}

I_{iL} 是指被测输入端接地，其余输入端悬空，输出端空载时，由被测输入端流出的电流值。在多级门电路中，I_{iL} 相当于前级门输出低电平时，后级门向前级门灌入的电流，因此它关系到前级门的灌电流负载能力，即直接影响前级门电路带负载的个数，因此希望 I_{iL} 小些。

I_{iH} 是指被测输入端接高电平，其余输入端接地，输出端空载时，流入被测输入端的电流值。在多级门电路中，它相当于前级门输出高电平时，前级门的拉电流负载，其大小关系到前级门的拉电流负载能力，因此希望 I_{iH} 小些。由于 I_{iH} 较小，难以测量，一般免于测试。

I_{iL} 与 I_{iH} 的测试电路图如图 2-1-1（c）和（d）所示。

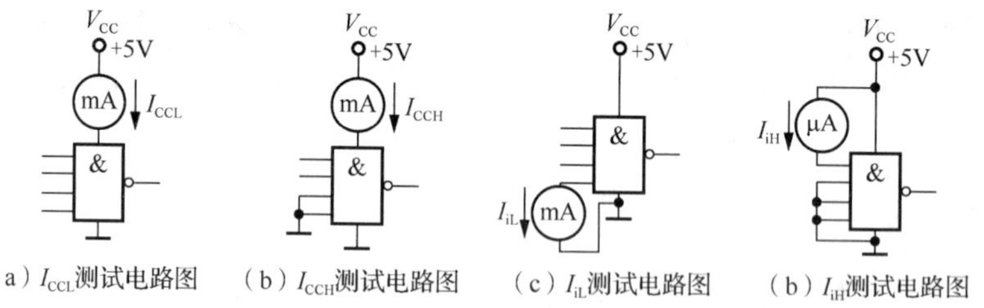

图 2-1-1　TTL 与非门静态参数测试电路图

3）扇出系数 N_0

扇出系数 N_0 是指门电路能驱动同类门的个数，它是衡量门电路负载能力的一个参数，TTL 与非门有两种不同性质的负载，即灌电流负载和拉电流负载，因此有两种扇出系数，即低电平扇出系数 N_{0L} 和高电平扇出系数 N_{0H}。通常 $I_{iH} < I_{iL}$，则 $N_{0H} > N_{0L}$，故常以 N_{0L} 作为门的扇出系数。

扇出系数的测试电路图如图 2-1-2 所示，门的输入端全部悬空，输出端接灌电流负载 R_L，调节 R_L 使 I_{oL} 增大，V_{oL} 随之增高，当 V_{oL} 达到 V_{oLm}（手册中规定低电平规范值为 0.4V）时的 I_{oL} 就是允许灌入的最大负载电流，则

$$N_{0L} = \frac{I_{oL}}{I_{iL}} \qquad （通常 N_{0L} \geqslant 8）$$

4）电压传输特性

门的输出电压 V_o 随输入电压 V_i 而变化的曲线 $V_o = f(V_i)$ 称为门的电压传输特性，通

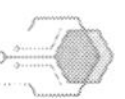

过它可读得门电路的一些重要参数，如输出高电平 V_{oH}、输出低电平 V_{oL}、关门电平 V_{off}、开门电平 V_{on}、阈值电平 V_T 及抗干扰容限 V_{NL}、V_{NH} 等值。其测试电路图如图 2-1-3 所示，采用逐点测试法，即调节 RP，逐点测得 V_i 及 V_o，然后绘成曲线。

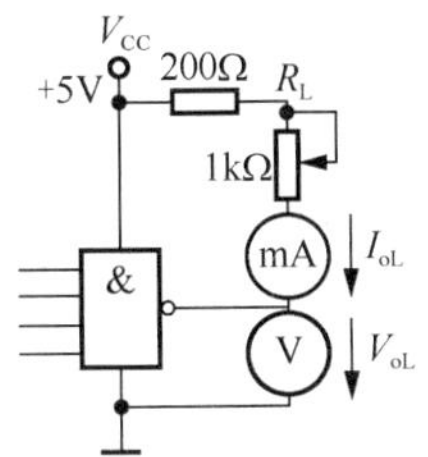

图 2-1-2　扇出系数测试电路图

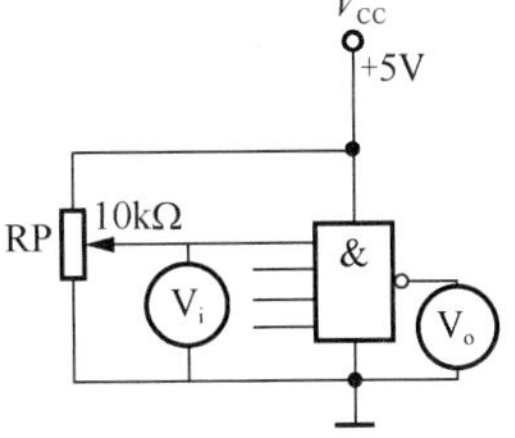

图 2-1-3　门的电压传输特性测试电路图

5）平均传输延迟时间 t_{pd}

t_{pd} 是衡量门电路开关速度的参数，它是指输出波形边沿的 0.5V_m 点至输入波形对应边沿 0.5V_m 点的时间间隔，如图 2-1-4 所示。

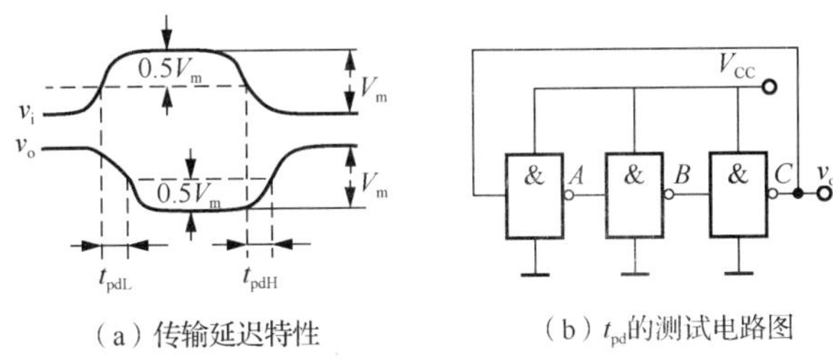

（a）传输延迟特性　　（b）t_{pd}的测试电路图

图 2-1-4　t_{pd} 特性及其测试电路图

图 2-1-4（a）中的 t_{pdL} 为导通延迟时间，t_{pdH} 为截止延迟时间，平均传输延迟时间为

$$t_{pd} = \frac{1}{2}(t_{pdL} + t_{pdH})$$

t_{pd} 的测试电路图如图 2-1-4（b）所示，由于 TTL 门电路的延迟时间较短，直接测量时对信号发生器和示波器的性能要求较高，故实验采用测量由奇数个与非门组成的环形振荡器的振荡周期 T 来求得。其工作原理如下：假设电路在接通电源后某一瞬间，电路中的 A 点为逻辑“1”，经过三级门的延迟后，A 点由原来的逻辑“1”变为“0”；再经过三级门的延迟后，A 点电平又重新回到逻辑“1”。电路中其他各点电平也跟随变化。说明使 A 点发生一个周期的振荡，必须经过 6 级门的延迟时间。因此，平均传输延迟时间 $t_{pd} = T/6$。TTL 电路的 t_{pd} 值一般为 10～40ns。

74LS20 主要电参数规范如表 2-1-1 所示。

表 2-1-1　74LS20 主要电参数规范

参数名称和符号			规范值	单位	测试条件
直流参数	导通电源电流	I_{CCL}	<14	mA	$V_{CC}=+5V$，输入端悬空，输出端空载
	截止电源电流	I_{CCH}	<7	mA	$V_{CC}=+5V$，输入端接地，输出端空载
	低电平输入电流	I_{iL}	≤1.4	mA	$V_{CC}=+5V$，被测输入端接地，其他输入端悬空，输出端空载
	高电平输入电流	I_{iH}	<50	μA	$V_{CC}=+5V$，被测输入端 $V_i=2.4V$，其他输入端接地，输出端空载
			<1	mA	$V_{CC}=+5V$，被测输入端 $V_i=5V$，其他输入端接地，输出端空载
	输出高电平	V_{oH}	≥3.4	V	$V_{CC}=+5V$，被测输入端 $V_i=0.8V$，其他输入端悬空，$I_{oH}=400\mu A$
	输出低电平	V_{oL}	<0.3	V	$V_{CC}=+5V$，输入端 $V_i=2.0V$，$I_{oL}=12.8mA$
	扇出系数	N_0	4～8		同 V_{oH} 和 V_{oL}
交流参数	平均传输延迟时间	t_{pd}	≤20	ns	$V_{CC}=+5V$，被测输入端输入信号：$V_i=3.0V$，$f=2MHz$

2.1.5　实验内容和步骤

在合适的位置选取一个 14P 插座，按照定位标记插好 74LS20 集成电路板。

1. 验证 TTL 集成与非门 74LS20 的逻辑功能

按照图 2-1-5 接线，门的 4 个输入端接逻辑开关输出插口，提供“0”与“1”电平信号，开关向上输出逻辑“1”、向下为逻辑“0”。门的输出端接由 LED 组成的逻辑电平显示器（又称 0-1 指示器）的显示插口，LED 亮为逻辑“1”、不亮为逻辑“0”。按照表 2-1-2 的真值表逐个测试集成电路板中两个与非门的逻辑功能。74LS20 有 4 个输入端，有 16 个最小项，在实际测试时，只要通过对 5 项输入 1111、0111、1011、1101、1110 进行检测就可判断其逻辑功能是否正常。

表 2-1-2　逻辑功能真值表

输入				输出	
A	B	C	D	Y_1	Y_2
1	1	1	1		
0	1	1	1		
1	0	1	1		
1	1	0	1		
1	1	1	0		

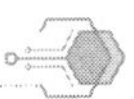

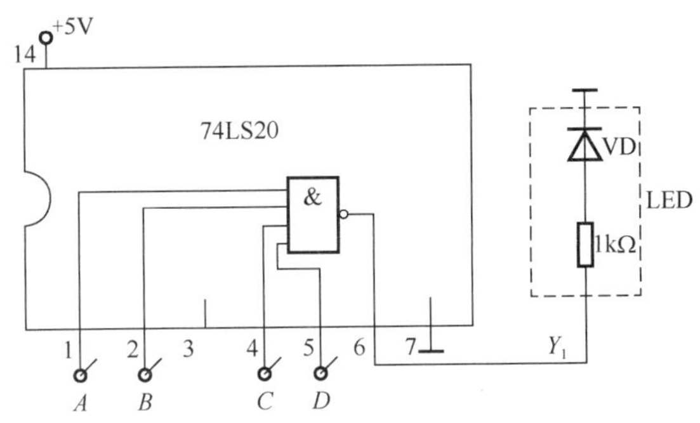

图 2-1-5　与非门逻辑功能测试电路图

2. 74LS20 主要参数的测试

（1）分别按照图 2-1-1、图 2-1-2、图 2-1-4（b）接线并进行测试，将测试结果记入表 2-1-3。

表 2-1-3　74LS20 参数测试表

I_{CCL} /mA	I_{CCH} /mA	I_{iL} /mA	I_{oL} /mA	$N_o = \frac{I_{oL}}{I_{iL}}$	$t_{pd} = \frac{T}{6}$

（2）按照图 2-1-3 接线，调节电位器 RP，使 V_i 从 0V 向高电平变化，逐点测量 V_i 和 V_o 的对应值，记入表 2-1-4 中。

表 2-1-4　V_i 和 V_o 对应值

V_i /V	0	0.2	0.4	0.6	0.8	1.0	1.5	2.0	2.5	3.0	3.5	4.0	…
V_o /V													

2.1.6　注意事项

TTL 集成电路使用规则如下。

（1）接插集成电路板时，要认清定位标记，不得反插。

（2）电源电压使用范围应在+4.5V 到+5.5V 之间，实验中要求 $V_{CC} = +5V$，电源极性不允许接错。

（3）闲置输入端处理方法如下：

① 悬空，相当于正逻辑“1”。对于一般小规模集成电路的数据输入端，实验时允许悬空处理，但易受外界干扰，导致电路的逻辑功能不正常。因此，对于接有长线的输入端，中规模以上的集成电路和使用集成电路较多的复杂电路，所有控制输入端必须按照逻辑要求接入电路，不允许悬空。

② 直接接电源电压V_{CC}（也可以串入一只 1～10kΩ 的固定电阻器），或者接至某一固定电压（2.4V≤V≤4.5V）的电源上，或者与输入端为接地的多余与非门的输出端相接。

③ 若前级驱动能力允许，可以与使用的输入端并联。

（4）输入端通过电阻器接地，电阻器阻值的大小将直接影响电路所处的状态。当R≤680Ω 时，输入端相当于逻辑“0”；当R≥4.7kΩ 时，输入端相当于逻辑“1”。对不同系列的器件，要求的阻值不同。

（5）输出端不允许并联使用［集电极开路门（OC）和三态输出门电路（3S）除外］，否则不仅会使电路逻辑功能混乱，还会导致器件损坏。

（6）输出端不允许直接接地或直接接+5V 电源，否则将损坏器件，有时为了使后级电路获得较高的输出电平，允许输出端通过电阻R接至V_{CC}，一般取R=3～5.1kΩ。

2.1.7 思考与讨论

（1）如何由-5V 和+5V 直流稳压电源获得-3V～+3V 连续可调的电源。

（2）熟知二极管、三极管开关特性的表现及提高开关速度的方法。

（3）在二极管箝位器和限幅器中，若将二极管的极性及偏压的极性反接，输出波形会出现什么变化？

2.1.8 实验报告

（1）记录、整理实验结果，并对结果进行分析。

（2）画出实测的电压传输特性曲线，并从中读出各有关参数值。

扩展阅读

集成电路芯片简介

数字电路实验中所用到的集成芯片都是双列直插式的。其识别方法如下：正对集成电路型号（如 74LS20）或看标记（左边的缺口或小圆点标记），从左下角开始按逆时针方向以 1、2、3、…依次排列到最后一脚（在左上角）。在标准 TTL 型集成电路中，电源端V_{CC}一般排在左上端，接地端 GND 一般排在右上端。如 74LS20 为 14 脚芯片，14 脚为V_{CC}，7 脚为 GND。若集成芯片引脚上的功能标号为 NC，则表示该引脚为空脚，与内部电路不连接。

实验 2.2 CMOS 集成逻辑门的逻辑功能与参数测试

2.2.1 实验目的

（1）掌握 CMOS 集成门电路的逻辑功能和器件的使用规则。

（2）学会 CMOS 集成门电路主要参数的测试方法。

2.2.2　实验仪器

+5V 直流电源，双踪示波器，连续脉冲电源，逻辑电平开关，逻辑电平显示器，直流数字电压表，直流毫安表，直流微安表，与非门 CC4011，或非门 CC4001，或门 CC4071，与门 CC4081，电位器 100kΩ，电阻器 1kΩ。

2.2.3　实验要求

（1）复习 CMOS 集成门电路的工作原理。

（2）熟悉实验用集成门电路的引脚功能。

（3）画出实验内容的测试电路与数据记录表格。

（4）画好实验用门电路的真值表表格。

（5）掌握 CMOS 门电路闲置输入端的处理方法。

2.2.4　实验原理

（1）CMOS 集成门电路是将 N 沟道 MOS 场效晶体管和 P 沟道 MOS 场效晶体管同时用于一个集成电路中，成为组合 MOS 场效晶体管性能的更优良的集成电路。CMOS 集成门电路的主要优点如下：

① 功耗低。其静态工作电流在10^{-9}A 数量级，是目前所有数字集成电路中最低的，TTL 器件的功耗则大得多。

② 高输入阻抗。通常大于$10^{10}\Omega$，远高于 TTL 器件的输入阻抗。

③ 接近理想的传输特性，输出高电平可达电源电压的 99.9%以上，低电平可达电源电压的 0.1%以下，因此输出逻辑电平的摆幅很大，噪声容限很高。

④ 电源电压范围广，可在+3V～+18V 内正常运行。

⑤ 由于有很高的输入阻抗，要求驱动电流很小，约 0.1μA，输出电流在+5V 电源下约为 500μA，远小于 TTL 电路，如以此电流来驱动同类门电路，其扇出系数将非常大。在一般低频率时，无须考虑扇出系数，但在高频时，后级门的输入电容将成为主要负载，使其扇出能力下降，所以在较高频率工作时，CMOS 集成门电路的扇出系数一般取 10～20。

（2）CMOS 集成门电路逻辑功能。尽管 CMOS 与 TTL 电路内部结构不同，但它们的逻辑功能完全一样。本实验测定 CC4081、CC4071、CC4011、CC4001 的逻辑功能。各集成电路板的逻辑功能与真值表可参阅教材及有关资料。

（3）CMOS 与非门电路的主要参数。CMOS 与非门电路的主要参数的定义及测试方法与 TTL 与非门电路相似。

（4）CMOS 集成门电路的使用规则。由于 CMOS 集成门电路有很高的输入阻抗，这给使用者带来一定的麻烦，即外来的干扰信号很容易在一些悬空的输入端上感应出很高的电压，以至损坏器件。CMOS 集成门电路的使用规则如下。

① V_{DD} 接电源正极、V_{SS} 接电源负极（通常接地），不得接反。CC4000 系列的电源允许电压在+3V～+18V 内选择，实验中一般要求使用+5V～+15V。

② 所有输入端一律不能悬空。闲置输入端的处理方法如下。

a．按照逻辑要求，直接接 V_{DD}（与非门）或 V_{SS}（或非门）。

b．在工作频率不高的电路中，允许输入端并联使用。

（5）输出端不允许直接与 V_{DD} 或 V_{SS} 连接，否则将导致器件损坏。

（6）在装接电路，改变电路连接或插、拔电路时，均应切断电源，严禁带电操作。

（7）焊接、测试和储存时的注意事项如下。

① 电路应存放在导电的容器内，应有良好的静电屏蔽。

② 焊接时必须切断电源，电烙铁外壳必须良好接地，或拔下烙铁靠其余热焊接。

③ 所有的测试仪器必须良好接地。

2.2.5 实验内容和步骤

（1）测试 CC4011 参数（方法与 TTL 与非门电路相同）。

① 测试 CC4011 一个门的 I_{CCL}、I_{CCH}、I_{iL}、I_{iH}。

② 测试 CC4011 一个门的传输特性（一个输入端用作信号输入，另一个输入端接逻辑高电平）。

③ 将 CC4011 的 3 个门串接成振荡器，用示波器观测输入、输出波形，并计算出 t_{pd} 值。

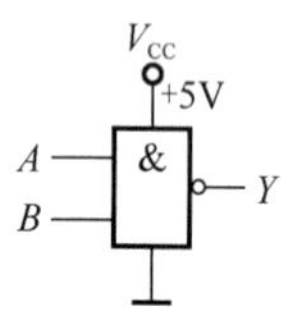

图 2-2-1　与非门逻辑功能测试

（2）验证 CMOS 各集成门电路的逻辑功能，判断其好坏。验证 CC4011、CC4081、CC4071 及 CC4001 的逻辑功能。以 CC4011 为例：测试时，选好一个 14P 插座，插入被测器件，其输入端 *A*、*B* 接逻辑开关的输出插口，其输出端 *Y* 接逻辑电平显示器输入插口，如图 2-2-1 所示，拨动逻辑电平开关，逐个测试各门的逻辑功能，并将测量结果填入表 2-2-1。

表 2-2-1　与非门逻辑功能测试表

输入		输出			
A	*B*	Y_1	Y_2	Y_3	Y_4
0	0				
0	1				
1	0				
1	1				

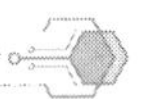

（3）观察与非门、与门、或非门对脉冲的控制作用。选用与非门，按照图 2-2-2（a）、（b）所示接线，将一个输入端接连续脉冲源（频率为 20kHz），用示波器观察两种电路的输出波形，并记录。然后，测定与门和或非门对连续脉冲的控制作用。

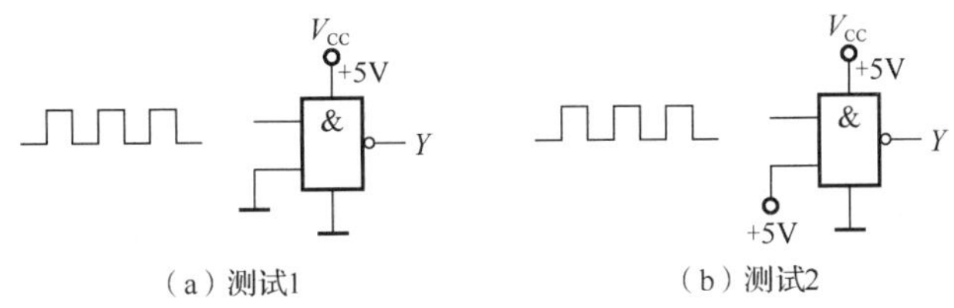

图 2-2-2　与非门对脉冲的控制作用

2.2.6　注意事项

（1）正确选择集成电路的型号，在集成电路的引脚图中，只有在引脚“V_{CC}”接电源+5V，引脚“GND”接“地”后，集成电路才能正常工作（不能接反，否则将毁坏集成电路）。门电路的输入端接入高电平（逻辑“1”状态）或低电平（逻辑“0”状态），可由实验箱中逻辑电平开关 S（16 个）提供，门电路的输出端可接逻辑电平指示灯 L（即 16 个 LED），由 L 灯的亮或灭来判断输出是高、低电平（集成电路的输出端引脚不能与逻辑开关相接，更不能直接接在电源上，否则集成电路会损坏）。

（2）用数字表逻辑挡检测 TTL 门电路的好坏：先将集成电路电源引脚“V_{CC}”和“GND”接通电源，其他引脚悬空，数字表的黑表笔接电源“地”上，红表笔测试门电路的输入端，数字表逻辑显示应为“1”，若显示为“0”则说明 TTL 门电路输入端内部击穿，门电路损坏了，此门电路不能再使用；红表笔测试门电路的输出端，输出应符合逻辑门的逻辑关系。例如，与非门（74LS00），两个输入端悬空都为逻辑“1”，输出应符合逻辑与非的关系，测量应显示为逻辑“0”，如果逻辑关系不对，可判断门电路损坏了。

（3）用数字表测试时应注意表笔必须与被测门电路的引脚直接相接触，以免面板接触不良，造成判断错误。

（4）TTL 门电路输入负载特性：当门电路需要在输入端与地之间接入电阻器 R_i 时，因为有输入电流流过 R_i，会使输入低电平 U_i 提高，从而削弱了电路的抗干扰能力，当 R_i 增大到某一值时，U_i 会变为高电平，从而使逻辑状态发生改变。

2.2.7　思考与讨论

（1）CMOS 集成门电路多余的输入端在使用时不允许悬空，其理由是什么？试通过实验测定 CMOS 门悬空端的电平值，分析所测值是否正确？

（2）若将 CC4001 芯片的 A 端按照下述各种情况连接：

① 接+V_{DD}。

② 接 GND。

③ 经 1MΩ 电阻器接地。

④ 经 500Ω 电阻器接地。

⑤ 经 100kΩ 电阻器接+V_{DD}。

用电压表测定另一输入端 *B* 的电压值，各应为多少伏？用实验进行验证。

（3）一般的 CMOS 门电路能否进行“线与”？为什么？若要将 CMOS 门的输出进行逻辑与，应采用什么办法？

（4）若考虑用一个 TTL 门直接推动一个 CMOS 门，或者用一个 CMOS 门直接推动一个 TTL 门，试问能否正常工作？并说明如何考虑的。若有条件，请通过实验验证。

2.2.8 实验报告

（1）整理实验结果，用坐标纸画出传输特性曲线。

（2）根据实验结果，写出各门电路的逻辑表达式，并判断被测电路的功能。

实验 2.3 组合逻辑电路的设计与测试

2.3.1 实验目的

掌握组合逻辑电路的设计与测试方法。

2.3.2 实验仪器

+5V 直流电源，逻辑电平开关，逻辑电平显示器，直流数字电压表，CC4011×2（74LS00），CC4012×3（74LS20），CC4030（74LS86），CC4081（74LS08），74LS54×2（CC4085），CC4001（74LS02）。

2.3.3 实验要求

（1）掌握组合逻辑电路的分析方法。

（2）掌握用与非门和异或门构成的半加器、全加器的工作原理。

（3）掌握二进制数的运算。

2.3.4 实验原理

（1）使用中、小规模集成电路设计组合电路是最常见的逻辑电路设计方法。组合逻辑电路设计流程图如图 2-3-1 所示。

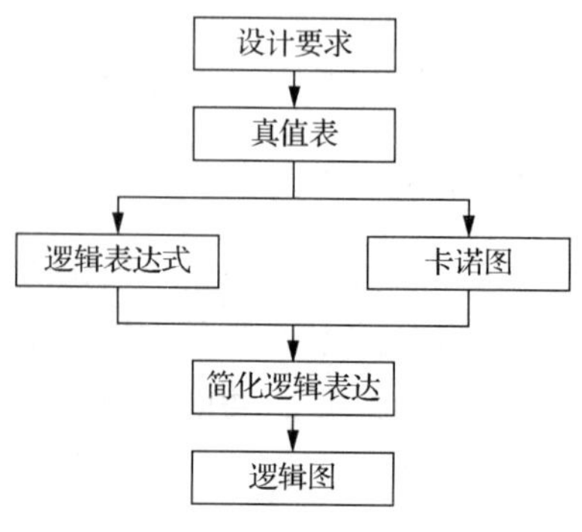

图 2-3-1 组合逻辑电路设计流程图

根据设计任务的要求建立输入、输出变量，并列出真值表。然后，用逻辑代数或卡诺图化简法求出简化的逻辑表达式，并按照实际选用逻辑门的类型修改逻辑表达式。根据简化后的逻辑表达式，画出逻辑图，用标准器件构成逻辑电路。最后，用实验验证设计的正确性。

（2）组合逻辑电路设计举例。用与非门设计一个表决电路。当 4 个输入端中有 3 个或 4 个为“1”时，输出端才为“1”。设计步骤如下：根据题意列出真值表，如表 2-3-1 所示，再填入卡诺图，如表 2-3-2 所示。

表 2-3-1　真值表

D	0	0	0	0	0	0	0	0	1	1	1	1	1	1	1	1
A	0	0	0	0	1	1	1	1	0	0	0	0	1	1	1	1
B	0	0	1	1	0	0	1	1	0	0	1	1	0	0	1	1
C	0	1	0	1	0	1	0	1	0	1	0	1	0	1	0	1
Z	0	0	0	0	0	0	0	1	0	0	0	1	0	1	1	1

表 2-3-2　卡诺图

AB	CD			
	00	01	11	10
00	0	0	0	0
01	0	0	1	0
11	0	1	1	1
10	0	0	1	0

由卡诺图得出逻辑表达式，并演化成“与非”的形式。

$$Z = ABC + BCD + ACD + ABD = \overline{\overline{ABC} \cdot \overline{BCD} \cdot \overline{ACD} \cdot \overline{ABD}}$$

根据逻辑表达式画出用与非门构成的逻辑电路。

（3）用实验验证逻辑功能。在实验装置适当位置选定 3 个 14P 插座，按照集成电路定位标记插好集成电路 CC4012。按照芯片引脚接线，输入端 A、B、C、D 接至逻辑开关输出插口，输出端 Z 接逻辑电平显示输入插口，按真值表（自拟）要求，逐次改变输入变量，测量相应的输出值，验证逻辑功能并与表 2-3-1 进行比较，验证所设计的逻辑电路是否符合要求。

2.3.5　实验内容

（1）设计用与非门、异或门、与门组成的半加器电路。要求按照本文所述的设计步骤进行，直到测试电路逻辑功能符合设计要求为止。

（2）设计一个一位全加器，要求用异或门、与门、或门组成。

（3）设计一个一位全加器，要求用与或非门实现。

（4）设计一个对两个两位无符号的二进制数进行比较的电路，根据第 1 个数是否大于、等于、小于第 2 个数，使相应的 3 个输出端中的一个输出为“1”，要求用与门、与非门及或非门实现。

2.3.6 注意事项

（1）设计的电路尽量简洁，所有元器件尽量少。
（2）注意正确选择集成电路的型号，不要将集成电路的电源端反接。
（3）各元器件位置摆放合适，连接尽量不交叉。

2.3.7 思考与讨论

（1）用简单的方法验证与或非门的逻辑功能的作用。
（2）与或非门中，当某一组与端不用时，该如何处理？

2.3.8 实验报告

（1）列出实验任务的设计过程，画出设计的电路图。
（2）对所设计的电路进行实验测试，并记录测试结果。
（3）写出组合电路设计体会。

实验 2.4 译码器及其应用

2.4.1 实验目的

（1）掌握中规模集成译码器的逻辑功能和使用方法。
（2）熟悉数码管的使用。

2.4.2 实验仪器

+5V 直流电源，双踪示波器，连续脉冲源，逻辑电平开关，逻辑电平显示器，拨码开关组，译码显示器，74LS138×2，CC4511。

2.4.3 实验要求

（1）复习有关译码器和分配器的原理。
（2）根据实验任务，画出所需的实验线路及记录表格。

2.4.4 实验原理

译码器是一个多输入、多输出的组合逻辑电路。它的作用是把给定的代码进行“翻译”，变成相应的状态，使输出通道中相应的一路有信号输出。译码器在数字系统中有广泛的用途，不仅用于代码转换、终端数字显示，还用于数据分配、存储器寻址和组合控制信号等。不同的功能可选用不同种类的译码器。

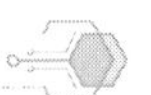

译码器可分为通用译码器和显示译码器两大类。前者又分为变量译码器和代码变换译码器。常用的译码器有变量译码器和数码显示译码器。

1. 变量译码器

变量译码器（又称为二进制译码器），用以表示输入变量的状态，它有 2 线-4 线、3 线-8 线和 4 线-16 线等多种类型。若有 n 个输入变量，则有 2^n 个不同的组合状态，以及 2^n 个输出端供其使用，而每一个输出所代表的函数对应 n 个输入变量的最小项。

以 3 线-8 线译码器 74LS138 为例进行分析。其中，A_0、A_1、A_2 为地址输入端，$\overline{Y}_0$～$\overline{Y}_7$ 为译码输出端，S_1、$\overline{S}_2$、$\overline{S}_3$ 为使能端。

表 2-4-1 为 74LS138 译码器的功能表。当 $S_1=1$，$\overline{S}_2+\overline{S}_3=0$ 时，器件使能，地址码所指定的输出端有信号（为 0）输出，其他所有输出端均无信号（全为 1）输出。当 $S_1=0$，$\overline{S}_2+\overline{S}_3=\times$ 时，或 $S_1=\times$，$\overline{S}_2+\overline{S}_3=1$ 时，译码器被禁止，所有输出同时为“1”。

表 2-4-1　74LS138 译码器的功能表

输入					输出							
S_1	$\overline{S_2}+\overline{S_3}$	A_2	A_1	A_0	$\overline{Y_0}$	$\overline{Y_1}$	$\overline{Y_2}$	$\overline{Y_3}$	$\overline{Y_4}$	$\overline{Y_5}$	$\overline{Y_6}$	$\overline{Y_7}$
1	0	0	0	0	0	1	1	1	1	1	1	1
1	0	0	0	1	1	0	1	1	1	1	1	1
1	0	0	1	0	1	1	0	1	1	1	1	1
1	0	0	1	1	1	1	1	0	1	1	1	1
1	0	1	0	0	1	1	1	1	0	1	1	1
1	0	1	0	1	1	1	1	1	1	0	1	1
1	0	1	1	0	1	1	1	1	1	1	0	1
1	0	1	1	1	1	1	1	1	1	1	1	0
0	×	×	×	×	1	1	1	1	1	1	1	1
×	1	×	×	×	1	1	1	1	1	1	1	1

二进制译码器实际上也是负脉冲输出的脉冲分配器。若利用使能端中的一个输入端输入数据信息，器件就成为一个数据分配器（又称为多路分配器）。若在 S_1 输入端输入数据信息，$\overline{S}_2=\overline{S}_3=0$，地址码所对应的输出是 S_1 数据信息的反码；若从 $\overline{S}_2$ 端输入数据信息，令 $S_1=1$，$\overline{S}_3=0$ 时，地址码所对应的输出就是 $\overline{S}_2$ 端数据信息的原码。若数据信息是时钟脉冲，则数据分配器成为时钟脉冲分配器。

根据输入地址的不同组合译出唯一地址，故可用作地址译码器。接成多路分配器，可将一个信号源的数据信息传输到不同的地点。

二进制译码器还能方便地实现逻辑函数，实现的逻辑函数如下：

$$Z=\overline{A}\,\overline{B}\,\overline{C}+\overline{A}B\overline{C}+A\overline{B}\,\overline{C}+ABC$$

利用使能端还能方便地将两个 3 线-8 线译码器组合成一个 4 线-16 线译码器。

2. 数码显示译码器

1）七段 LED 数码管

LED 数码管是目前常用的数字显示器，图 2-4-1 所示为共阴管和共阳管的电路。一个LED数码管可用来显示一位0～9十进制数和一个小数点。小型数码管（0.5in和0.36in）（1in=2.54cm）每段 LED 的正向压降，随显示光（通常为红、绿、黄、橙色）的颜色不同略有差别，通常为 2～2.5V，每个 LED 的点亮电流为 5～10mA。LED 数码管要显示 BCD 码所表示的十进制数字，就需要有一个专门的译码器，该译码器不但要完成译码功能，还要有相当的驱动能力。

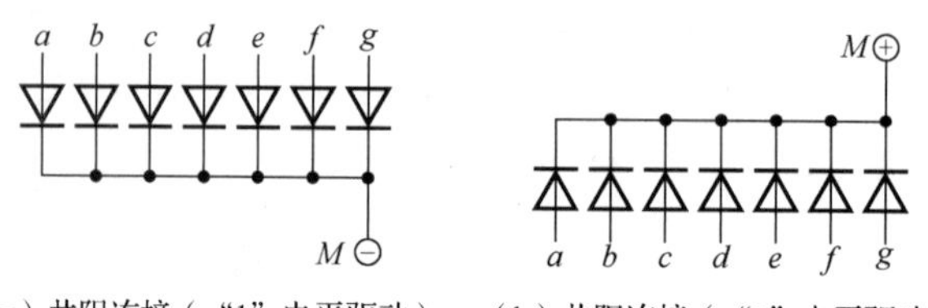

（a）共阴连接（“1”电平驱动）　（b）共阳连接（“0”电平驱动）

图 2-4-1　LED 数码管

2）BCD 码七段译码驱动器

此类译码器型号有 74LS47（共阳）、74LS48（共阴）、CC4511（共阴）等，本实验采用 CC4511 BCD 码锁存/七段译码/驱动器驱动共阴极 LED 数码管。

表 2-4-2 所示为 CC4511 译码器的功能表。CC4511 内接有上拉电阻器，故只需在输出端与数码管笔段之间串入限流电阻器即可工作。译码器还有拒伪码功能，当输入码超过 1001 时，输出全为“0”，数码管熄灭。

表 2-4-2　CC4511 译码器的功能表

输入							输出							
LE	$\overline{BI}$	$\overline{LT}$	*D*	*C*	*B*	*A*	*a*	*b*	*c*	*d*	*e*	*f*	*g*	显示字形
×	×	0	×	×	×	×	1	1	1	1	1	1	1	8
×	0	1	×	×	×	×	0	0	0	0	0	0	0	消隐
0	1	1	0	0	0	0	1	1	1	1	1	1	0	0
0	1	1	0	0	0	1	0	1	1	0	0	0	0	1
0	1	1	0	0	1	0	1	1	0	1	1	0	1	2
0	1	1	0	0	1	1	1	1	1	1	0	0	1	3
0	1	1	0	1	0	0	0	1	1	0	0	1	1	4
0	1	1	0	1	0	1	1	0	1	1	0	1	1	5
0	1	1	0	1	1	0	0	1	1	0	0	0	0	6
0	1	1	0	1	1	1	1	1	1	0	0	0	0	7
0	1	1	1	0	0	0	1	1	1	1	1	1	1	8

续表

输入							输出							
LE	$\overline{BI}$	$\overline{LT}$	D	C	B	A	a	b	c	d	e	f	g	显示字形
0	1	1	1	0	0	1	1	1	1	0	0	1	1	9
0	1	1	1	0	1	0	0	0	0	0	0	0	0	消隐
0	1	1	1	0	1	1	0	0	0	0	0	0	0	消隐
0	1	1	1	1	0	0	0	0	0	0	0	0	0	消隐
0	1	1	1	1	0	1	0	0	0	0	0	0	0	消隐
0	1	1	1	1	1	0	0	0	0	0	0	0	0	消隐
0	1	1	1	1	1	1	0	0	0	0	0	0	0	消隐
1	1	1	×	×	×	×	锁存							锁存

在本数字电路实验装置上已完成了译码器 CC4511 和数码管 BS202 之间的连接。实验时，只要接通+5V 电源和将十进制数的 BCD 码接至译码器的相应输入端 A、B、C、D 即可显示 0～9 的数字。4 位数码管可接受 4 组 BCD 码输入。

2.4.5　实验内容

（1）数据拨码开关的使用。将实验装置上的 4 组拨码开关的输出 A_i、B_i、C_i、D_i 分别接至 4 组显示译码/驱动器 CC4511 的对应输入口，LE、$\overline{BI}$、$\overline{LT}$ 接至 3 个逻辑开关的输出插口，接上+5V 显示器的电源，然后按照功能表 2-4-2 输入的要求拨动 4 个数码的增减键（“+”与“−”键），并操作与 LE、$\overline{BI}$、$\overline{LT}$ 对应的 3 个逻辑开关，观测拨码盘上的 4 位数与 LED 数码管显示的对应数字是否一致，以及译码显示是否正常。

（2）74LS138 译码器逻辑功能测试。将译码器使能端 S_1、$\overline{S_2}$、$\overline{S_3}$ 及地址端 A_0、A_1、A_2 分别接至逻辑电平开关输出端口，8 个输出端 $\overline{Y}_0$～$\overline{Y}_7$ 依次连接在逻辑电平显示器的 8 个输入端口上，拨动逻辑电平开关，按照表 2-4-1 所示逐项测试 74LS138 的逻辑功能。

（3）用两片 74LS138 组合成一个 4 线−16 线译码器，并进行实验。

2.4.6　注意事项

（1）译码器的控制信号设置要正确。

（2）译码器的地址输入权位要清楚。

2.4.7　思考与讨论

（1）总结用译码器设计组合逻辑电路的方法。

（2）总结译码器 74LS138 功能端的作用。

2.4.8　实验报告

（1）画出实验线路，把观察到的波形画在坐标纸上，并标上对应的地址码。

（2）对实验结果进行分析、讨论。

实验 2.5 触发器及其应用

2.5.1 实验目的

（1）掌握基本 RS、JK、D 和 T 触发器的逻辑功能。
（2）掌握集成触发器的逻辑功能及使用方法。
（3）熟悉触发器之间相互转换的方法。

2.5.2 实验仪器

+5V 直流电源，双踪示波器，连续脉冲源，单次脉冲源，逻辑电平开关，逻辑电平显示器，74LS112（或 CC4027），74LS00（或 CC4011），74LS74（或 CC4013）。

2.5.3 实验要求

（1）复习有关触发器的内容。
（2）列出各触发器的功能测试表格。

2.5.4 实验原理

触发器具有两个稳定状态，用以表示逻辑状态“1”和“0”，在一定的外界信号作用下，可以从一个稳定状态翻转到另一个稳定状态，它是一个具有记忆功能的二进制信息存储器件，是构成各种时序电路的基本逻辑单元。

1. 基本 RS 触发器

基本 RS 触发器由两个与非门交叉耦合构成，它是无时钟控制低电平直接触发的触发器。基本 RS 触发器具有置 0、置 1 和保持 3 种功能。通常称 $\overline{S}$ 为置 1 端，因为 $\overline{S}=0$ $(\overline{R}=1)$ 时触发器被置 1；$\overline{R}$ 为置 0 端，因为 $\overline{R}=0$ $(\overline{S}=1)$ 时触发器被置 0，当 $\overline{S}=\overline{R}=1$ 时状态保持；$\overline{S}=\overline{R}=0$ 时，触发器状态不定，应避免此种情况发生。表 2-5-1 所示为基本 RS 触发器的功能表。

基本 RS 触发器也可以用两个或非门组成，此时为高电平触发有效。

表 2-5-1 基本 RS 触发器功能表

输入		输出	
$\overline{S}$	$\overline{R}$	Q^{n+1}	$\overline{Q^{n+1}}$
0	1	1	0
1	0	0	1
1	1	Q^n	$\overline{Q^n}$
0	0	Φ	Φ

注：Q^n（$\overline{Q^n}$）—现态；Q^{n+1}（$\overline{Q^{n+1}}$）—次态；Φ —不定态。

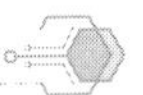

2. JK 触发器

在输入信号为双端的情况下，JK 触发器是功能完善、使用灵活和通用性较强的一种触发器。本实验采用 74LS112 双 JK 触发器，是下降边沿触发的边沿触发器。

JK 触发器的状态方程为

$$Q^{n+1}=J\overline{Q^n}+\overline{K}Q^n$$

J 和 K 是数据输入端，是触发器状态更新的依据，当 J、K 有两个或两个以上输入端时，组成“与”的关系。Q 与 $\overline{Q}$ 为两个互补输出端，通常把 $Q=0$、$\overline{Q}=1$ 的状态定为触发器的“0”状态；而把 $Q=1$、$\overline{Q}=0$ 定为触发器的“1”状态。

下降沿触发 JK 触发器的功能表如表 2-5-2 所示。

表 2-5-2　下降沿触发 JK 触发器的功能表

输入					输出	
$\overline{S_D}$	$\overline{R_D}$	CP	J	K	Q^{n+1}	$\overline{Q^{n+1}}$
0	1	×	×	×	1	0
1	0	×	×	×	0	1
0	0	×	×	×	Φ	Φ
1	1	↓	0	0	Q^n	$\overline{Q^n}$
1	1	↓	1	0	1	0
1	1	↓	0	1	0	1
1	1	↓	1	1	$\overline{Q^n}$	Q^n
1	1	↑	×	×	Q^n	$\overline{Q^n}$

注：×—任意态；↓—高到低电平跳变；↑—低到高电平跳变；Q^n（$\overline{Q^n}$）—现态；Q^{n+1}（$\overline{Q^{n+1}}$）—次态；Φ —不定态。

JK 触发器常被用作缓冲存储器、移位寄存器和计数器。

3. D 触发器

在输入信号为单端的情况下，D 触发器用起来最方便，其状态方程为 $Q^{n+1}=D^n$，其输出状态的更新发生在 CP 脉冲的上升沿，故又称为上升沿触发的边沿触发器，触发器的状态只取决于时钟到来前 D 端的状态。D 触发器的应用很广，可用作数字信号的寄存、移位寄存、分频和波形发生等。其具有多种型号可供各种用途的需要而选用，如双 D 74LS74、四 D 74LS175、六 D 74LS174 等。双 D74LS74 触发器的功能表如表 2-5-3 所示。

表 2-5-3　双 D74LS74 触发器的功能表

输入				输出	
$\overline{S_D}$	$\overline{R_D}$	CP	D	Q^{n+1}	$\overline{Q^{n+1}}$
0	1	×	×	1	0

续表

输入				输出	
$\overline{S_D}$	$\overline{R_D}$	CP	D	Q^{n+1}	$\overline{Q^{n+1}}$
1	0	×	×	0	1
0	0	×	×	Φ	Φ
1	1	↑	1	1	0
1	1	↑	0	0	1
1	1	↓	×	Q^n	$\overline{Q^n}$

注：×—任意态；↓—高到低电平跳变；↑—低到高电平跳变；Q^n（$\overline{Q^n}$）—现态；Q^{n+1}（$\overline{Q^{n+1}}$）—次态；Φ—不定态。

4. 触发器之间的相互转换

在集成触发器的产品中，每一种触发器都有自己固定的逻辑功能，但可以利用转换的方法获得具有其他功能的触发器。例如，将 JK 触发器的 J、K 两端连在一起，并认为 T 端，就得到所需的 T 触发器，如图 2-5-1（a）所示。其状态方程为 $Q^{n+1}=T\overline{Q^n}+\overline{T}Q^n$，其功能表如表 2-5-4 所示。

表 2-5-4　T 触发器的功能表

输入				输出
$\overline{S_D}$	$\overline{R_D}$	CP	T	Q^{n+1}
0	1	×	×	1
1	0	×	×	0
1	1	↓	0	Q^n
1	1	↓	1	$\overline{Q^n}$

注：×—任意态；↓—高到低电平跳变；↑—低到高电平跳变；Q^n（$\overline{Q^n}$）—现态；Q^{n+1}（$\overline{Q^{n+1}}$）—次态；Φ—不定态。

由 T 触发器的功能表（表 2-5-4）可知，当 $T=0$ 时，时钟脉冲作用后，其状态保持不变；当 $T=1$ 时，时钟脉冲作用使触发器状态翻转。所以，若将 T 触发器的 T 端置 1，即得 T′ 触发器。在 T′ 触发器的 CP 端每来一个 CP 脉冲信号，触发器的状态就翻转一次，故又称为翻转触发器，其广泛用于计数电路中。

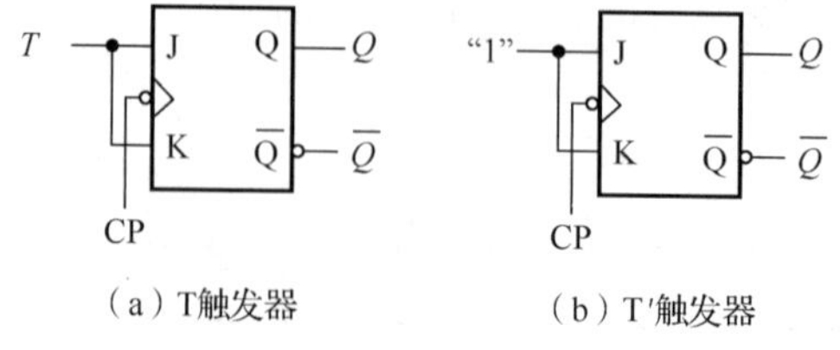

（a）T触发器　　（b）T′触发器

图 2-5-1　JK 触发器转换为 T、T′ 触发器

同样，若将 D 触发器 $\overline{Q}$ 端与 D 端相连，便转换成 T′ 触发器。T′ 触发器只是处于特定工作状态下，只具有翻转功能。

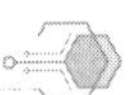

JK 触发器也可转换成为 D 触发器，请读者思考如何实现。

5. CMOS 触发器

1）CMOS 边沿型 D 触发器

CC4013 是由 CMOS 传输门构成的边沿型 D 触发器。它是上升沿触发的双 D 触发器，表 2-5-5 所示为其功能表。

表 2-5-5　CC4013 触发器功能表

输入				输出
S	R	CP	D	Q^{n+1}
1	0	×	×	1
0	1	×	×	0
1	1	×	×	Φ
0	0	↑	1	1
0	0	↑	0	0
0	0	↓	×	Q^n

注：×—任意态；↓—高到低电平跳变；↑—低到高电平跳变；Q^n（$\overline{Q^n}$）—现态；Q^{n+1}（$\overline{Q^{n+1}}$）—次态；Φ —不定态。

2）CMOS 边沿型 JK 触发器

CC4027 是由 CMOS 传输门构成的边沿型 JK 触发器。它是上升沿触发的双 JK 触发器，表 2-5-6 所示为其功能表。

表 2-5-6　CC4027 触发器功能表

输入					输出
S	R	CP	J	K	Q^{n+1}
1	0	×	×	×	1
0	1	×	×	×	0
1	1	×	×	×	Φ
1	1	↑	0	0	Q^n
1	1	↑	1	0	1
1	1	↑	0	1	0
1	1	↑	1	1	$\overline{Q^n}$
1	1	↓	×	×	Q^n

注：×—任意态；↓—高到低电平跳变；↑—低到高电平跳变；Q^n（$\overline{Q^n}$）—现态；Q^{n+1}（$\overline{Q^{n+1}}$）—次态；Φ —不定态。

CMOS 触发器的直接置位、复位输入端 S 和 R 是高电平有效，当 $S=1$（或 $R=1$）时，触发器将不受其他输入端所处状态的影响，使触发器直接置 1（或置 0），但直接置位、复位输入端 S 和 R 必须遵守 $RS=0$ 的约束条件。CMOS 触发器在按逻辑功能工作时，S 和 R 必须均置 0。

2.5.5 实验内容和步骤

1. 测试基本 RS 触发器的逻辑功能

按照图 2-5-1 所示，用两个与非门组成 RS 触发器，输入端 $\overline{R}$ 、$\overline{S}$ 接逻辑电平的输出插口，输出端 Q、$\overline{Q}$ 接逻辑电平显示输入插口，按表 2-5-7 的要求进行测试，并记录数据。

表 2-5-7 基本 RS 触发器的测试表

$\overline{R}$	$\overline{S}$	Q	$\overline{Q}$
1	1→0		
	0→1		
1→0	1		
0→1			
0	0		

2. 测试双 JK 触发器 74LS112 逻辑功能

（1）测试 $\overline{R_D}$ 、$\overline{S_D}$ 的复位、置位功能。任取一只 JK 触发器，$\overline{R_D}$ 、$\overline{S_D}$ 、J、K 端接逻辑开关输出插口，CP 端接单次脉冲源，Q、$\overline{Q}$ 端接逻辑电平显示输入插口。要求改变 $\overline{R_D}$ 、$\overline{S_D}$ （J、K、CP 处于任意状态），并在 $\overline{R_D}=0$ （$\overline{S_D}=1$）或 $\overline{S_D}=0$ （$\overline{R_D}=1$）作用期间任意改变 J、K 及 CP 的状态，观察 Q、$\overline{Q}$ 状态。自拟表格并记录数据。

（2）测试 JK 触发器的逻辑功能。按照表 2-5-8 的要求改变 J、K、CP 端状态，观察 Q、$\overline{Q}$ 状态变化，观察触发器状态更新是否发生在 CP 脉冲的下降沿（即 CP 由 1→0），并记录数据。

（3）将 JK 触发器的 J、K 端连在一起，构成 T 触发器。在 CP 端输入 1Hz 连续脉冲，观察 Q 端的变化。在 CP 端输入 1kHz 连续脉冲，用双踪示波器观察 CP、Q、$\overline{Q}$ 端波形，注意相位关系，并绘制。

表 2-5-8 74LS112 触发器的测试表

J	K	CP	Q^{n+1}	
			$Q^n=0$	$Q^n=1$
0	0	0→1		
		1→0		
0	1	0→1		
		1→0		
1	0	0→1		
		1→0		
1	1	0→1		
		1→0		

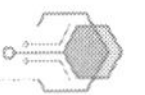

3. 测试双 D 触发器 74LS74 的逻辑功能

（1）测试 $\overline{R_D}$ 、$\overline{S_D}$ 的复位、置位功能。测试方法同实验内容 2 中的步骤（1），自拟表格并记录结果。

（2）测试 D 触发器的逻辑功能。按照表 2-5-9 的要求进行测试，并观察触发器状态更新是否发生在 CP 脉冲的上升沿（即由 0→1），并记录数据。

（3）将 D 触发器的 Q 端与 D 端相连接，构成 T 触发器。测试方法同实验内容 2 中的步骤（3），并记录数据。

表 2-5-9　74LS74 触发器的测试表

D	CP	Q^{n+1}	
		$Q^n=0$	$Q^n=1$
0	0→1		
	1→0		
1	0→1		
	1→0		

4. 乒乓球练习电路

电路功能要求：模拟两名运动员在练球时，乒乓球能往返运动。

提示：采用双 D 触发器 74LS74 设计实验线路，两个 CP 端触发脉冲分别由两名运动员操作，两个触发器的输出状态用逻辑电平显示器显示。

2.5.6 注意事项

（1）触发器的单次时钟信号应选择单脉冲或带消抖功能的逻辑开关。

（2）每一次测试前应设置或者确认触发器的初始状态（0 或者 1）。

2.5.7 思考与讨论

利用普通的机械开关组成的数据开关所产生的信号是否可作为触发器的时钟脉冲信号？为什么？是否可以用作触发器的其他输入端的信号？又是为什么？

2.5.8 实验报告

（1）整理实验数据并填表。

（2）总结各类触发器的特点。

实验 2.6 计数器及其应用

2.6.1 实验目的

（1）学习使用集成触发器构建计数器的方法。

（2）掌握中规模集成计数器的使用及功能测试方法。

（3）运用集成计数器构建 1/*N* 分频器。

2.6.2 实验仪器

+5V 直流电源，双踪示波器，连续脉冲源，单次脉冲源，逻辑电平开关，逻辑电平显示器，译码电平开关，CC4013×2（74LS74），CC40192×3（74LS192），CC4011（74LS00），CC4012（74LS20）。

2.6.3 实验要求

（1）复习有关计数器的相关内容。

（2）绘出实验内容的详细线路图。

（3）拟出实验内容所需的测试记录表格。

（4）查手册，给出并熟悉实验所用各集成电路的引脚排列图。

2.6.4 实验原理

计数器是一个用以实现计数功能的时序部件，它不仅可用来计脉冲数，还常用作数字系统的定时、分频，执行数字运算及其他特定的逻辑功能。

计数器种类很多，按照构成计数器中的各触发器是否使用一个时钟脉冲源，分为同步计数器和异步计数器；根据计数制的不同，分为二进制计数器、十进制计数器和任意进制计数器；根据计数的增减趋势，又分为加法、减法和可逆计数器。此外，还有可预置和可编程序功能计数器等。目前，无论是 TTL 还是 CMOS 集成电路，都有品种较齐全的中规模集成计数器。使用者只要借助器件手册提供的功能表和工作波形图及引出端的排列，就能正确地使用这些器件。

1. 用 D 触发器构建异步二进制加/减计数器

用 4 只 D 触发器构成的四位二进制异步加法计数器，它的连接特点是将每只 D 触发器接成 T′ 触发器，再将低位触发器的 $\overline{Q}$ 端和高一位的 CP 端相连接。若将四位二进制异步加法计数器稍加改动，即将低位触发器的 Q 端与高一位的 CP 端相连接，即构成了

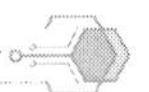

一个四位二进制减法计数器。

2. 中规模十进制计数器

CC40192 是同步十进制可逆计数器，具有双时钟输入、清除和置数等功能。CC40192（同 74LS192，二者可互换使用）的功能表如表 2-6-1 所示，说明如下。

表 2-6-1　CC40192 计数器的功能表

输入								输出			
CR	$\overline{LD}$	CP_U	CP_D	D_3	D_2	D_1	D_0	Q_3	Q_2	Q_1	Q_0
1	×	×	×	×	×	×	×	0	0	0	0
0	0	×	×	d	c	b	a	d	c	b	a
0	1	↑	1	×	×	×	×	加　计　数			
0	1	1	↑	×	×	×	×	减　计　数			

注：×—任意态；↑—低到高电平跳变。

当清除端 CR 为高电平“1”时，计数器直接清零；CR 置低电平执行其他功能。

当 CR 为低电平，置数端 $\overline{LD}$ 也为低电平时，数据直接从置数端 D_0、D_1、D_2、D_3 置入计数器。

当 CR 为低电平，$\overline{LD}$ 为高电平时，执行计数功能。执行加计数时，减计数端 CP_D 接高电平，计数脉冲由加计数端 CP_U 输入，在计数脉冲上升沿进行 8421 码十进制加法计数。执行减计数时，加计数端 CP_U 接高电平，计数脉冲由减计数端 CP_D 输入。读者复习 8421 码十进制加、减计数器的状态转换表。

3. 计数器的级联使用

一个十进制计数器只能表示 0～9 共 10 个数，为了扩大计数范围，常将多个十进制计数器级联使用。同步计数器往往设有进位（或错位）输出端，故可选用其进位（或错位）输出信号驱动下一级计数器。

图 2-6-1 所示是由 CC40192 利用进位输出 $\overline{CO}$ 控制高一位的 CP_U 端构成的加数级联电路图。

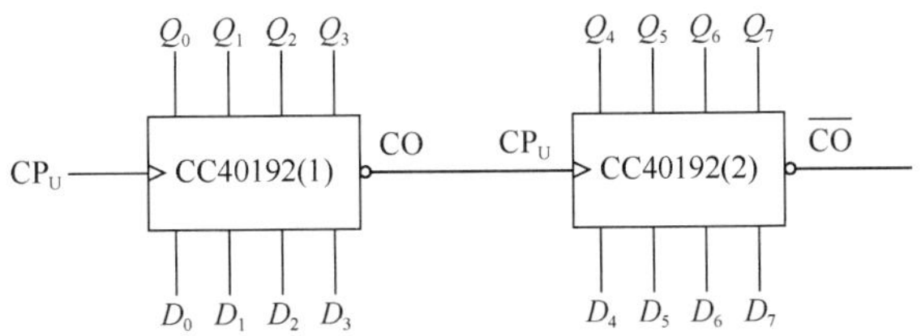

图 2-6-1　CC40192 级联电路图

4. 实现任意进制计数

1）用复位法获得任意进制计数器

假设已有 N 进制计数器，需要得到一个 M 进制计数器，只要 $M<N$，用复位法使计数器计数到 M 时置 0，即可获得 M 进制计数器。图 2-6-2 所示为一个由 CC40192 十进制计数器接成的六进制加法计数器。

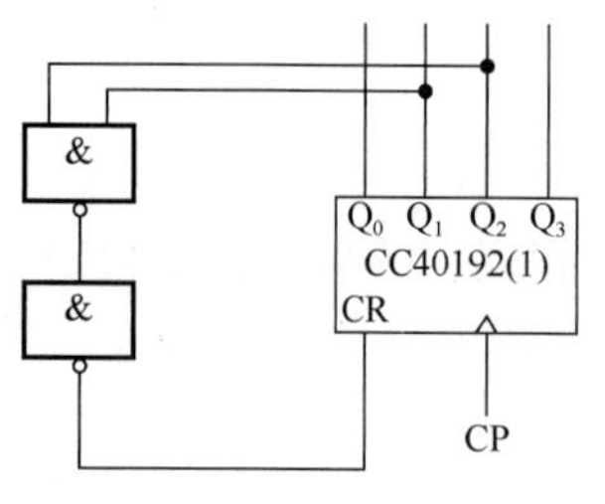

图 2-6-2　六进制计数器

2）利用预置功能获得 M 进制计数器

图 2-6-3 所示为用 3 个 CC40192 组成的 421 进制计数器。外加的由与非门构成的锁存器可以克服器件计数速度的离散性，保证在反馈置 0 信号作用下计数器可靠置 0。

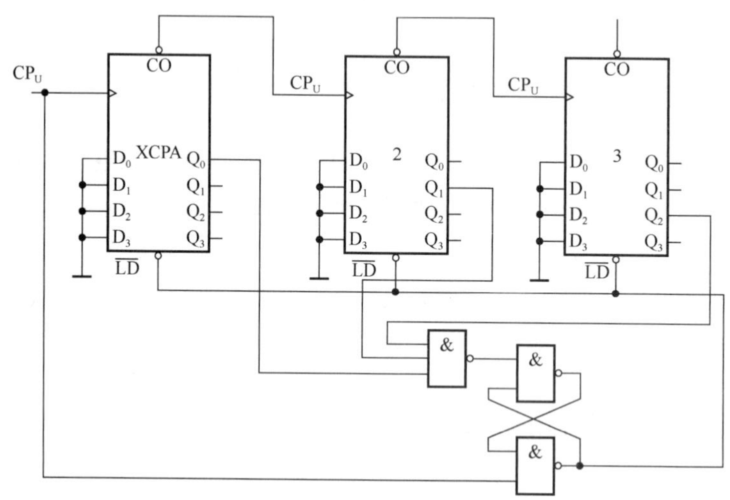

图 2-6-3　421 进制计数器

图 2-6-4 所示是一个特殊十二进制的计数器电路方案。在数字钟里，对时位的计数序列是 1、2、…、11、12、1、…，是十二进制的，且无 0 数。当计数到 13 时，通过与非门产生一个复位信号，使 CC40192（2）（即时十位）直接置成 0000，而 CC40192（1）（即时个位）直接置成 0001，从而实现了 1～12 的计数。

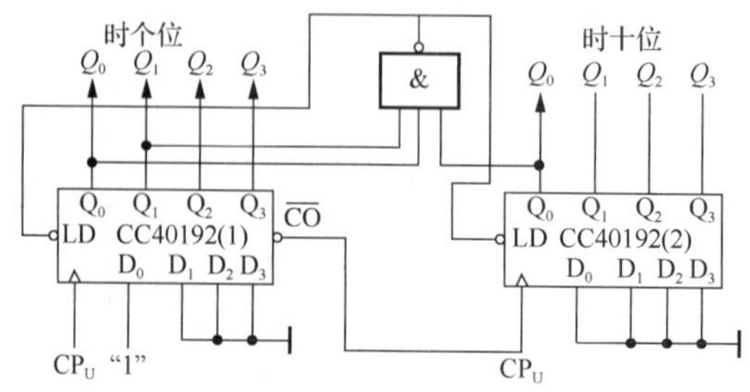

图 2-6-4　特殊十二进制计数器

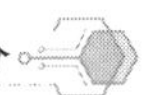

2.6.5　实验内容和步骤

（1）用 CC4013 或 74LS74 D 触发器构建四位二进制异步加法计数器。

① 按照图 2-6-1 接线，$\overline{R_D}$ 接至逻辑开关输出插口，将低位 CP_0 端接单次脉冲源，输出端 Q_0、Q_1、Q_2、Q_3 接逻辑电平显示输入口，各 $\overline{S_D}$ 接高电平“1”。

② 清零后，逐个送入单次脉冲，观察并列表记录 $Q_0 \sim Q_3$ 的状态。

③ 将单次脉冲改为 1Hz 的连续脉冲，观察 $Q_0 \sim Q_3$ 的状态。

④ 将 1Hz 的连续脉冲改为 1kHz，用双踪示波器观察 CP、Q_0、Q_1、Q_2、Q_3 端波形，并进行绘制。

⑤ 将图 2-6-1 所示电路中的低位触发器的 Q 端与高一位的 CP 端相连接，构成减法计数器，按照实验内容②，③，④进行实验，观察并列表记录 $Q_0 \sim Q_3$ 的状态。

（2）测试 CC40192 或 74LS192 同步十进制可逆计数器的逻辑功能。计数脉冲由单次脉冲源提供，清除端 CR、置数端 $\overline{\text{LD}}$、数据输入端 D_0、D_1、D_2、D_3 分别接逻辑开关，输出端 Q_3、Q_2、Q_1、Q_0 接实验设备的一个译码显示输入相应插口 A、B、C、D；$\overline{\text{CO}}$ 和 $\overline{\text{BO}}$ 接逻辑电平显示插口。按照表 2-6-1 要求逐项测试并判断该集成电路的功能是否正常。

① 清除。令 $\text{CR}=1$，其他输入为任意态，这时 $Q_3Q_2Q_1Q_0=0000$，译码数字显示为 0。清除功能完成后，置 $\text{CR}=0$。

② 置数。$\text{CR}=0$，CP_U、CP_D 为任意态，数据输入端输入任意一组二进制数，令 $\overline{\text{LD}}=0$，观察计数译码显示输出，查看预置功能是否完成，然后置 $\overline{\text{LD}}=1$。

③ 加计数。$\text{CR}=0$，$\overline{\text{LD}}=\text{CP}_\text{D}=1$，$\text{CP}_\text{U}$ 接单次脉冲源。清零后送入 10 个单次脉冲，观察译码数字显示是否按 8421 码十进制状态转换表进行；输出状态变化是否发生在 CP_U 的上升沿。

④ 减计数。$\text{CR}=0$，$\overline{\text{LD}}=\text{CP}_\text{U}=1$，$\text{CP}_\text{D}$ 接单次脉冲源。参照步骤③进行实验。

（3）如图 2-6-3 所示，用两片 CC40192 组成两位十进制加法计数器，输入 1Hz 连续计数脉冲，进行由 00 到 99 的累加计数，并进行记录。

（4）将两位十进制加法计数器改为两位十进制减法计数器，实现由 99 到 00 的递减计数，并进行记录。

（5）按照图 2-6-4 所示电路图进行实验，并进行记录。

（6）设计一个数字钟移位六十进制计数器并进行实验。

2.6.6　注意事项

（1）计数器的并行数据端权位顺序要清楚，计数器的控制信号设置要正确。

（2）设计电路必须包含时钟和异步复位信号，采用同步置数方法设计。

（3）基本功能测试的时钟信号选择单脉冲，应用电路的时钟信号选择 1Hz 的连续脉冲。

2.6.7 思考与讨论

（1）计数器的同步置 0 方式和异步置 0 方式有什么不同？同步预置数方式和异步预置数方式有什么不同？

（2）在用十六进制计数器 74LS161 接成小于十六进制的计数器时，怎样使其原有的进位输出端产生进位输出信号？

2.6.8 实验报告

（1）画出实验线路图，记录、整理实验现象及实验所得的有关波形。对实验结果进行分析。

（2）总结使用集成计数器的体会。

实验 2.7 555 时基电路及其应用

2.7.1 实验目的

（1）熟悉 555 型集成时基电路的结构、工作原理及特点。

（2）掌握 555 型集成时基电路的基本应用。

2.7.2 实验仪器

+5V 直流电源，双踪示波器，连续脉冲源，单次脉冲源，音频信号源，数字频率计，逻辑电平显示器，555 定时器×2，2CK13 电位器×2，电阻器、电容器若干。

2.7.3 实验要求

（1）复习有关 555 定时器的工作原理及其应用。

（2）拟定实验中所需的数据、表格等。

（3）掌握用示波器测定施密特触发器的电压传输特性曲线。

（4）拟定本次实验的步骤和方法。

2.7.4 实验原理

集成时基电路又称为集成定时器或 555 电路，是一种数字、模拟混合型的中规模集成电路，应用十分广泛。它是一种产生时间延迟和多种脉冲信号的电路，由于内部电压标准使用了 3 个 5kΩ 电阻器，故取名 555 电路。其电路类型有双极型和 CMOS 型两大类，二者的结构与工作原理类似。所有的双极型产品型号最后的 3 位数码都是 555 和 556，所有的 CMOS 产品型号最后的 4 位数码都是 7555 和 7556，二者的逻辑功能和引脚排列完全相同，易于互换。555 和 7555 型是单定时器，556 和 7556 型是双定时器。

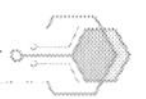

双极型的电源电压 V_{CC} 为+5～+15V，输出的最大电流可达 200mA，CMOS 型的电源电压为+3～+18V。

1. 555 电路的工作原理

555 电路的内部电路含有两个电压比较器、一个基本 RS 触发器、一个放电开关管 T。比较器的参考电压由 3 只 5kΩ 的电阻器构成的分压器提供，它们分别使高电平比较器 A1 的同相输入端和低电平比较器 A2 的反相输入端的参考电平为 $\frac{2}{3}V_{CC}$ 和 $\frac{1}{3}V_{CC}$。A1 与 A2 的输出端控制 RS 触发器状态和放电管开关状态。当输入信号自 6 脚，即高电平触发输入并超过参考电平 $\frac{2}{3}V_{CC}$ 时，触发器复位，555 的输出端 3 脚输出低电平，同时放电开关管导通；当输入信号自 2 脚输入并低于 $\frac{1}{3}V_{CC}$ 时，触发器置位，555 的 3 脚输出高电平，同时放电开关管截止。

$\overline{R_D}$ 是复位端（4 脚），当 $\overline{R_D}=0$ 时，555 输出低电平。平时 $\overline{R_D}$ 端开路或接 V_{CC}。

V_C 是控制电压端（5 脚），平时输出 $\frac{2}{3}V_{CC}$ 作为比较器 A1 的参考电平，当 5 脚外接一个输入电压，即改变了比较器的参考电平，从而实现对输出的另一种控制，在不接外加电压时，通常接一个 0.01μF 的电容器到地，起滤波作用，以消除外来的干扰，确保参考电平的稳定。

T 为放电管，当 T 导通时，将给接于 7 脚的电容器提供低阻放电通路。

555 定时器主要是与电阻器、电容器构成充放电电路，并由两个比较器来检测电容器上的电压，以确定输出电平的高低和放电开关管的通断。这就很方便地构建了从微秒到数十分钟的延时电路，可方便地构建单稳态触发器、多谐振荡器、施密特触发器等脉冲产生或波形变换电路。

2. 555 定时器的典型应用

1）构建单稳态触发器

图 2-7-1 所示为由 555 定时器和外接定时元件 R、C 构建的单稳态触发器电路图。触发电路由 C_1、R_1、VD 构成，其中 VD 为箝位二极管。稳态是指 555 电路输入端处于电源电平，内部放电开关管 T 导通，输出端 F 输出低电平。当有一个外部负脉冲触发信号经 C_1 加到 2 端，并使 2 端电位瞬时低于 $\frac{1}{3}V_{CC}$ 时，低电平比较器动作，单稳态电路即开始一个暂态过程，电容器 C 开始充电，V_C 按指数规律增长；当 V_C 充电到 $\frac{2}{3}V_{CC}$ 时，高电平比较器动作，比较器 A1 翻转，输出 V_0 从高电平返回低电平，放电开关管 T 重新导通，电容器 C 上的电荷很快经放电开关管放电，暂态结束，恢复稳态，为下个触发脉冲的到来做好准备。其波形图如图 2-7-1（b）所示。暂稳态的持续时间 t_w（即延时时间）

决定于外接元件 R、C 值的大小。

$$t_w = 1.1RC$$

通过改变 R、C 的大小，可使延时时间在几微秒到几十分钟之间变化。当这种单稳态电路作为计时器时，可直接驱动小型继电器，并可以使用复位端（4 脚）接地的方法来中止暂态，重新计时。此外，还需要用一个限流二极管与继电器线圈并联，以防继电器线圈反电势损坏内部功率管。

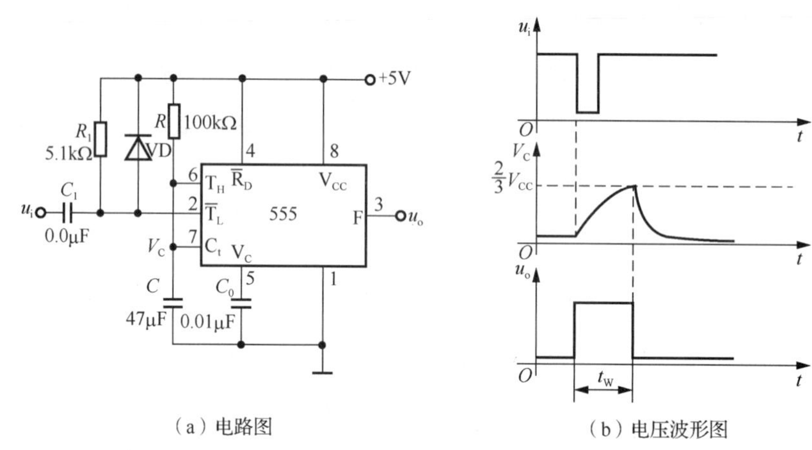

（a）电路图

（b）电压波形图

图 2-7-1　单稳态触发器电路图和电压波形图

2）构建多谐振荡器

图 2-7-2（a）所示是由 555 定时器和外接元件 R_1、R_2、C 构建的多谐振荡器电路图，2 脚与 6 脚直接相连。电路没有稳态，仅存在两个暂稳态，电路也不需要外加触发信号，利用电源通过 R_1、R_2 向 C 充电，以及 C 通过 R_2 向放电端 C_t 放电，使电路产生振荡。电容器 C 在 $\frac{1}{3}V_{CC}$ 和 $\frac{2}{3}V_{CC}$ 之间充电和放电，其电压波形图如图 2-7-2（b）所示。输出信号的时间参数是 $t = t_{w1} + t_{w2}$、$t_{w1} = 0.7(R_1 + R_2)C$、$t_{w2} = 0.7R_2C$。

555 电路要求 R_1 与 R_2 均应大于或等于 1kΩ，但 $R_1 + R_2$ 应小于或等于 3.3MΩ。外部元件的稳定性决定了多谐振荡器的稳定性，555 定时器配以少量的元件即可获得较高精度的振荡频率和具有较强的功率输出能力。因此，这种形式的多谐振荡器应用很广。

3）构建占空比可调的多谐振荡器

如图 2-7-3 所示，它比图 2-7-2 所示的电路增加了一个电位器和两个导引二极管。VD_1、VD_2 用来决定电容充、放电电流流经电阻的途径（充电时 VD_1 导通，VD_2 截止；放电时 VD_2 导通，VD_1 截止）。占空比为

$$P = \frac{t_{w1}}{t_{w1} + t_{w2}} \approx \frac{0.7R_A C}{0.7C(R_A + R_B)} = \frac{R_A}{R_A + R_B}$$

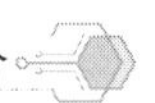

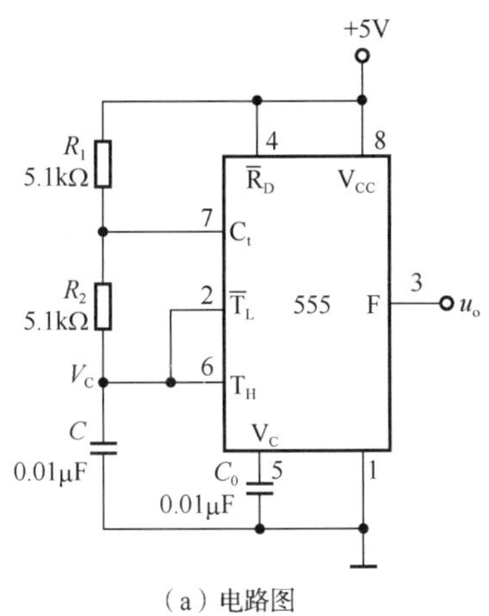

（a）电路图

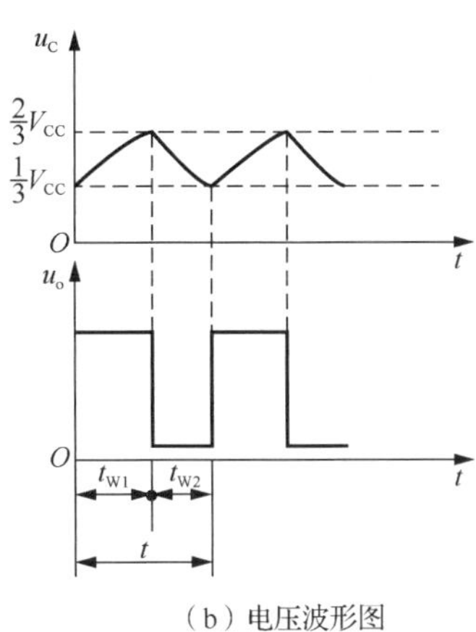

（b）电压波形图

图 2-7-2　多谐振荡器电路图和电压波形图

可见，若取 $R_A = R_B$，电路即可输出占空比为 50%的方波信号。

4）构建占空比连续可调并能调节振荡频率的多谐振荡器

占空比与频率可调的多谐振荡器电路图如图 2-7-4 所示。对 C_1 充电时，充电电流通过 R_1、VD_1、RP_2 和 RP_1；放电时，电流通过 RP_1、RP_2、VD_2、R_2。当 $R_1 = R_2$、RP_2 调至中心点时，因充放电时间基本相等，其占空比约为 50%，此时调节 RP_1 仅改变频率，占空比不变。若 RP_2 调至偏离中心点，再调节 RP_1，不仅振荡频率改变，而且对占空比也有影响。RP_1 不变，调节 RP_2，仅改变占空比，对频率无影响。因此，当接通电源后，应先调节 RP_1 使频率至规定值，再调节 RP_2，以获得需要的占空比。若频率调节的范围比较大，还可以用波段开关改变 C_1 的值。

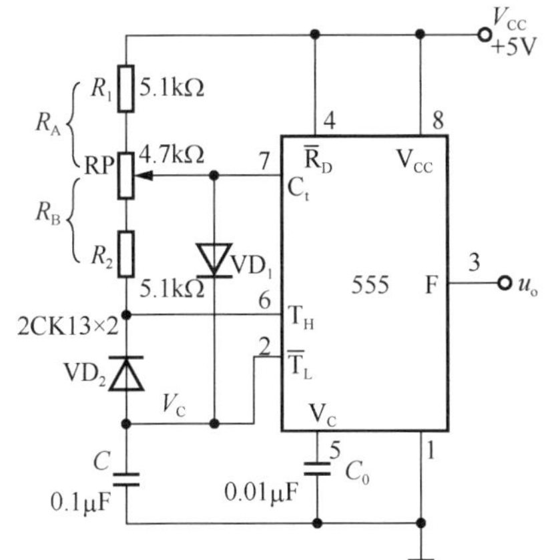

图 2-7-3　占空比可调的多谐振荡器电路图

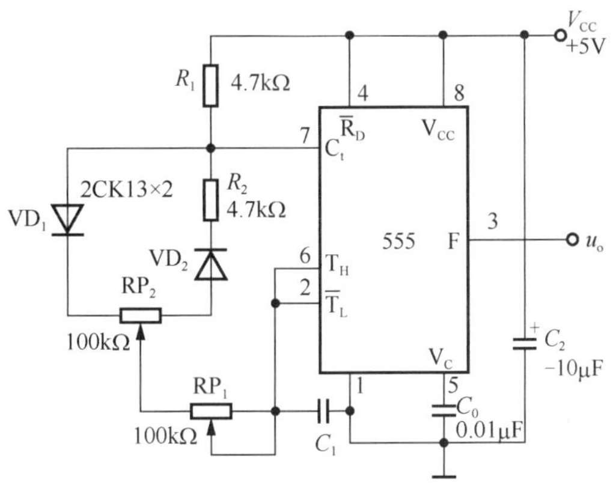

图 2-7-4　占空比与频率可调的多谐振荡器电路图

2.7.5 实验内容和步骤

1. 单稳态触发器

（1）按照图 2-7-1 连线，取 $R = 100\text{k}\Omega$，$C = 47\mu\text{F}$，输入信号 u_i 由单次脉冲源提供，用双踪示波器观测 u_i、V_C、u_o 波形，测定幅度与暂稳时间。

（2）将 R 改为 1kΩ、C 改为 0.1μF，输入端加 1kHz 的连续脉冲，观测 u_i、V_C、u_o 波形，测定幅度及暂稳时间。

2. 多谐振荡器

（1）按照图 2-7-2 接线，用双踪示波器观测 V_C 与 u_o 的波形，并测量频率。

（2）按照图 2-7-3 接线，构建占空比为 50%的方波信号发生器。观测 V_C、u_o 波形，并测量波形参数。

（3）按照图 2-7-4 接线，通过调节 RP_1 和 RP_2 来观测波形。

3. 模拟声响电路

按照图 2-7-5 所示接线，构建两个多谐振荡器，调节定时元件，使 I 输出较低频率，II 输出较高频率，连好线，接通电源，试听音响效果。调换外接阻容元件，再次试听音响效果。

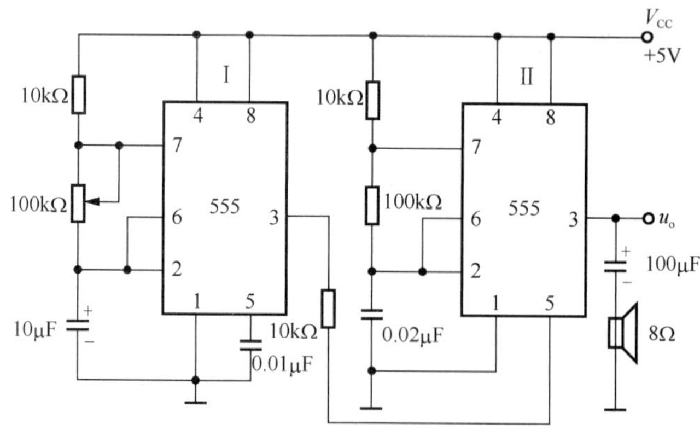

图 2-7-5 模拟声响电路图

2.7.6 注意事项

（1）定量画出实验要求记录的各点波形。

（2）整理实验数据，分析实验结果与理论计算结果的差异，并进行分析讨论。

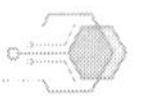

2.7.7　思考与讨论

（1）用 555 定时器构建的施密特触发器电路中，怎样改变回差电压的大小。

（2）用 555 定时器构建的单稳态触发器电路中，如触发脉冲大于单稳态持续时间，电路能否正常工作？

2.7.8　实验报告

（1）绘出详细的实验电路图，定量绘出观测到的波形。

（2）分析、总结实验结果。

实验 2.8　D/A、A/D 转换器

2.8.1　实验目的

（1）了解 D/A 和 A/D 转换器的基本工作原理和基本结构。

（2）掌握大规模集成 D/A 和 A/D 转换器的功能及其典型应用。

2.8.2　实验仪器

+5V 直流电源，15V 直流电源，双踪示波器，计数脉冲源，逻辑电平开关，逻辑电平显示器，直流数字电压表，DAC0832，ADC0809，μA741，电位器、电阻器、电容器若干。

2.8.3　实验要求

（1）复习 D/A、A/D 转换器的工作原理。

（2）熟悉 DAC0832、ADC0809 各引脚的功能，以及使用方法。

（3）绘制完整的实验线路和所需的实验记录表格。

（4）拟定各个实验内容的具体实验方案。

2.8.4　实验原理

在数字电子技术的很多应用场合中往往需要把模拟量转换为数字量，实现该功能的设备称为模 / 数转换器（analog to digital converter，A/D 转换器，简称 ADC）；或把数字量转换成模拟量，实现该功能的设备称为数 / 模转换器（digital analog convertor，D/A 转换器，简称 DAC）。完成转换的线路有多种，特别是单片大规模集成 A/D 转换器、D/A 转换器的问世，为实现上述的转换提供了极大的方便。使用者借助手册提供的器件性能指标及典型应用电路，即可正确使用这些器件。本实验采用大规模集成电路 DAC0832 实现 D/A 转换，ADC0809 实现 A/D 转换。

1. D/A 转换器 DAC0832

DAC0832 是采用 CMOS 工艺制成的单片电流输出型 8 位 D/A 转换器。读者可自行查阅 DAC0832 的逻辑框图及引脚排列。其器件的核心部分采用倒 T 型电阻网络的 8 位 D/A 转换器。其由倒 T 型 R−2R 电阻网络、模拟开关、运算放大器和参考电压 V_{REF} 4 部分组成。

运算放大器的输出电压为

$$u_{\text{o}} = \frac{V_{\text{REF}} \cdot R_{\text{f}}}{2^n R}(D_{n-1} \cdot 2^{n-1} + D_{n-2} \cdot 2^{n-2} + \cdots + D_0 \cdot 2^0)$$

由上式可知，输出电压 u_{o} 与输入的数字量成正比，这就实现了从数字量到模拟量的转换。一个 8 位的 D/A 转换器有 8 个输入端，每个输入端是 8 位二进制数的一位，有一个模拟输出端，输入可有 $2^8 = 256$ 个不同的二进制组态，输出为 256 个电压之一，即输出电压不是整个电压范围内任意值，而只能是 256 个可能值。

DAC0832 输出的是电流，要转换为电压，还必须经过一个外接的运算放大器，其实验电路图如图 2-8-1 所示。

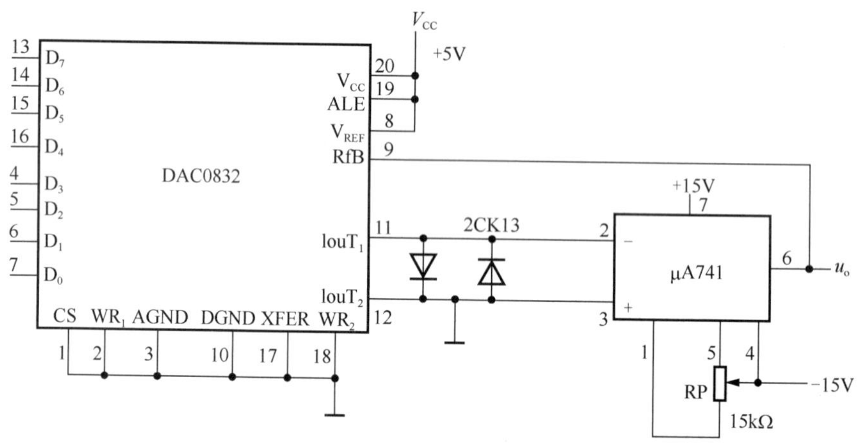

图 2-8-1　D/A 转换器实验电路图

2. A/D 转换器 ADC0809

ADC0809 是采用 CMOS 工艺制成的单片 8 位 8 通道逐次渐近型 A/D 转换器，读者可自行查阅其逻辑框图及引脚排列。其器件的核心部分是 8 位 A/D 转换器，它由比较器、逐次渐近寄存器、A/D 转换器、控制和定时 5 部分组成。

1）模拟量输入通道选择

8 路模拟开关由 A_0、A_1、A_2 3 个地址输入端选通 8 路模拟信号中的任何一路进行 A/D 转换，地址译码与模拟输入通道的选通关系如表 2-8-1 所示。

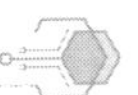

表 2-8-1　地址译码与模拟输入通道的选通关系

被选模拟通道		IN_0	IN_1	IN_2	IN_3	IN_4	IN_5	IN_5	IN_7
地址	A_2	0	0	0	0	1	1	1	1
	A_1	0	0	1	1	0	0	1	1
	A_0	0	1	0	1	0	1	0	1

2）A/D 转换过程

在启动端（ST）加启动脉冲（正脉冲），A/D 转换即开始。如将启动端（ST）与转换结束端（OC）直接相连，转换将是连续的。用这种转换方式，开始时应在外部加启动脉冲。

2.8.5　实验内容和步骤

1. D／A 转换器 DAC0832

（1）按照图 2-8-1 接线，电路接成直通方式，即 CS、 WR_1、 WR_2、 XFER 接地；ALE、 V_{CC}、 V_{REF} 接+5V 电源；运算放大器电源接±15V；$D_0 \sim D_7$ 接逻辑电平开关的输出插口，u_o 输出端接直流数字电压表。

（2）调零。令 $D_0 \sim D_7$ 全置 0，调节运算放大器的电位器使μA741 输出为 0。

（3）按照表 2-8-2 所示输入数字信号，用数字电压表测量运算放大器的输出电压 u_o，将测量结果填入表中，并与理论值进行比较。

表 2-8-2　运算放大器输出电压

输入数字量								输出模拟量 u_o / V
D_7	D_6	D_5	D_4	D_3	D_2	D_1	D_0	
0	0	0	0	0	0	0	0	
0	0	0	0	0	0	0	1	
0	0	0	0	0	0	1	0	
0	0	0	0	0	1	0	0	
0	0	0	0	1	0	0	0	
0	0	0	1	0	0	0	0	
0	0	1	0	0	0	0	0	
0	1	0	0	0	0	0	0	
1	0	0	0	0	0	0	0	
1	1	1	1	1	1	1	1	

2. A／D 转换器 ADC0809

按照图 2-8-2 所示接线，$R = 10\text{k}\Omega$。

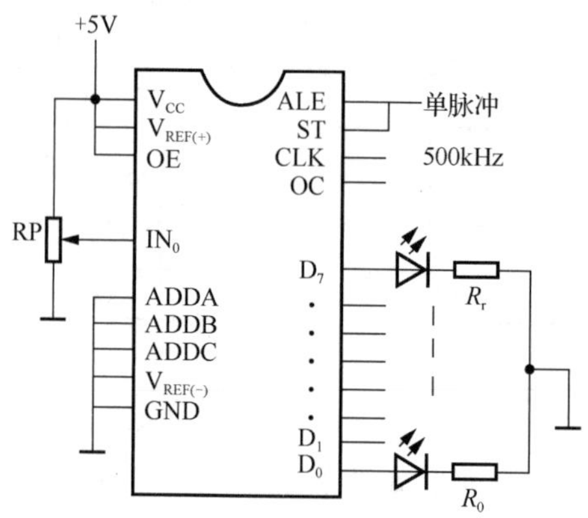

图 2-8-2　ADC0809 实验线路

（1）8 路输入模拟信号+1～+4.5V，由+5V 电源经电位器 RP 分压组成；变换结果 D_0～D_7 接逻辑电平显示器输入插口，CP 时钟由计数脉冲源提供，取 $f = 100\text{kHz}$；A_0～A_2 地址端接逻辑电平输出插口。

（2）接通电源后，在启动端（ST）加一正单次脉冲，下降沿一到即开始 A/D 转换。

（3）按表 2-8-3 的要求进行观察，记录 IN_0～IN_7 8 路模拟信号的转换结果，并将转换结果换算成十进制数字表示的电压值，并与数字电压表实测的各路输入电压值进行比较，分析误差原因。

表 2-8-3　A/D 转换结果

被模拟通道 IN	输入模拟量 u_i/V	地址			输出数字量								
		A_2	A_1	A_0	D_7	D_6	D_5	D_4	D_3	D_2	D_1	D_0	十进制
IN_0	4.5	0	0	0									
IN_1	4.0	0	0	1									
IN_2	3.5	0	1	0									
IN_3	3.0	0	1	1									
IN_4	2.5	1	0	0									
IN_5	2.0	1	0	1									
IN_6	1.5	1	1	0									
IN_7	1.0	1	1	1									

2.8.6　注意事项

（1）各个仪器的正确使用。

（2）集成电路端口较多，注意各个端口的正确连接。

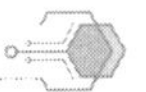

2.8.7 思考与讨论

（1）D/A 转换器的转换精度与什么有关？

（2）D/A 转换器的主要技术指标有哪些？

（3）分析测试结果，若存在误差，试分析产生误差的原因有哪些？

（4）欲使实验电路的输出电压的极性反相，应该采取什么措施？

（5）为什么 D/A 转换器的输出都要接运算放大器？

（6）A/D 转换器的主要技术指标有哪些？A / D 转换中什么是直接转换？什么是间接转换？

2.8.8 实验报告

（1）总结分析 D / A 转换器和 A / D 转换器的工作原理。

（2）写出实验电路的设计过程，并画出电路图。

（3）将实验转换结果与理论值进行比较，并对实验结果进行分析。

实验 2.9 智力竞赛抢答装置

2.9.1 实验目的

（1）学习数字电路中 D 触发器、分频电路、多谐振荡器、CP 时钟脉冲源等单元电路的综合运用。

（2）熟悉智力竞赛抢答器的工作原理。

（3）了解简单数字系统实验、调试及故障排除的方法。

2.9.2 实验仪器

+5V 直流电源，逻辑电平开关，逻辑电平显示器，双踪示波器，数字频率计，直流数字电压表，74LS175，CD4011，CD4012，CD4013。

2.9.3 实验要求

（1）掌握竞赛抢答的工作原理。

（2）掌握用 D 触发器实现分频器的功能。

2.9.4 实验原理

图 2-9-1 所示为供 4 个人使用的智力竞赛抢答装置电路原理图，用以判断抢答优先权。

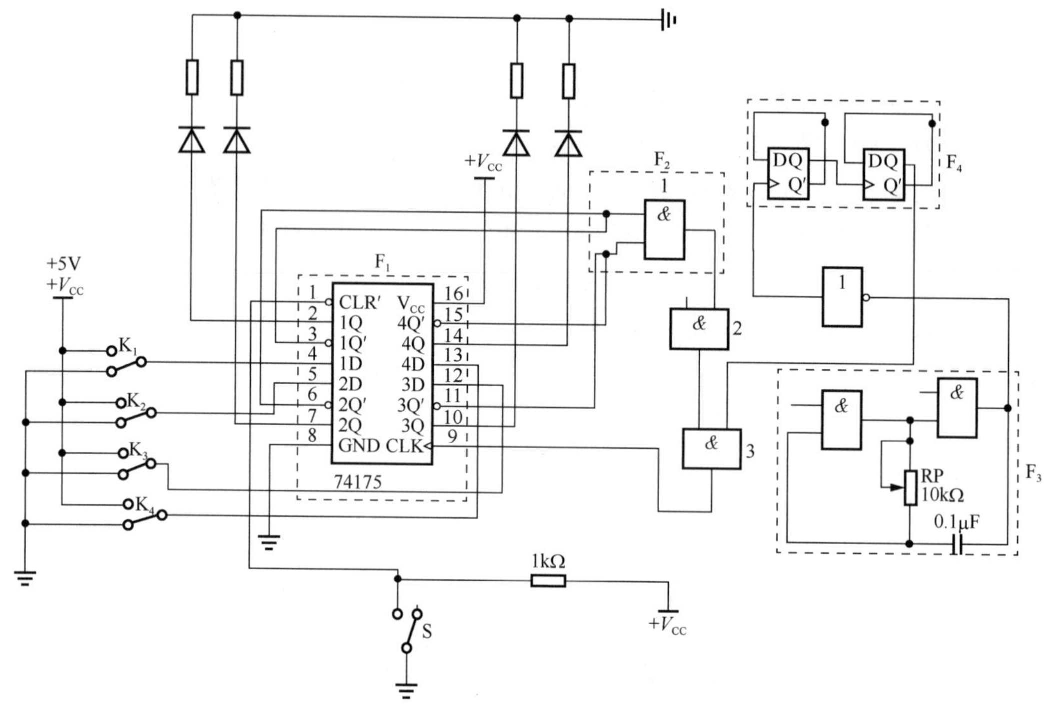

图 2-9-1　智力竞赛抢答装置电路原理图

图中，F_1 为四 D 触发器 74175，它具有公共置 0 端和公共 CP 端，读者可自行查阅其引脚排列；F_2 为双 4 输入与非门 CC4011；F_3 是由 CC4011 组成的多谐振荡器；F_4 是由 CC4013 组成的四分频电路，F_3、F_4 组成抢答电路中的 CP 时钟脉冲源，抢答开始时，由主持人清除信号，按下复位开关 S，74175 的输出 $Q_1 \sim Q_4$ 全为 0，所有 LED 灯均熄灭，当主持人宣布“抢答开始”后，先作出判断的参赛者立即按下开关，对应的 LED 灯点亮，同时，通过与非门 F_2 送出信号锁住其余 3 个抢答者的电路，不再接受其他信号，直到主持人再次清除信号为止。

2.9.5　实验内容和步骤

（1）测试各触发器及各逻辑门的逻辑功能。测试方法参照实验 2.1 及实验 2.6 有关内容，判断器件的好坏。

（2）按图 2-9-1 所示接线，抢答器的 4 个开关 K_1、K_2、K_3、K_4 接实验装置上的逻辑电平输出插口，LED 接逻辑电平显示器，开关 S 接实验装置上左侧的按钮开关。

（3）断开抢答器电路中的 CP 脉冲源电路，单独对多谐振荡器 F_3 及分频器 F_4 进行调试，调整多谐振荡器 10kΩ 电位器，使其输出脉冲频率约 4kHz，观察 F_3 及 F_4 输出波形并测试其频率（参照实验 2.7 有关内容）。

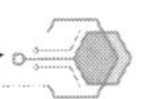

（4）测试抢答器电路功能。接通+5V 电源，CP 端接实验装置上连续脉冲源，取重复频率约 1kHz。

（5）抢答开始前，开关 K_1、K_2、K_3、K_4 均置 0，准备抢答，将开关 S 置 0，LED 全熄灭，再将 S 置 1。抢答开始，K_1、K_2、K_3、K_4 某一开关置 1，观察 LED 的亮、灭情况，然后再将其他 3 个开关中的任意一个置 1，观察 LED 的亮、灭是否改变。

（6）重复步骤（5），改变 K_1、K_2、K_3、K_4 中任意一个开关的状态，观察抢答器的工作情况。

（7）整体测试。断开实验装置上的连续脉冲源，接入 F_3 及 F_4 再进行实验。

2.9.6　注意事项

（1）注意在抢答开始时的初始化，使得信号保持清零状态。

（2）电路分析时应注意抢答信号的判断，有人按下时，触发器输出为高电平，Q' 为低电平，当无人按下时则相反。

2.9.7　思考与讨论

若在图 2-9-1 所示电路中加一个计时功能，要求计时电路显示时间精确到秒，最多限制为 2 分钟，一旦超出限时，则取消抢答权，电路应如何改进？

2.9.8　实验报告

（1）分析智力竞赛抢答装置各部分的功能及其工作原理。

（2）总结数字系统的设计、调试方法。

（3）分析实验中出现的故障及解决办法。

第3章

单片机原理与应用

本章的单片机实验，适用于MCS-51系列单片机，可供应用各类MCS-51单片机的学者参考。本章内容分为基础实验和综合实验两部分，涉及基本的外部中断、脉冲计数、串行通信、数码管动态显示、LCD显示、并行端口扩展、键盘输入、AD/DA转换、DS18B20温度检测等。本章提供的参考程序以C语言为主，部分程序用汇编语言编写。

本章大部分实验是基于DICE-5210K单片机开发实验箱完成的，具体内容在“实验环境”中有说明。DICE-5210K多功能单片机实验开发系统是MCS-51单片机原理与接口、C8051嵌入式单片机控制技术、自动化控制、CPLD/FPGA技术等课程教学的配套实验设备；另一部分实验是在Proteus软件上仿真实现的。为方便学生在实验室以外自行完成实验，所有实验给出使用Proteus绘制的仿真原理图，为给读者提供所见即所得的阅读体验，图中表示元器件符号字母的正斜体及下角标未按国家标准标示，所用电气图形符号和门电路符号与国标符号的对照关系参见附录。

单片机的理论与应用是一门理论和实践密切联系的课程，要求学生有较强的动手能力，通过本实验，能够让学生更好地理解和掌握单片机的理论知识。

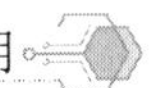

基础实验

实验 3.1　P1 口控制流水灯实验

3.1.1　实验目的

（1）学习 P1 口的使用方法。

（2）学习延时子程序、循环移位程序的编写。

3.1.2　实验环境

Keil uVersion 5，DICE-5210K 单片机开发实验箱，DICE KEIL USB 仿真器或 ISP 下载器。

3.1.3　实验要求

（1）了解单片机 I/O 口的特性。

（2）了解数组、循环移位函数、移位运算符，掌握实现循环移位的几种方法。

3.1.4　实验原理

P1 口为准双向口，每一位都可独立地定义为输入或输出，在作为输入线使用前，必须向锁存器相应位写入“1”，该位才能作为输入。

本实验中延时子程序采用 for 循环来实现，P1 口流水灯实验电路原理图如图 3-1-1 所示。

3.1.5　实验内容和步骤

（1）P1 口是输出口，接 8 个 LED。

（2）编写程序，使 LED 循环向右点亮。

3.1.6　注意事项

（1）P1 口与 8 个 LED 灯的插线方向，即 P1.0 控制的是最左边还是最右边的灯，从而通过程序控制循环点亮的方向。

（2）程序使用移位函数_cror_时，必须包含头文件 intrins.h。

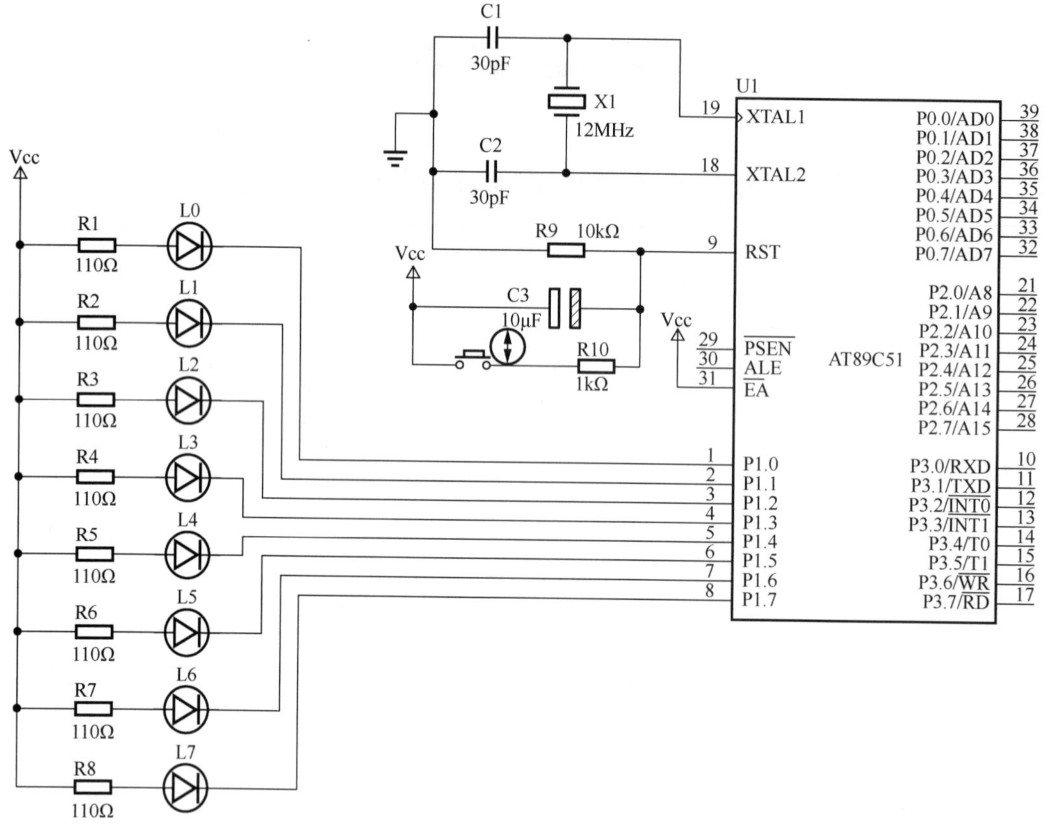

图 3-1-1　P1 口流水灯实验电路原理图

3.1.7　思考与讨论

（1）延时常数，使 LED 闪亮时间改变。

（2）在程序中，分别使用移位函数、数组、移位运算符 3 种方法实现循环移位。

（3）若想改变 LED 灯循环点亮的方向，如向右点亮改为向左点亮，程序应如何修改？

3.1.8　实验报告

（1）写出实验目的、内容。

（2）画出本实验电路原理图。

（3）把代码补充完整。

（4）回答思考题。

3.1.9　参考程序

```
#include<reg51.h>
#include<intrins.h>
#define uchar unsigned char
//*********************************************
//MON51 必须用到的
code unsigned char stop[3] _at_ 0x3b;
//*********************************************
void delay(unsigned int i)                //延时程序
{
   unsigned int j,k;
   for(k=0;k<i;k++)
   for(j=0;j<1000;j++);
}
void main(void)
{
     uchar  aa;
       P1=0xff;
       aa=0xfe;
     while(1)
       {
       _______________;  // ①状态送 P1 口
       _______________;  // ②每次循环左移一位
        delay(10);
       }
 }
```

参考代码：①P1=aa；②aa=_crol_(aa,1)。

实验 3.2　I/O 口输入输出实验

3.2.1　实验目的

（1）逐步了解 P1 口的使用。

（2）掌握开关状态的检测方法。

3.2.2　实验环境

Keil uVersion 5，DICE-5210K 单片机开发实验箱，DICE KEIL USB 仿真器或 ISP

下载器。

3.2.3 实验要求

（1）掌握开关状态检测的运用。

（2）熟悉对端口的初始化、位操作。

3.2.4 实验原理

本实验中，把开关的一端接到 I/O 口的引脚上，并通过上拉电阻器接到+5V，开关另一端接地，当开关打开时，I/O 口引脚为高电平；当开关闭合时，I/O 口引脚为低电平。开关、LED 与 P1 口电路原理图如图 3-2-1 所示。P1.4 和 P1.5 接开关，当开关 K1 闭合时，左转弯灯（LED 中的 L1 和 L2）闪亮，当开关 K2 闭合时，右转弯灯（L7 和 L8）闪亮，K1 和 K2 同时闭合或同时断开时，转弯灯均不闪亮。

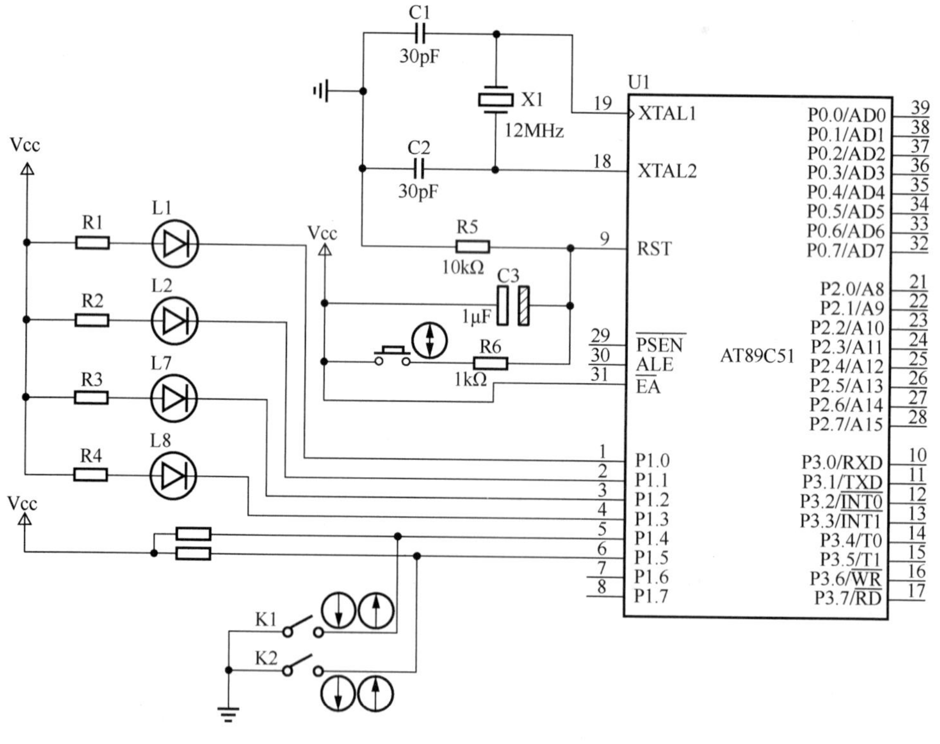

图 3-2-1 开关、LED 与 P1 口电路原理图

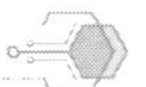

3.2.5　实验内容和步骤

（1）P1.4 接开关 K1，P1.5 接开关 K2。

（2）将头线 P1.0～P1.3 分别接到 L1、L2、L7、L8。

（3）编写程序，拨动开关 K1、K2，应看到转弯灯正确闪亮。

3.2.6　注意事项

（1）灯有余辉，延迟的时间不能太短，如果闪烁太快，人眼分辨不出。

（2）P1=0xff，起初始化的作用，当 P1 口作为输入时，必须向其写 1。

3.2.7　实验报告

（1）写出实验目的、内容。

（2）画出本实验电路原理图。

（3）将代码补充完整。

（4）回答思考题。

3.2.8　思考与讨论

（1）修改延时子程序，观察闪烁的频率。

（2）flag 在程序中的作用是什么？为了减少占用的内存，可以定义成什么类型？

3.2.9　参考程序

```
#include<reg51.h>
//*********************************************
//MON51 必须用到的
code unsigned char stop[3] _at_ 0x3b;
//*********************************************
sbit  P1_0=P1^0;                //左转指示灯
sbit  P1_1=P1^1;
sbit  P1_2=P1^2;                //右转指示灯
sbit  P1_3=P1^3;
sbit  P1_4=P1^4;                //左转弯开关
sbit  P1_5=P1^5;                //右转弯开关
void delay(unsigned int i)      //延时程序
{
```

```
    unsigned int j,k;
    for(k=0;k<i;k++)
    for(j=0;j<1000;j++);
}
void main(void)
{
  unsigned int flag=0;
  P1=0xff;
  while(1)
   {
    if(P1_4==0 && P1_5!=0)              //左转弯程序
     { if(flag==0)
          {P1_0=0;
           P1_1=0;
           P1_2=1;
           P1_3=1;
           delay(20);
           flag=1;  }
        else if(flag==1)
           {P1_0=1;
            P1_1=1;
            P1_2=1;
            P1_3=1;
            delay(20);
            flag=0;}
     }
    else if(P1_5==0 && P1_4!=0)   //右转弯程序
      { if(flag==___)             //①
           {P1_0=___;             //②
            P1_1=___;             //③
            P1_2=___;             //④
            P1_3=___;             //⑤
            delay(20);
            flag=___;  }          //⑥
         else if(flag==___)       //⑦
           {P1_0=___;             //⑧
            P1_1=___;             //⑨
            P1_2=___;             //⑩
```

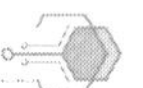

```
                P1_3=___;              //⑪
               delay(20);
               flag=___;}              //⑫
        }
      else                             //关闭转弯灯
        {P1_0=___;                     //⑬
         P1_1=___;                     //⑭
         P1_2=___;                     //⑮
         P1_3=___;                     //⑯
        }
     }
   }
```

参考代码：①1，②0，③1，④0，⑤0，⑥1，⑦1，⑧1，⑨1，⑩1，⑪1，⑫0，⑬1，⑭1，⑮1，⑯1。

实验 3.3　数据处理

3.3.1　实验目的

（1）掌握简单的数据处理程序的编写。

（2）掌握 C51 中的数据类型、存储模式和存储器访问。

（3）掌握在 Keil uVersion 5 中查看内存数据。

3.3.2　实验环境

Keil uVersion 5。

3.3.3　实验要求

（1）学习“&”“|”“>>”“<<”的作用。

（2）掌握和“0”与、和“0”与或、和“1”与、和“0”与或的作用。

3.3.4　实验原理

本实验运用移位运算符、逻辑运算符、移位函数实现对数据的处理。基本的数据处理包括区块清零、区块传送、拆字、拼字、个数统计、排序等。C51 数据处理中常用的运算符有“&”“|”“>>”“<<”。

进入 Debug 模式，打开 Memory Window，对内存进行查看，通过单步或连续运行，观察内存的变化，如图 3-3-1 所示。

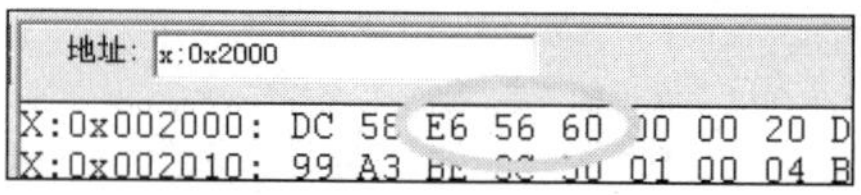

图 3-3-1　查看内存的值

3.3.5　实验内容和步骤

（1）清零练习：把 0x3000～0x30FF 的内容清零（或置 0xFF）。

（2）拆字练习：把 0x2000 的内容拆开，高半字节送 0x2001 低 4 位，低半字节送 0x2002 低 4 位，0x2001、0x2002 高 4 位清零。例如，(0x2000)=0x12，执行后(0x2001)=0x01、(0x2002)=0x02。

（3）拼字练习：把 0x3000、0x3001 的低位分别送入 0x3002 的高低位，一般本程序用于把显示缓冲区的数据取出拼装成一个字节。例如，(0x3000)=0x34，(0x3001)=0x56，执行后(0x3002)=0x46。

（4）数据传送：把 0x3000～0x30FF 的内容传送到 0x4000～0x40FF。

（5）统计个数：在 0x2000～0x200F 的单元中输入若干个数，其中有 *N* 个零，运行程序后统计 *N* 的个数，把 *N* 值存入 0x2100。

3.3.6　注意事项

（1）本实验可以在一个工程下完成，也可以分为多个工程文件。

（2）查看各种内存区域的内容，可以在 Memory 的 Address 文本框中输入“字母：地址”。其中，字母可以是 C、D、I、X，其代表的意义如下。

C：代码存储空间。

D：直接寻址片内存储空间。

I：间接寻址片内存储空间。

X：扩展的外部 RAM 空间。

例如，输入“d:0x30”，可显示直接寻址片内 30H 存储空间的内容。

（3）当使用 XBYTE 对内存进行访问时，需要包含头文件“absacc.h”。

3.3.7　思考与讨论

（1）“XBYTE[0x3002]=a&0x0f;”，请问如何理解这一句代码?

（2）代码如下：

```
XBYTE[0x3000]=0x34;
a=XBYTE[0x3000];
a=a<<4;
```

请问执行完以上 3 行代码后，a 的值是多少？

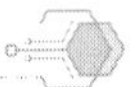

3.3.8　实验报告

（1）写出实验的目的、内容。
（2）把代码补充完整。
（3）回答思考题。

3.3.9　参考程序

```
//********拼字参考程序************************
#include<reg52.h>
#include<absacc.h>
#define uchar unsigned char
//*******************************************
//MON51 必须用到的
code unsigned char stop[3] _at_ 0x3b;
//*******************************************
void main(void)
{
    unsigned char a,b;
    XBYTE[0x3000]=0x34;
    XBYTE[0x3001]=0x56;
    a=XBYTE[0x3000];                  //将 3000H 地址数据送给变量 a
    ________;                         //①
    b=XBYTE[0x3001];                  //将 3001H 地址数据送给变量 b
    ________;                         //②
    XBYTE[0x3002]= ________;          //③
    while(1);
}
```

参考代码：①a=a<<4，②b=b&0x0f，③a|b 或 a+b。

实验 3.4　外 部 中 断

3.4.1　实验目的

（1）初步掌握中断程序的编写，学会使用外部中断。
（2）掌握中断程序的汇编和 C51 的编程方法。

3.4.2　实验环境

Keil uVersion 5，DICE-5210K 单片机开发实验箱，DICE KEIL USB 仿真器或 ISP 下载器。

3.4.3 实验要求

（1）理解中断的含义。

（2）学会中断的C51编程方法，如中断方式设置、中断请求标志位、中断的屏蔽和允许、中断入口地址等。

3.4.4 实验原理

P3.3是外部中断1的中断请求引脚，当发生负跳变或者处于低电平时，即进入中断服务程序。在中断服务程序中，循环点亮8个LED灯。外部中断电路原理图如图3-4-1所示。

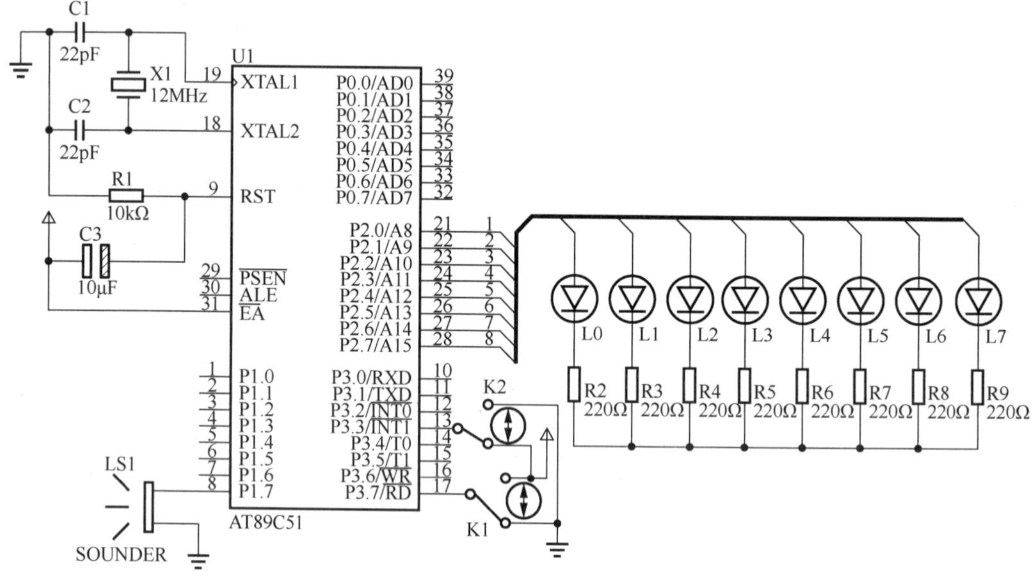

图3-4-1 外部中断电路原理图

3.4.5 实验内容和步骤

（1）P3.7为启动开关，当拨到高电平时，启动主程序，若8个LED灯轮流点亮，则8个LED灯轮流点亮模拟程序正常执行。

（2）把P3.3的开关拨至低电平，模拟外部中断产生。此时，P1.7报警声音输出，它所连接的蜂鸣器发出报警。

（3）退出中断服务程序后，回到主程序继续执行原来的亮灯循环。

3.4.6 注意事项

（1）观察P2口与8个LED灯的插线方向，即P2.0控制的是最左边还是最右边的灯，从而通过程序控制循环点亮的方向。

（2）根据实验内容，思考外部中断1的中断方式应该设置成电平还是触发。

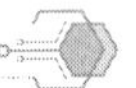

3.4.7　思考与讨论

（1）在模拟声音报警，即扬声器响起时，8 个 LED 灯会保持循环点亮还是不亮？为什么？

（2）如果想改变 LED 灯循环点亮的方向，如向右点亮改为向左点亮，程序应如何修改？

3.4.8　实验报告

（1）写出实验目的、内容。

（2）画出本实验电路原理图。

（3）把代码补充完整。

（4）回答思考题。

3.4.9　参考程序

```
#include<reg51.h>
#include<intrins.h>
//*******************************************
//MON51 必须用到的
code unsigned char stop[3] _at_ 0x3b;
//*******************************************
sbit  P1_7=P1^7;                          //报警输出
sbit  P3_3=P3^3;                          //外部中断 1 输入端
sbit  P3_7=P3^7;                          //启动开关
void  delay(unsigned  int  i)             //延时程序
{
    unsigned  int  j,k;
    for(k=0;k<i;k++)
    for(j=0;j<100;j++);
}
void  int1_int(void)  interrupt_____      //①外部中断 1,中断子程序
{
    EX1=0;
    while(P3_3==0)                        //故障报警
        {
          P1_7=_____;                     //②
          delay(1);
```

```
            P1_7=_____;                                  //③
            delay(1);
          }
      EX1=1;
}
void  main(void)
{
    PX1=1;              //中断优先级最高
    IT1=0;              //低电平触发
    EA=1;               //中断总开关开
    EX1=1;              //开外部中断 1
    P2=0x7f;
    while(P3_7==_____)                          //④P3.7 为高电平时,启动
       {
         P2=_____;                              //⑤主程序执行循环亮灯
         delay(500);
       }
}
```

参考代码：①2，②1，③0，④1，⑤_cror_，(P2,1)。

实验 3.5 脉 冲 计 数

3.5.1 实验目的

（1）熟悉单片机内部定时/计数器功能。

（2）掌握初始化编程方法。

（3）了解数码管的使用。

3.5.2 实验环境

Keil uVersion 5，DICE-5210K 单片机开发实验箱，DICE KEIL USB 仿真器或 ISP 下载器。

3.5.3 实验要求

（1）学习定时 / 计数器的相关知识：工作方式 / 模式的设置、工作原理、中断程序的编写。

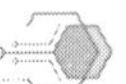

（2）学习数码管动态显示的扫描原理。

3.5.4　实验原理

实验箱内部使用 8155 连接数码管的位选和段选线。定时器 1 对外部输入的脉冲进行计数，并把计数值送到数码管显示。外部输入脉冲可以使用手动按键或者方波发生器。脉冲计数电路原理图如图 3-5-1 所示。

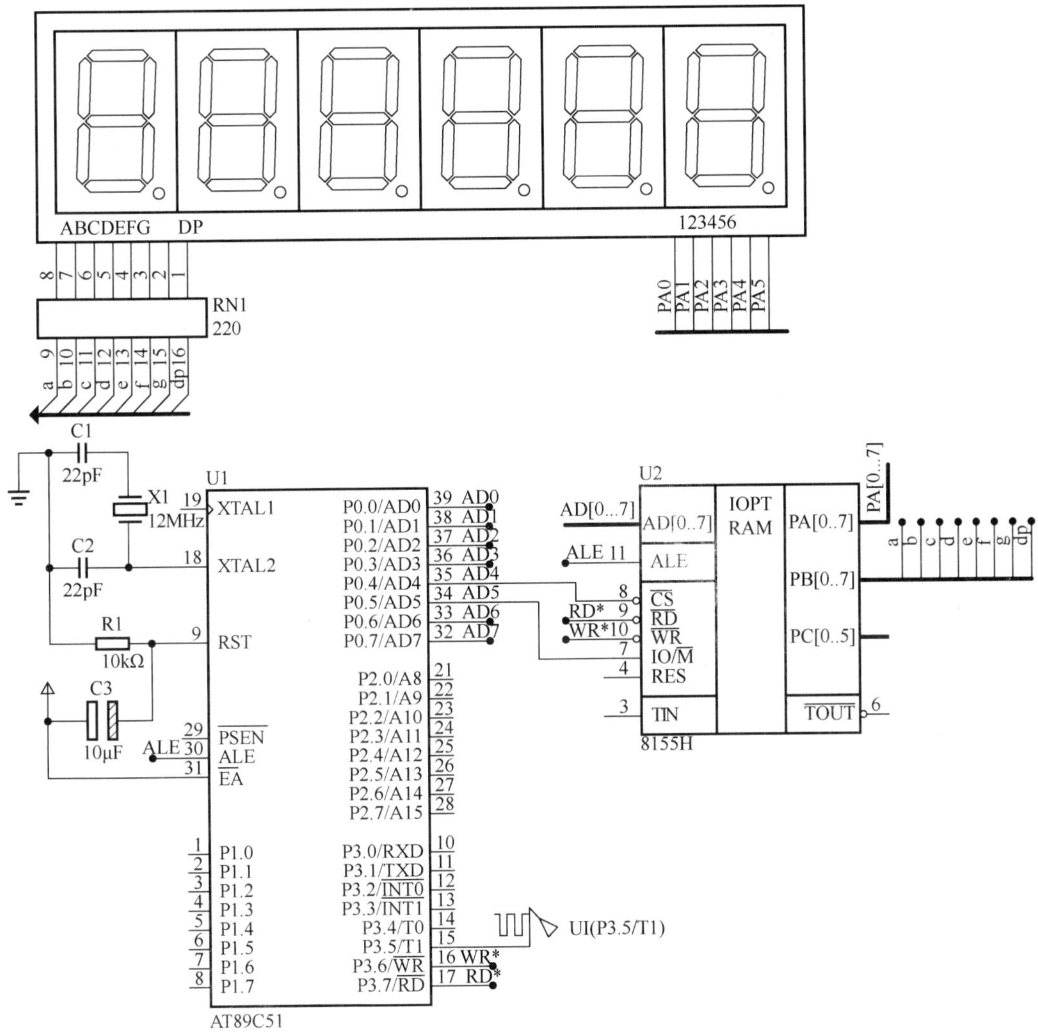

图 3-5-1　脉冲计数电路原理图

3.5.5 实验内容和步骤

（1）P3.5 接单脉冲与时钟输出孔或手动按键。

（2）编写程序，先初始化定时器，设置为方式 1，即计数模式，用于计算脉冲的个数。

（3）每次外部脉冲发生进入中断服务程序。

（4）在中断服务程序中读取新的计数值，分别求出个、十、百、千、万位，再调用显示程序。

3.5.6 注意事项

（1）当前使用定时器 1 的定时还是计数模式？根据工作模式正确设置 TMOD。

（2）当计数满了溢出后，应该从 0 重新开始计数。

（3）实验箱内部，若 SW3、SW4 红色拨码开关置于“ON”位置，则数码管位选端和段选端与 8155PA、PB 口接通。如果 SW3、SW4 红色拨码开关置于相反位置，即“OFF”位置，则数码管电路与 8155 断开，数码管位选端和段选端对外开放。

3.5.7 实验报告

（1）写出实验目的、内容。

（2）画出本实验电路原理图。

（3）把代码补充完整。

（4）回答思考题。

3.5.8 思考与讨论

（1）阅读程序，目前最大的计数值是多少？

（2）如果需要显示 999999 个脉冲，应如何修改程序？

3.5.9 参考程序

```
#include<reg51.h>
#include<absacc.h>
#include<intrins.h>
//*****************************************
//MON51 必须用到的
code unsigned char stop[3] _at_ 0x3b;
//*****************************************
#define com8155 XBYTE[0xff20]         /*控制字*/
#define pa8155 XBYTE[0xff21]          /*位扫描*/
```

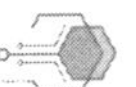

```
#define pb8155 XBYTE[0xff22]              /*段码位*/
#define uchar unsigned char
uchar bdata disbuf[6]={0,0,0,0,0,0};/*显示缓冲区,定义在内部 RAM 位寻
                                    址区*/
uchar code  table[20]={0xC0,0xF9,0xA4,0xB0,0x99,0x92,0x82,0xF8,0x80,
0x90,0x88,0x83,0xC6,0xA1,0x86,0x8E,0xFF,0x0C,0xB9,0xBF}; //LED 段选码
unsigned int bdata Overflow=0;          //计数溢出(中断)次数
unsigned long  count=0;                 //计数值
void delay(unsigned int i)              //延时子程序
{
  unsigned int j,k;
  for(k=0;k<i;k++)
  for(j=0;j<100;j++);
}
void display(void)                      //显示子程序
{
   uchar  x=6,y=0x20;
   y=~y;
   for(x=0;x<6;x++)                     //LED 延时
     {
      pb8155=table[disbuf[x]];          //8155  PB 口作为 LED 数码管段选
      pa8155=y;                         //8155  PA 口作为位选
      delay(1);
      y=_cror_(y,1);
     }
}
void InitCounter0(void)
{
    TMOD=______ ;                       //①使用模式 1,16 位计数器
    TH0= ______ ;                       //②计算初值 2ms
    TL0= ______ ;                       //③
    ET0= ______ ;                       //④允许计数器 0 中断
    EA= ______ ;                        //⑤开总中断
    TR0= ______ ;                       //⑥开定时器 T0
}
void Timer0(void) interrupt 1
{ ______;                               //⑦计数器满,重新清零
  ______;                               //⑧
```

```
Overflow=Overflow+1;
}
void main(void)
 {
   com8155=0x43;                          //8155 控制字
   InitCounter0();                        //初始化计数器 0
   while(1)
     {
      count= Overflow*65536+TH0*256+TL0;//计算计数值
      disbuf[5]=count%10;                 //个位
      disbuf[4]=count/10%10;              //十位
      disbuf[3]=count/100%10;             //百位
      disbuf[2]=count/1000%10;            //千位
      disbuf[1]=count/10000%10;           //万位
      disbuf[0]=count/100000%10;          //十万位
      display();
     }
 }
```

参考代码：①0x05，②0，③0，④1，⑤1，⑥1，⑦TH0 = 0，⑧TL0 = 0。

实验 3.6 电子时钟

3.6.1 实验目的

（1）熟悉 MCS-51 定时器和中断初始化编程方法。

（2）了解定时器的应用实时程序的设计与调试技巧。

3.6.2 实验环境

Keil uVersion 5，DICE-5210K 单片机开发实验箱，DICE KEIL USB 仿真器或 ISP 下载器。

3.6.3 实验要求

（1）复习定时 / 计数器的相关知识：工作方式 / 模式的设置、工作原理、中断程序的编写。

（2）学习电子时钟编写的流程。

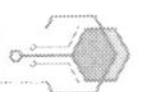

3.6.4　实验原理

编写程序，用定时器产生 50ms 定时中断，中断 20 次得到 1s 的定时，每 1s 到了，将时、分、秒数值实时地送到数码管显示。实验电路采用 8155 连接数码管的位选和段选线。电子时钟电路原理图如图 3-6-1 所示。

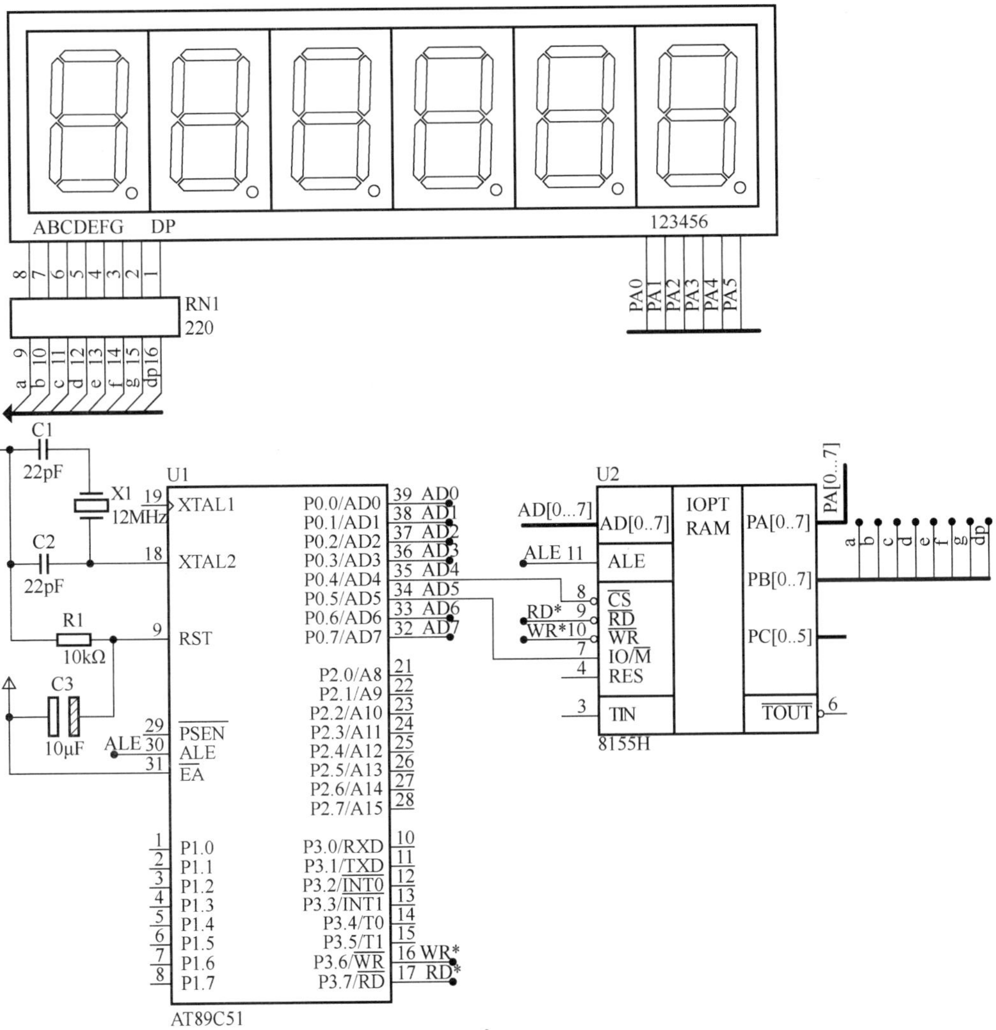

图 3-6-1　电子时钟电路原理图

3.6.5　实验内容和步骤

（1）设置计数初值，使其产生 50ms 的定时，每 50ms 定时到达时，在中断程序进行计数增 1。

（2）当计数满 20 时，1s 延时到达，对时、分、秒单元进行修改。

（3）修改时、分、秒单元后，判断是否到达上限值 60 或 24。若到达则对本单元清零，并对相应的单位加 1。

3.6.6 注意事项

（1）为了实现较长的定时时间，定时器选择方式 1，即定时模式。

（2）实验箱内部已把 8155 的 PA 口连接到数码管的位选线，PB 口连接到数码管的段选线，当 SW3 和 SW4 开关置于“ON”时，8155 与数码管模块接通，实验过程不需要连接显示模块。

3.6.7 实验报告

（1）写出实验目的、内容。

（2）把代码补充完整。

（3）回答思考题。

3.6.8 思考与讨论

（1）如果设定定时时间为 100ms，程序应该如何修改？

（2）定时时间分别是 100ms 和 50ms，哪个定时时间会使电子时钟更准？

（3）如果程序都能正确编写，使用汇编还是 C 语言会让电子时钟计时更准?

3.6.9 参考程序

```
#include<reg51.h>
#include<absacc.h>
#define uchar unsigned char
#define uint unsigned int
//**********************************************
//MON51 必须用到的
code unsigned char stop[3] _at_ 0x3b;
//**********************************************
#define com8155 XBYTE[0xff20]        //控制字
#define pa8155 XBYTE[0xff21]         //位扫描
#define pb8155 XBYTE[0xff22]         //段码位
/*七段共阴管显示定义*/
//此表为 LED 的字模，共阴数码管 0-9
uchar code dispcode[] = {0xC0,0xF9,0xA4,0xB0,0x99,0x92,0x82,0xF8,
0x80,0x90};                          //段码控制
/*定义并初始化变量*/
```

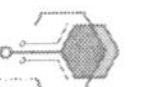

```
uchar seconde=12;              //秒初值
uchar minute=30;               //分初值
uchar hour=0;                  //时初值
uchar mstcnt=0;                //定时器计数,定时 50ms,mstcnt 满 20,秒加 1
/*函数声明*/
void delay(uint k);            //延时子程序
void time_pro( );              //时间处理子程序
void display( );               //显示子程序
/*延时子程序*/
void delay (uint k)
{
   uchar j;
   while((k--)!=0)
   {
   for(j=0;j<125;j++)
   {;}
   }
}

/*时间处理子程序*/
void time_pro(void)
{
  if(second==______)                  //①
   {    ______;                       //②
        ______;                       //③
    if(minute==______)                //④
     { ______;                        //⑤
       ______;                        //⑥
      if(hour==______)                //⑦
       {
         ______;                      //⑧
       }
     }
   }
}
/*显示子程序*/
void display(void)
{
    pa8155=0xFE;
```

```
        pb8155=dispcode[second%10];        //秒个位
        delay(3);
        pa8155=0xFD;
        pb8155=dispcode[second/10];    //秒十位
        delay(3);

        pa8155=0xFB;
        pb8155=dispcode[minute%10];    //分个位
        delay(3);
        pa8155=0xF7;
        pb8155=dispcode[minute/10];    //分十位
        delay(3);

        pa8155=0xEF;
        pb8155=dispcode[hour%10];      //时个位
        delay(3);
        pa8155=0xDF;
        pb8155=dispcode[hour/10];      //时十位
        delay(3);
    }
    /*主函数*/
    void main(void)
    {
        com8155=0x43;                  //8155 控制字
        TMOD =______;                  //⑨time0 为定时器,方式 1,16 位
        TH0=0x4c;                      //预置计数初值为 50ms、晶振为 11.0592MHz
        TL0=0x00;
        EA=______;                     //⑩总中断开
        ET0=______;                    //⑪允许定时器 0 中断
        TR0=______;                    //⑫开启定时器 0
        while (1)
        {
          display();                   //显示时间
        }
    }
    void timer0(void) interrupt 1      //定时器 0 方式 1,50ms 中断一次
     {
        TH0=______;                    //⑬手动加载计数脉冲次数
```

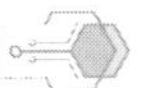

```
    TL0=______;                            //⑭
    mstcnt______;                          //⑮用于计算时间,每隔 50ms 加 1
    if(mstcnt==______)                     //⑯mstcnt 满 20 即为 1s
    {
      second++;                            //秒+1
      time_pro( );                         //时间处理
      mstcnt=______;                       //⑰对计数单元清零,重新开始计数
    }
}
```

参考代码：①60，②seconde=0，③minute++，④60，⑤minute=0，⑥hour++，⑦24，⑧hour=0，⑨0x01，⑩1，⑪1，⑫1，⑬0x4c，⑭0x00，⑮++，⑯20，⑰0。

实验 3.7　RS232 串口通信实验

3.7.1　实验目的

（1）学习 51 单片机异步串行通信功能的使用。

（2）能够编写简单的协议与计算机通信。

（3）认识 RS232 串口。

3.7.2　实验环境

Keil uVersion 5，DICE-5210K 单片机开发实验箱、RS232 通信线，DICE KEIL USB 仿真器或 ISP 下载器，串口调试程序。

3.7.3　实验要求

（1）学习串行通信的相关知识：串口的工作方式、波特率设置、涉及的特殊功能寄存器。

（2）学习串行通信的程序写法，包括等待方式和中断方式。

3.7.4　实验原理

RS232 是异步串行通信中应用广泛的标准总线，它包括按位传输的电气和机械方面的规定。

本实验中，51 单片机的串口通过 RS232 接口电平转换，与计算机串口连接。通信测试：上位机（计算机）通过 RS232 电平接口以 9600 波特率向单片机发送数据，单片机接收到字符，把该字符又发送回计算机。因此，在计算机的串口调试程序中，在发送框中发送的内容又马上显示在接收区中，即上位机发送什么内容，就会在上位机接收到什么内容。RS232 串口通信示意图如图 3-7-1 所示。RS232 串口通信电路原理图如图 3-7-2 所示。

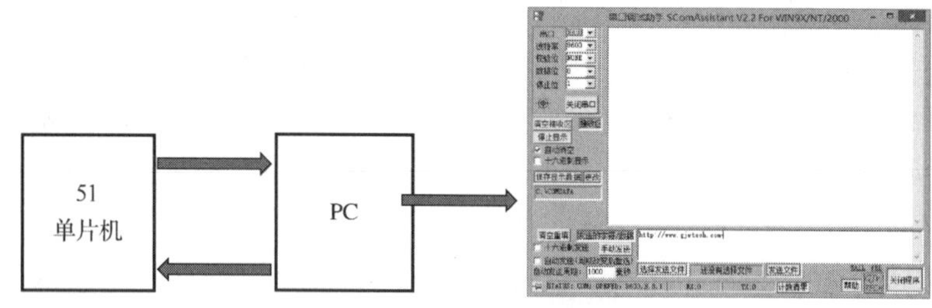

图 3-7-1　RS232 串口通信示意图

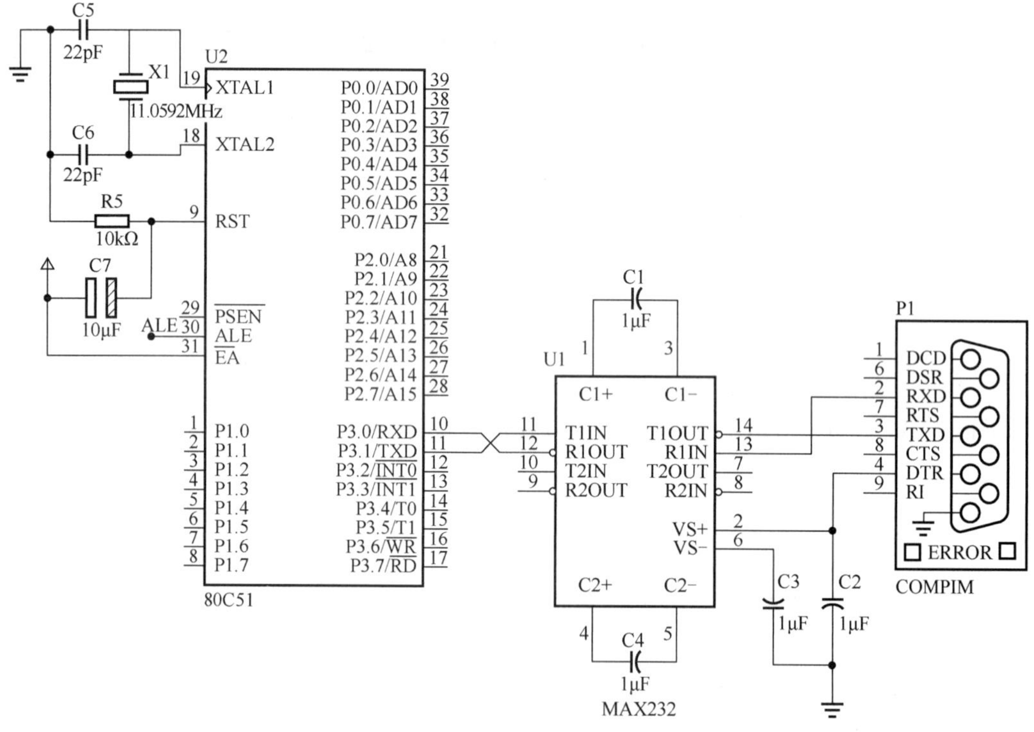

图 3-7-2　RS232 串口通信电路原理图

3.7.5　实验内容和步骤

（1）如果考虑不占用串口，可以不使用仿真器在线仿真，需要把程序下载到单片机中运行，此时需要确保主机模块上的 EA 选择开关在 1 的位置。

（2）RS232 通信线一端连接到计算机 RS232 接口，另一端连到实验箱中单片机主机模块的串行通信接口，开关处在“ON”的位置，表示单片机串行模块接通。

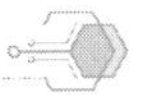

（3）打开上位机串行调试助手，以 9600 波特率、无校验、8 位数据、1 位停止位方式通信，观察接收区是否收到刚才发送的内容。

3.7.6　注意事项

（1）实验可以使用仿真器或者直接把程序刻录在单片机上执行。如果使用仿真器，从计算机到实验箱的连线有两条：RS232 通信线和仿真器的通信线，上位机同时运行 Keil 和串口调试程序。

（2）收发双方的波特率、通信格式要保持一致。因此，上位机串口调试程序中的波特率和通信格式要与单片机程序中设置的参数一致。

3.7.7　实验报告

（1）写出实验目的、内容。

（2）画出串口通信电路原理图。

（3）把代码补充完整。

（4）回答思考题。

3.7.8　思考与讨论

（1）如果收发双方的波特率设置不一致，会出现什么现象？

（2）如果上位机的波特率改为 2400，那么程序应该做什么修改？

3.7.9　参考程序

（1）C 语言。

```
#include <reg51.h>
#include <string.h>
void init_serialcomm(void)
{
    SCON=______ ;              //①SCON: 串口工作方式 1,允许接收
    TMOD=______ ;              //②TMOD: 定时器 1 的工作方式 2
    PCON=______ ;              //③SMOD=0;
    TH1=______ ;               //④Baud 为 9600; fosc=11.0592MHz
    TL1=0xf4
    IE=______ ;                //⑤开总中断,开串口中断
    TR1=______ ;               //⑥开启定时器 1
```

```
}
//向串口发送一个字符
void send_char_com(unsigned char ch)
{
    ______ ;                              //⑦ 向串口发送字符 ch
    ______ ;                              //⑧ 等待发送完成
    ______ ;                              //⑨ 发送请求标志位清零
}
//串口接收中断函数
void serial () interrupt 4
{
    unsigned char ch;
        if(RI)                            //接收中断
        {
            RI=____;                      //⑩ 清除接收中断标志位
            ch=____;                      //⑪ 读出接收到的数据
            send_char_com(ch);            //发送接收到的数据
        }
}
void main(void)
{
    init_serialcomm();            //初始化串口
    while(1)
    {                             //等待串口接收中断
    }
}
```

（2）汇编语言。

```
        ORG     0000H
        AJMP    MAIN
        ORG     ______H;              //⑫串行中断入口地址
        AJMP    COM_INT;              //串行中断服务程序
        ORG  0080H
MAIN:   MOV  P1,#0FFH
        MOV  SP,#30H
```

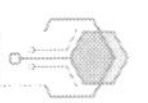

```
            MOV  TMOD, ______;                //⑬设置定时器 T1 工作方式为 2
            MOV  TL1,#0F4H;                   //定时器计数器初值,波特率为 2400
            MOV  TH1,#0F4H
            _________;                        //⑭中断总允许
            _________;                        //⑮串行中断允许
            MOV  PCON,#____H;                 //⑯波特率不倍增
            MOV  SCON,#____H;                 /*⑰设置串口工作方式为 1,REN=1,
允许接收*/
            SETB TR1;                         //启动定时器 1
            SJMP $
COM_INT:    CLR    ES;                        //禁止串行中断
            _________;                        //⑱清除接收标志
            MOV    A,_____;                   //⑲从缓冲区取出数据
            MOV    P1,A;                      //由 P1 口输出数据
            MOV    _____,A;                   //⑳把接收到的数据又转发给上位机
            JNB    TI,$;                      //等待发送完毕
            CLR    _____;                     //㉑清除发送中断标志
            SETB   ES;                        //允许串行中断
            _____;                            //㉒中断返回
            END
```

参考代码：①0x50，②0x20，③0x00，④0xF4，⑤0x90，⑥1，⑦SBUF=ch，⑧while(TI==0)，⑨TI=0，⑩1，⑪SBUF，⑫0023，⑬#20H，⑭SETB EA，⑮SETB ES，⑯00，⑰50，⑱CLR RI，⑲SBUF，⑳SBUF，㉑TI，㉒RETI。

实验 3.8　8255 芯片并行端口输出扩展

3.8.1　实验目的

（1）掌握可编程 I/O 端口芯片 8255 端口原理的使用。

（2）掌握 8255 初始化编程和输入/输出软件的设计方法。

3.8.2　实验环境

Keil uVersion 5，DICE-5210K 单片机开发实验箱，DICE KEIL USB 仿真器或 ISP 下载器。

3.8.3 实验要求

（1）学习 8255 控制字的格式和多种工作方式。

（2）学习 8255 的初始化编程和输入/输出软件的设计方法。

3.8.4 实验原理

8255 芯片是 Intel 公司生产的可编程并行 I/O 端口芯片，具有 3 个 8 位的并行 I/O 端口，3 种工作方式，可通过编程改变其功能，因而使用灵活方便、通用性强。8255 的引脚图如图 3-8-1 所示。

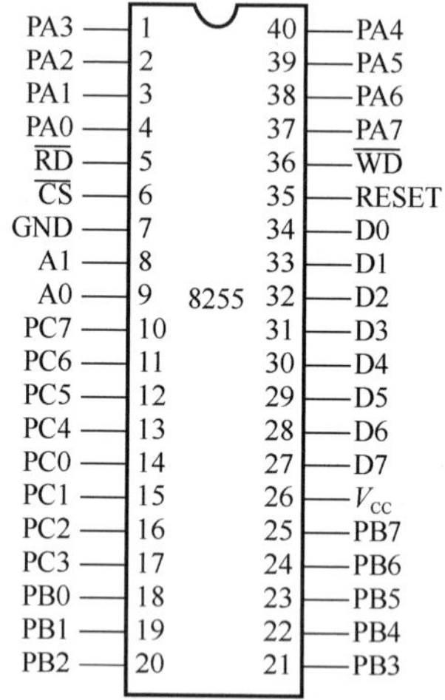

图 3-8-1　8255 的引脚图

其各端口的工作状态与控制信号的关系如表 3-8-1 所示。8255 芯片 I/O 扩展电路原理图如图 3-8-2 所示。

表 3-8-1　8255 端口工作状态选择

A_1	A_0	$\overline{RD}$	$\overline{WR}$	$\overline{CS}$	工作状态
0	0	0	1	0	读端口 A：A 口数据→数据总线
0	1	0	1	0	读端口 B：B 口数据→数据总线
1	0	0	1	0	读端口 C：C 口数据→数据总线
0	0	1	0	0	写端口 A：总线数据→A 口
0	1	1	0	0	写端口 B：总线数据→B 口
1	0	1	0	0	写端口 C：总线数据→C 口
1	1	1	0	0	写控制字：总线数据→控制字寄存器

续表

A_1	A_0	$\overline{RD}$	$\overline{WR}$	$\overline{CS}$	工作状态
×	×	×	×	1	数据总线为三态
1	1	0	1	0	非法状态
×	×	1	1	0	数据总线为三态

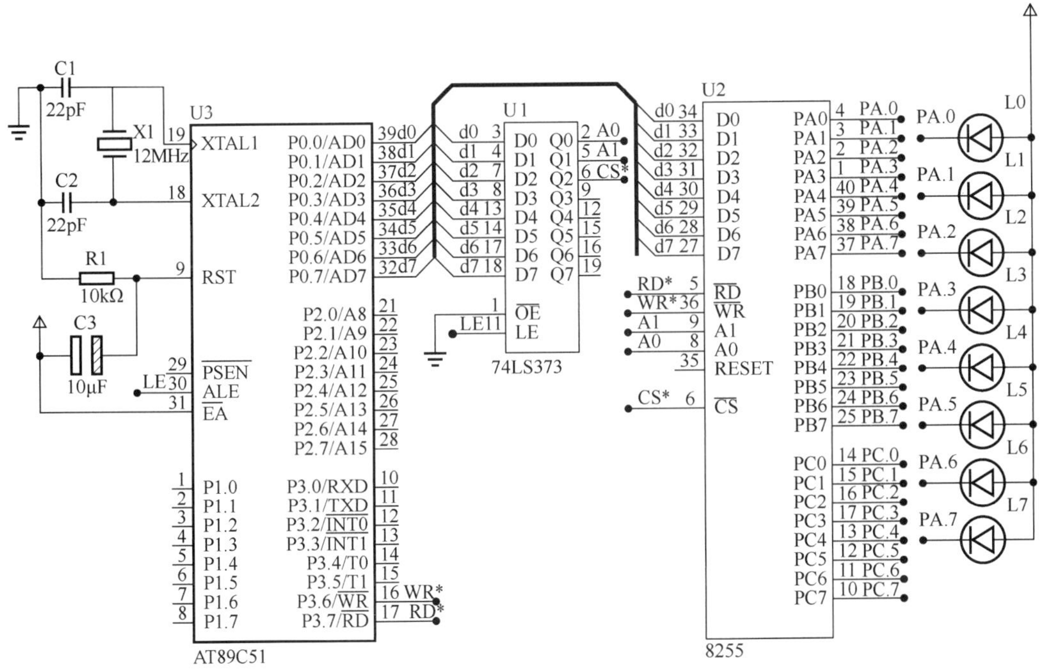

图 3-8-2　8255 芯片 I/O 扩展电路原理图

3.8.5　实验内容和步骤

（1）8255 与单片机的连线已连接好，用双头线将 8255 的 A、B、C 端口分别连至 LED 灯 L0～L7，观察其变化情况。

（2）修改代码，编写至少 3 种 LED 闪烁方式。

3.8.6　注意事项

（1）由电路图可知，8255 的地址不是唯一的。

（2）8255 与单片机的连线在实验箱内部已连接好，不能做修改。

3.8.7　实验报告

（1）写出实验目的、内容。

（2）画出 8255 I/O 扩展电路原理图。

（3）把代码补充完整。

（4）回答思考题。

3.8.8 思考与讨论

（1）修改程序，改变 LED 灯闪烁的频率。

（2）修改程序，让 LED 灯出现多种闪烁方式，如每 1 位（或 2 位）循环点亮、循环熄灭，每 1 位（或 2 位）亮灭交替。

3.8.9 参考程序

```
#include<reg51.h>
#include<absacc.h>
#define uchar unsigned char
#define com8255 XBYTE[0xff2b]    //8255 控制口
#define pa8255 XBYTE[0xff28]     //8255 PA 口
#define pb8255 XBYTE[0xff29]     //8255 PB 口
#define pc8255 XBYTE[0xff2a]     //8255 PC 口
//***********************************************
//MON51 必须用到的
code unsigned char stop[3] _at_ 0x3b;
//***********************************************
void delay(unsigned int i)       //延时程序
{
  unsigned int j,k;
  for(k=0;k<i;k++)
  for(j=0;j<50;j++);
}
void main(void)
  {  uchar a=_____;   //①
     com8255=_____;   //②8255 控制口将 PA、PB、PC 定义为输出口,工作方式为 0
     while(1)
       {
        pa8255=a;              //给 8255 PA 口送数据
```

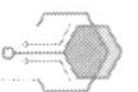

```
        //pb8255=a;           //给 8255 PB 口送数据
        //pc8255=a;           //给 8255 PC 口送数据
        delay(100);           //延时,可通过改变延时值来改变方波频率
        a=~a;                 //取反
      }
  }
```

参考代码：①0x55，②0x80。

实验 3.9　8255 PA 口控制 PB 口

3.9.1　实验目的

（1）掌握单片机系统中扩展外围芯片的方法。

（2）了解 8255 的结构及编程方法。

3.9.2　实验环境

Keil uVersion 5，DICE-5210K 单片机开发实验箱，DICE KEIL USB 仿真器或 ISP 下载器。

3.9.3　实验要求

（1）了解 8255 控制字的格式和多种工作方式。

（2）学习 8255 的初始化编程和输入/输出软件的设计方法。

3.9.4　实验原理

8255 是 Intel 公司生产的可编程并行 I/O 端口芯片，具有 3 个 8 位的并行 I/O 端口，3 种工作方式，可通过编程改变其功能，因而使用灵活方便，通用性强，可作为单片机与外围设备连接时的中间接口电路。本实验中，PA 口连接开关，PB 口连接 LED 灯，通过读取 PA 口状态控制 PB 口 LED 灯的亮灭，实现通过键盘控制 LED 灯。其电路原理图如图 3-9-1 所示。

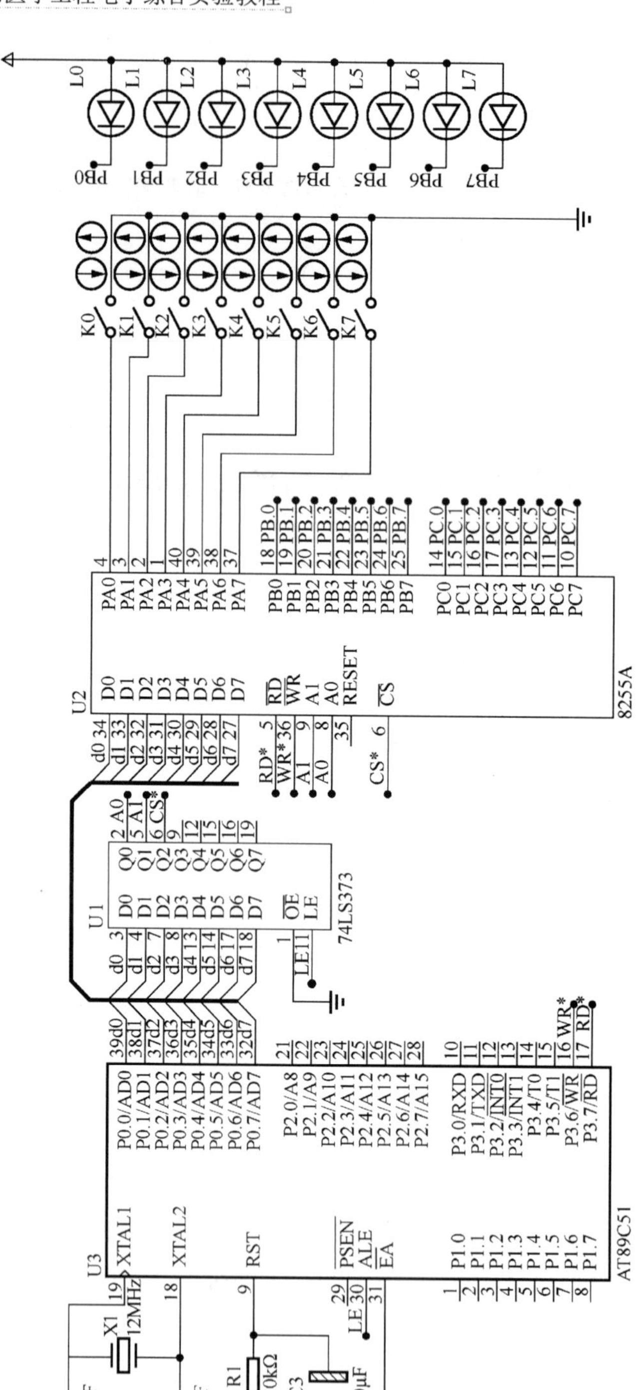

图 3-9-1　8255 PA 口控制 PB 口电路原理图

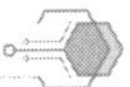

3.9.5　实验内容和步骤

（1）用 8 芯线将 8255 PA 口接至开关 K0～K7，PB 口接至 LED 灯 L0～L7。

（2）把代码补充完整，运行程序，拨动开关 K0～K7，观察 L0～L7 是否对应点亮。

3.9.6　注意事项

（1）由电路图可知，8255 的地址不是唯一的。

（2）8255 与单片机的连线在实验箱内部已连接好，不能做修改。

3.9.7　实验报告

（1）写出实验目的、内容。

（2）画出 8255 PA 口控制 PB 口电路原理图。

（3）把代码补充完整。

（4）回答思考题。

3.9.8　思考与讨论

修改程序和电路连接，让 PC 口连接 LED 灯，使得 PA 口的键盘控制 PC 口的 LED 灯。

3.9.9　参考程序

```
#include<reg51.h>
#include<absacc.h>
#define uchar unsigned char
#define com8255 XBYTE[0xff2b]   //8255 控制口
#define pa8255 XBYTE[0xff28]    //8255 PA 口
#define pb8255 XBYTE[0xff29]    //8255 PB 口
//*********************************************
//MON51 必须用到的
code unsigned char stop[3] _at_ 0x3b;
//*********************************************
void main(void)
{
  uchar  a;
```

```
    com8255=___;    /*①8255 控制口将 PA 定义为输入口,PB 定义为输出口,工作方式
                          为 0*/
    while(1)
      {______;            //②将 PA 口的数值送给变量 a
       ______;            //③将变量 a 数值送给 PB 口
      }
  }
```

参考代码：①0x90，②a=pa8255，③pb8255=a。

实验 3.10 简单 I/O 口扩展

3.10.1 实验目的

（1）学习单片机系统中使用 74LSTTL 电路扩展并行 I/O 口的方法。

（2）学习数据输入/输出程序的编写方法。

3.10.2 实验环境

Keil uVersion 5，DICE-5210K 单片机开发实验箱，DICE KEIL USB 仿真器或 ISP 下载器。

3.10.3 实验要求

（1）学习 74LS244 和 74LS373 的性能特点。

（2）掌握对输入扩展和输出扩展的要求。

3.10.4 实验原理

扩展并行 I/O 口可利用 74LSTTL 构成简单的输入/输出。本实验利用 74LS244 作为输入口，读取开关状态，并将此状态通过 74LS273 输出锁存器，再驱动 LED 显示。74LS244 是输入缓冲器，作为扩展的输入口，它的输出端分别接 8 个开关 K0～K7。74LS373 是 8D 锁存器，作为输出口，它的输出接 8 个 LED。74LSTTL 扩展 I/O 电路原理图如图 3-10-1 所示。

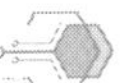

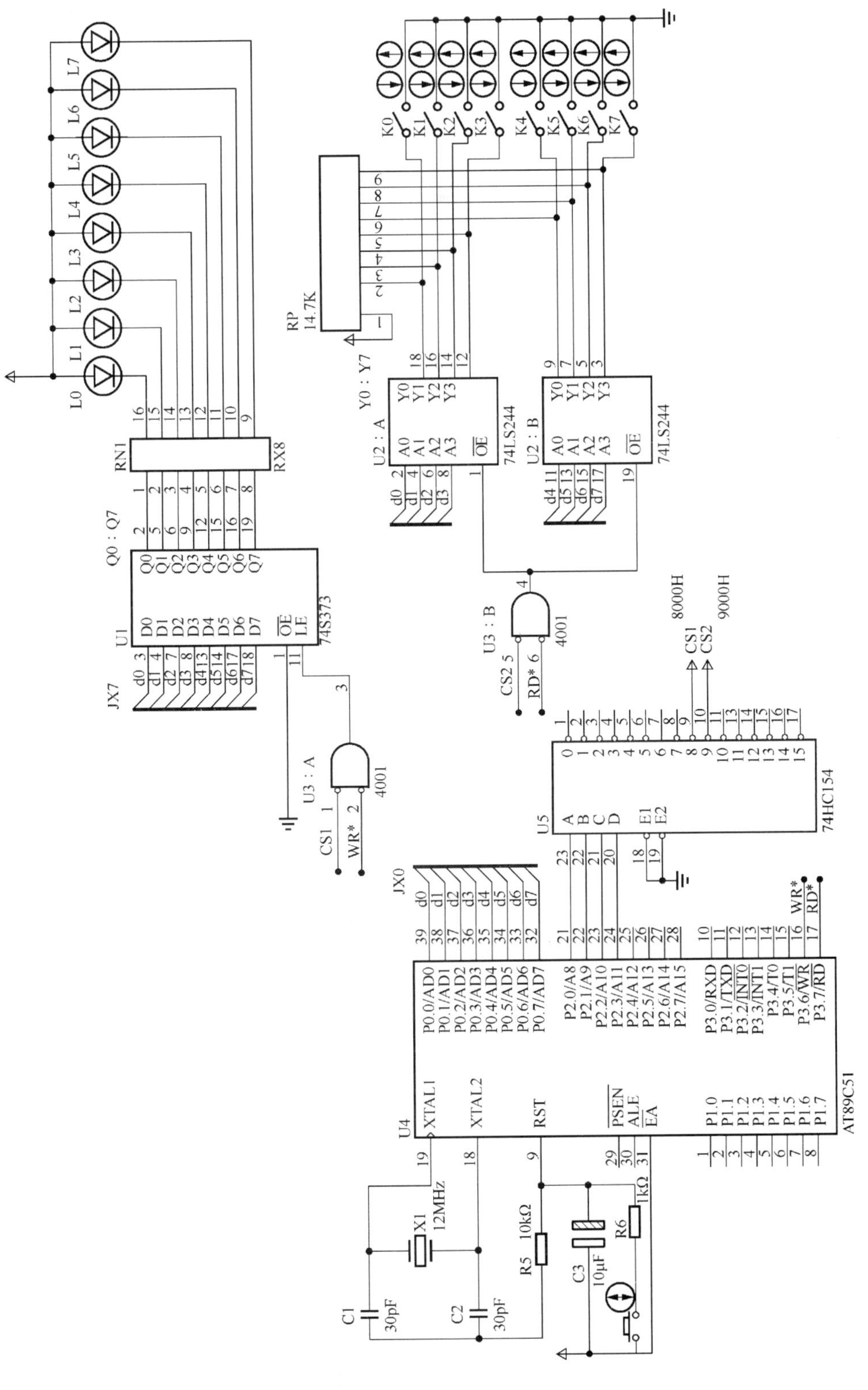

图 3-10-1　74LSTTL 扩展 I/O 电路原理图

3.10.5 实验内容和步骤

利用 2 个 74LS244 作为输入缓冲器，读取开关状态，并将此状态通过 74LS273 输出锁存器，再驱动 LED 显示。

（1）用 8 芯线将 Y0 ～ Y7 接至开关 K0～K7，Q0～Q7 接至 LED 灯 L0～L7。

（2）用双头线将 CS1 接至 8000 孔，CS2 接至 9000 孔，用 8 芯线将 JX0 接至 JX7（D0～D7 数据线）。

3.10.6 注意事项

（1）CS1、CS2 分别连接到单片机 8000H 和 9000H 输出接口。当 P2 和 P0 口输出 8000H 地址时，经 4 线-16 线译码器，Y8*译码有效，即 8000H 端译码为低电平。当 LED 的 CS1 连接 8000H 端，可以把 LED 模块的地址看作 8000H，表示当单片机对 8000H 寻址时，选中 LED 模块，此时，P0 输出数据到 LED。CS2 连接 9000H 端同理。

（2）在实验箱内部，74LSTTL 模块的 RD 和 WR 端已分别与单片机的 RD 和 WR 连接好，实验时无须再连接。

3.10.7 实验报告

（1）写出实验目的、内容。

（2）画出 74LSTTL 扩展 I/O 电路原理图。

（3）把代码补充完整。

（4）回答思考题。

3.10.8 思考与讨论

74LS273 和 74LS244 的特点分别是什么？可否用 74LS273 扩展输入，74LS244 扩展输出？

3.10.9 参考程序

（1）C 语言。

```
#include<reg51.h>
#include<absacc.h>
#define uchar unsigned char
#define in244 XBYTE[___]      //①输入端口地址
#define out273 XBYTE[___]     //②输出端口地址
//**********************************************
//MON51 必须用到的
code unsigned char stop[3] _at_ 0x3b;
//**********************************************
```

```
void main(void)
{
   uchar a;
   while(1)
     {
       a=________;              //③取出 74LS244 数据
       ________=a;              //④送 74LS273 驱动 LED 显示
     }
}
```

（2）汇编语言。

```
         ORG 0000H
         LJMP GOD0
         ORG 0080H
GOD0:    MOV DPTR,#8000H;       //取出 74LS244 状态
         MOVX _________;        //⑤
         MOV DPTR,#9000H;       //送 74LS273 驱动 LED
         MOVX _________;        //⑥
         SJMP GOD0
         END
```

参考代码：①0x8000，②0x9000，③a=in244，④out273=a，⑤A，@DPTR，⑥@DPTR,A。

实验 3.11　数码管动态显示

3.11.1　实验目的

（1）掌握数码管的结构和原理。

（2）掌握多位数码管动态显示的程序编写。

（3）复习扩展 I/O 口芯片 8155 的使用。

3.11.2　实验环境

Keil uVersion 5，DICE-5210K 单片机开发实验箱，DICE KEIL USB 仿真器或 ISP 下载器。

3.11.3　实验要求

（1）熟悉动态数码管的连接方式和工作原理。

（2）复习 8155 的相关知识，如内部结构、工作方式、命令控制字的设置。

3.11.4 实验原理

使用数码管动态扫描显示的方法，在 6 个数码管上显示自己学号的后 6 位。8155 的 PA 口作为数码管的位选线，PB 口作为数码管的段选线。数码管动态显示电路原理图如图 3-11-1 所示。

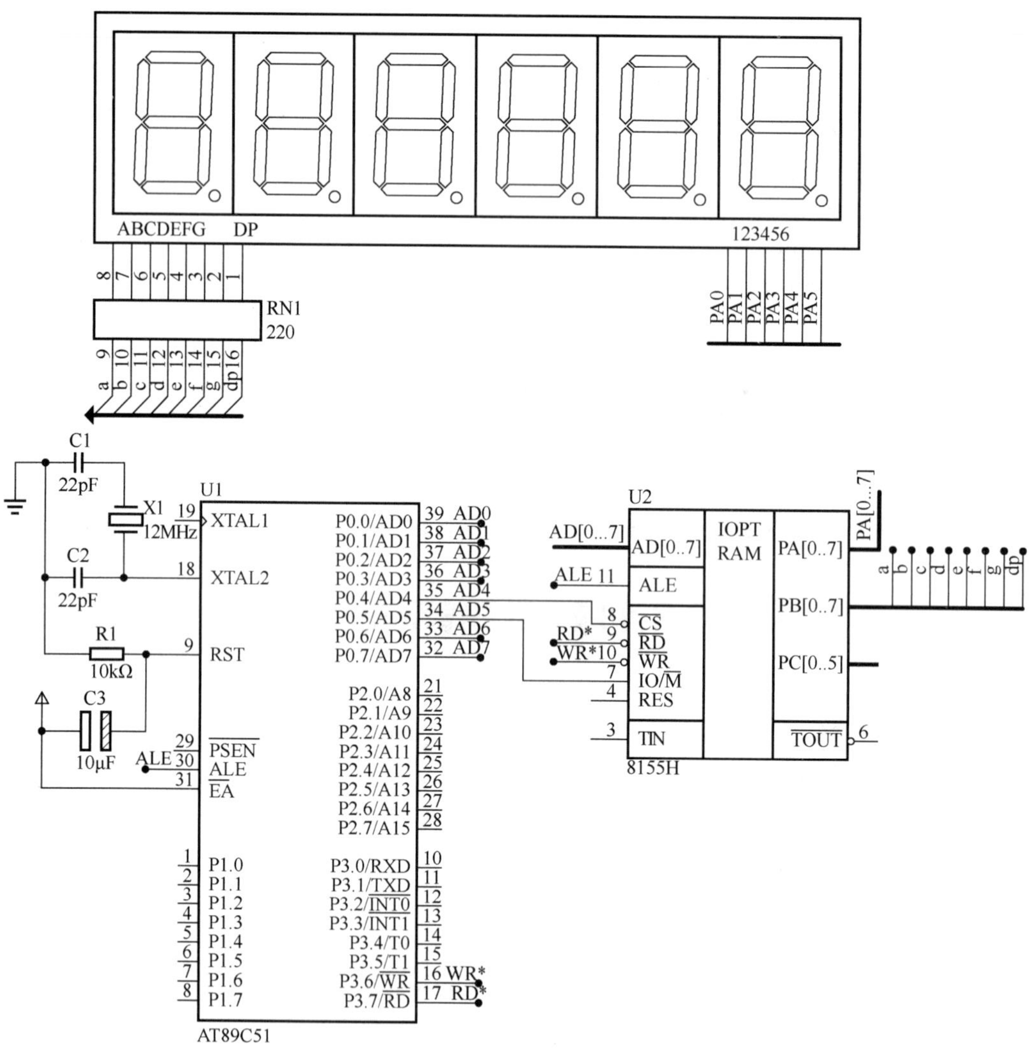

图 3-11-1 数码管动态显示电路原理图

3.11.5 实验内容和步骤

（1）向 8155 写方式控制字，让 PA 和 PB 口工作在基本的输入输出方式。

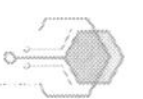

（2）调用显示子程序，分别向 PA 和 PB 口送出位控信号和段选信号（字形码），完成数码管的扫描。

3.11.6　注意事项

（1）当SW3和SW4开关置于“ON”时，实验箱内部已将 8155 的 PA 口接通数码管的位选线，PB 口接通数码管的段选线，实验操作中不需要再连接显示模块。

（2）动态扫描过程中，位选线从一个数码管切换至另一个数码管，在送出新的字形码到段选线之前，需要先将段选线全灭，这个操作称为“消隐”。

（3）位选线的扫描过程要足够快，才有足够的亮度。如果扫描慢到一定程度，将不能出现同时点亮的效果。

3.11.7　实验报告

（1）写出实验目的、内容。

（2）画出数码管动态显示电路原理图。

（3）把代码补充完整。

（4）回答思考题。

3.11.8　思考与讨论

（1）修改程序，使 6 个显示器显示：2023.09。

（2）修改程序，让左边两位数码管和右边两位数码管分别显示同组两个人的学号，中间两位熄灭，如 5 号和 15 号同学显示：0 5 灭 灭 1 5。

3.11.9　参考程序

```
#include<reg51.h>
#include<absacc.h>
#include<intrins.h>
#define uchar unsigned char
#define com8155 XBYTE[0xff20]          //8155 控制口地址
#define pa8155 XBYTE[0xff21]           //8155PA 口,控制 LED 数码管字位口
#define pb8155 XBYTE[0xff22]       /*8155PB 口,控制 LED 数码管字形口,PB 口的
                                        低 6 位连接 6 个 LED 的位选*/
uchar code table[19]={0xC0,0xF9,0xA4,0xB0,0x99,0x92,0x82,0xF8,0x80,
0x90,0x88,0x83,0xC6,0xA1,0x86,0x8E,0xFF,0x00,0x89}; //数码管段选码
uchar data  word[6]={0x00,0x00,0x00,0x00,0x00,0x00};
code unsigned char stop[3] _at_ 0x3b;
void delay(unsigned int i)           //延时子程序
```

```
{
   unsigned int j,k;
   for(k=0;k<i;k++)
   for(j=0;j<100;j++);
}
void display()                      //显示子程序
{
    uchar  x,y=_____;               //①x 表示数码管的个数,y 表示数码管位选码
    y=~y;                           //位码取反
    for(x=0;x<_____;x++)            //②LED 延时
        {
         pb8155=_____;              //③送字形码
         pa8155=_____;              //④送字位码
         delay(3);
         y=_cror_(y,1);
        }
}
void main(void)
 {
     com8155= _____;                //⑤8155 控制字设置
     while(1)
     {
       _____;                       //⑥
     }
 }
```

参考代码：①0x20，②6，③table[word[x]]，④y，⑤0x43，⑥display()。

实验 3.12 LCD 显示

3.12.1 实验目的

（1）掌握 LCD 与 51 单片机的连接方法。

（2）掌握 LCD 的程序写法。

3.12.2 实验环境

Keil uVersion 5，DICE-5210K 单片机开发实验箱，DICE KEIL USB 仿真器或 ISP 下载器。

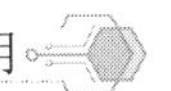

3.12.3　实验要求

（1）学习 LCD 的相关知识，如 RS、E、R/W 引脚，以及与 51 单片机的连线、命令、显示字符的方法。

（2）学习 LCD 编程方法。

3.12.4　实验原理

在 LCD 上显示两行，第一行显示“Welcome to China”，第二行显示学号，如“202100001”，采用光标闪烁右移、字符不移的模式。LCD 显示电路原理图如图 3-12-1 所示。

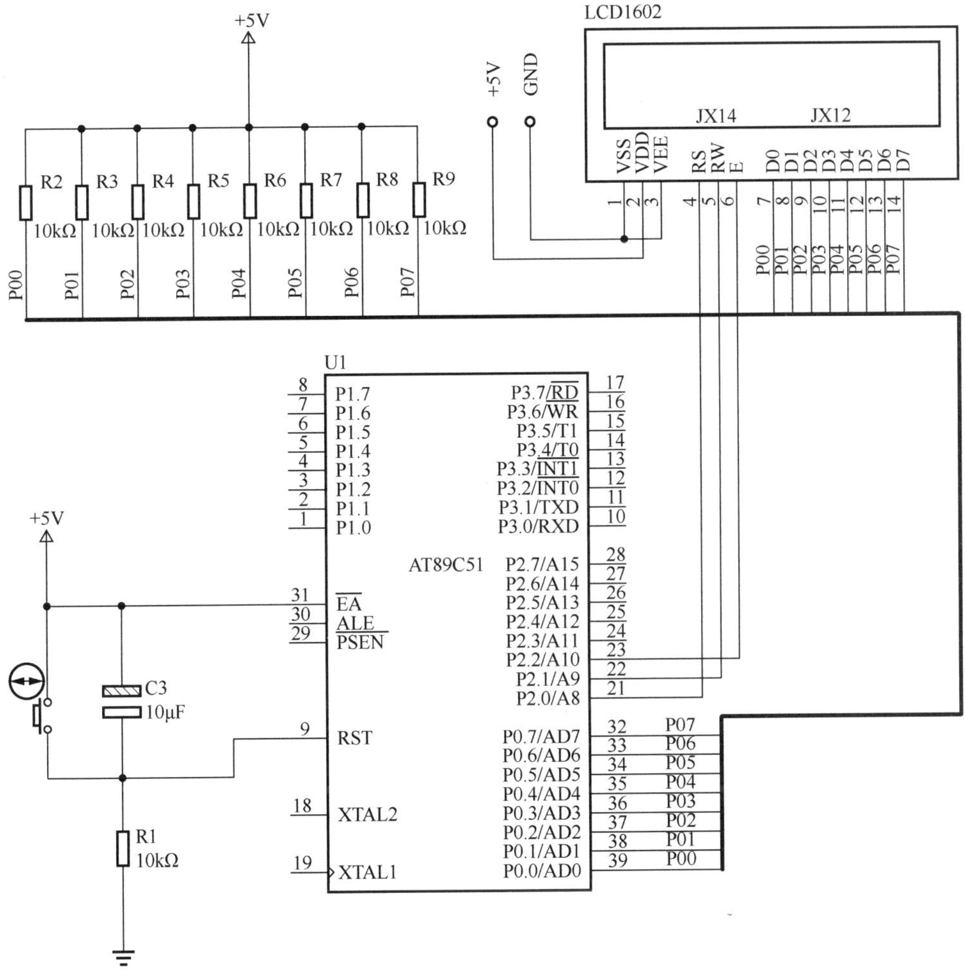

图 3-12-1　LCD 显示电路原理图

3.12.5 实验内容和步骤

（1）P0 口连接 LCD 的数据口 JX12 。
（2）P2 口的低 3 位分别连接 LCD 的控制口：RS、RW、E，即 JX14 的低 3 位。
（3）把程序补充完整，包括主程序、传送命令的子程序、传送数据的子程序等。

3.12.6 注意事项

如果 LCD 无显示，考虑对比度过低，可以调节 V_{EE} 的值，增加对比度。

3.12.7 实验报告

（1）写出实验目的、内容。
（2）画出 LCD 显示电路原理图。
（3）把代码补充完整。
（4）回答思考题。

3.12.8 思考与讨论

程序中连续多个_nop()的作用是什么？

3.12.9 参考程序

```
//用 LCD 显示"Welcome to China+学号"
#include<reg51.h>     //包含单片机寄存器的头文件
#include<intrins.h>   //包含_nop_()函数定义的头文件
sbit RS=_____;        //①寄存器选择位
sbit RW=_____;        //②读写选择位
sbit E=_____;         //③使能信号位
sbit BF=_____;        //④忙碌标志位
unsigned char code string1[ ]={"Welcome to China"};
unsigned char code string2[ ]={"2021111000"};
/*******************************************************
函数功能:延时 1ms
(3j+2)*i=(3×33+2)×10=1010(μs)，可以认为是 1ms
*******************************************************/
void delay1ms()
{
   unsigned char i,j;
   for(i=0;i<10;i++)
   for(j=0;j<33;j++);
}
```

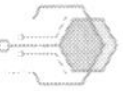

```
/***************************************************
函数功能:延时若干毫秒
入口参数:n
***************************************************/
 void delay(unsigned char n)
 {
     unsigned char i;
     for(i=0;i<n;i++)
     delay1ms();
 }
/***************************************************
函数功能:判断液晶模块的忙碌状态
返回值:result。result=1,忙碌;result=0,不忙
***************************************************/
 unsigned char BusyTest(void)
  {
    bit result;
    RS=_____;                  //⑤根据规定,RS为低电平、RW为高电平时,可以读状态
    RW=_____;                  //⑥
    E=_____;                   //⑦E=1,才允许读写
    _nop_();                   //空操作
    _nop_();
    _nop_();
    _nop_();                   //空操作4个机器周期,给硬件反应时间
    result=_____;              //⑧将忙碌标志电平赋给result
    E=_____;                   //⑨
    return result;
  }
/***************************************************
函数功能:将模式设置指令或显示地址写入液晶模块
入口参数:dictate
***************************************************/
void WriteInstruction (unsigned char dictate)
{
  while(BusyTest()==1);      //如果忙就等待
  RS=_____;                  //⑩根据规定,RS和R/W同时为低电平时,可以写入指令
  RW=_____;                  //⑪
  E=_____;                   //⑫E置低电平(写指令时,E为高脉冲),
                             //就是让E从0到1发生正跳变,所以应先置0
```

```
  _nop_();
  _nop_();                           //空操作两个机器周期,给硬件反应时间
  P0=______;                         //⑬将数据送入 P0 口,即写入指令或地址
  _nop_();
  _nop_();
  _nop_();
  _nop_();                           //空操作 4 个机器周期,给硬件反应时间
   E=______;                         //⑭E 置高电平
  _nop_();
  _nop_();
  _nop_();
  _nop_();                           //空操作 4 个机器周期,给硬件反应时间
   E=______;                         //⑮当 E 由高电平跳变成低电平时,液晶模块开始执行命令
 }
/************************************************
函数功能:指定字符显示的实际地址
入口参数:x
************************************************/
 void WriteAddress(unsigned char x)
 {
    WriteInstruction(x|0x80); //显示位置的确定方法规定为"0x80+地址码 x"
 }
/************************************************
函数功能:将数据(字符的标准 ASCII 码)写入液晶模块
入口参数:y(为字符常量)
************************************************/
 void WriteData(unsigned char y)
 {
   while(BusyTest()==1);
   RS=______;                        //⑯RS 为高电平、RW 为低电平时,可以写入数据
   RW=______;                        //⑰
   E=______;                         /*⑱E 置低电平(写指令时,E 为高脉冲),让 E 从 0 到 1 发
                                        生正跳变,所以应先置 0*/
   P0=______;                        //⑲将数据送入 P0 口,即将数据写入液晶模块
   _nop_();
   _nop_();
   _nop_();
   _nop_();                          //空操作 4 个机器周期,给硬件反应时间
```

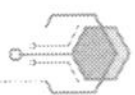

```
    E=______;                //⑳E 置高电平
    _nop_();
    _nop_();
    _nop_();
    _nop_();                 //空操作 4 个机器周期,给硬件反应时间
    E=______;                //㉑当 E 由高电平跳变成低电平时,液晶模块开始执行命令
 }
/****************************************************
函数功能:对 LCD 的显示模式进行初始化设置
****************************************************/
void LcdInitiate(void)
{
    delay(15);             //延时 15ms,首次写指令时应给 LCD 一段较长的反应时间
    WriteInstruction(0x______);  /*㉒显示模式设置:16×2 显示、5×7 点阵、8 位
                                   数据接口*/
    delay(5);                    //延时 5ms
    WriteInstruction(0x______);  //㉓请把代码补充完整
    delay(5);
    WriteInstruction(0x______);  //㉔请把代码补充完整
    delay(5);
    WriteInstruction(0x0e);      //显示模式设置:显示开,有光标,光标闪烁
    delay(5);
    WriteInstruction(0x06);   //输入方式设置:光标右移,字符不移
    delay(5);
    WriteInstruction(0x______); /*㉕清屏幕指令,将以前的显示内容清除,请补充
                                  完整*/
    delay(5);
 }
void main(void)              //主函数
 {
    unsigned char i;
    LcdInitiate();           //调用 LCD 初始化函数
    delay(10);
    while(1)
      {
            ______;          //㉖清显示屏
            ______;          //㉗设置显示位置为第一行的首个位置
            ______;          //㉘i 的初值设置
```

```
        while(string1[i] != '\0')
          {    ______;            //㉙显示字符
               ______;            //㉚
               ______;            //㉛显示字符
          }
               ______;            //㉜实现在第二行显示学号,代码行数不做限制
          for(i=0;i<4;i++)
          delay(250);
        }
    }
```

参考代码：①P2^0，②P2^1，③P2^2，④P0^7，⑤0，⑥1，⑦1，⑧BF，⑨0，⑩0，⑪0，⑫0，⑬dictate，⑭1，⑮0，⑯1，⑰0，⑱0，⑲y，⑳1，㉑0，㉒0x38，㉓0x38，㉔0x38，㉕0x01，㉖WriteInstruction(0x01)，㉗WriteAddress(0x00)，㉘i=0，㉙WriteData(string1[i])，㉚i++，㉛delay(150)，㉜while(string2[i] != '\0') {WriteData(string2 [i]); i++;delay(150); }。

实验 3.13 ADC0809 转换实验

3.13.1 实验目的

（1）掌握 A/D 转换器与单片机接口的使用方法。
（2）了解 A/D 芯片 ADC0809 的转换性能及编程方法。
（3）通过实验了解单片机如何进行数据采集。

3.13.2 实验环境

Keil uVersion 5，DICE-5210K 单片机开发实验箱，DICE KEIL USB 仿真器或 ISP 下载器。

3.13.3 实验要求

（1）学习 ADC0809 的相关知识，如引脚分布、工作原理。
（2）复习数码管显示原理。

3.13.4 实验原理

将 ADC0809 用作 A/D 转换器，对通道 0 的模拟输入进行转换，将模拟量转换成数字量，并通过数码管显示出来。模拟量输入由实验系统上的电位器提供。ADC0809 电路原理图如图 3-13-1 所示。

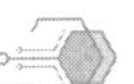

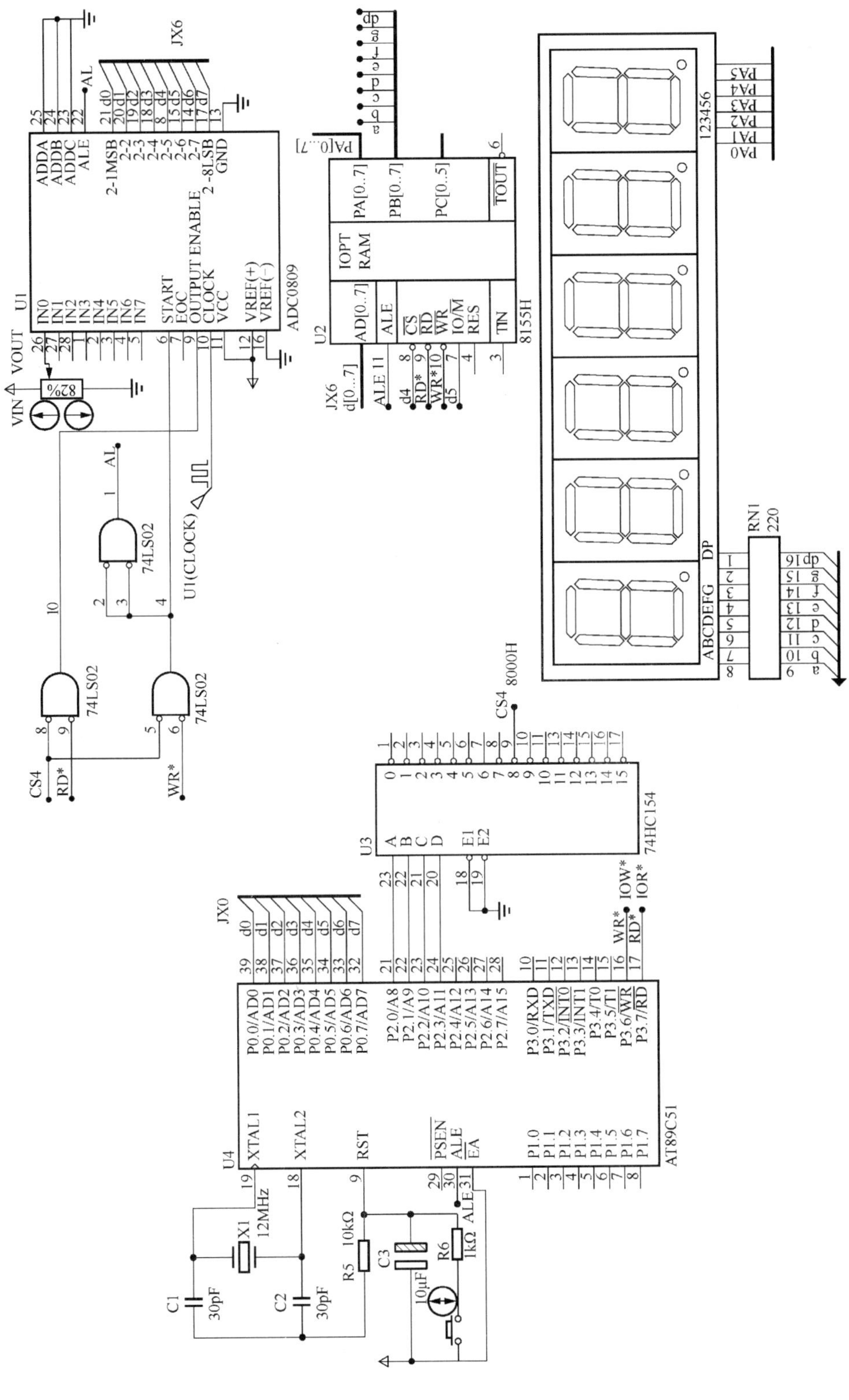

图 3-13-1　ADC0809 电路原理图

3.13.5 实验内容和步骤

（1）用双头线将可调电压区的 VOUT 接至 ADC0809 A/D 转换器的 IN0，可调电压区的 VIN 接至+5V 电源。

（2）ADC0809 A/D 转换器的 CS4 接至系统接口区的 8000H 端口。

（3）ADC0809 A/D 转换器的 WR、RD 分别接至系统接口区的/IOWR 和/IORD 端口。

（4）ADC0809 A/D 转换器的 ADD A、ADD B、ADD C 接至 GND，CLOCK 接至单脉冲与时钟区的 500kΩ。

（5）用 8 芯线将数据总线 JX0 接至 ADC0809 A/D 转换器的 JX6。

（6）补充程序并运行，数码管上显示 0809.XX，后二位显示当前采集的电压转换的数字量。调节可调电压，该二位将随着电压变化而相应变化，变化范围为 00 至 FF。

3.13.6 注意事项

（1）CS4、WR、RD 分别连接到单片机对应端口。当 P2 和 P0 口输出 8000H 地址时，经 4 线-16 线译码器，Y8*译码有效，即 8000H 端译码为低电平。实验时 CS4 连接 8000H 端，可以把 ADC0809 的地址看作 8000H，表示当单片机对 8000H 寻址时，选中 AD 模块，此时，P0 与 AD 模块通信。

（2）74LS02 是一个或非门，只有两个输入同时为 0，才输出 1，否则输出 0。此处当 CS4 和 WR 同时为 0（有效电平），74LS02 输出 1，连接 ADC0809 的启动 START 端，启动转换。当 CS4 和 RD 同时为 0（有效电平），74LS02 输出 1，连接 ADC0809 的 OUTPUT ENABLE 端，打开输出允许，准备读数据。

（3）当 SW3 和 SW4 开关置于“ON”时，实验箱内部已把 8155 的 PA 口接通到数码管的位选线，PB 口接通到数码管的段选线，不需要连接显示模块。

3.13.7 实验报告

（1）写出实验目的、内容。

（2）画出 ADC0809 电路原理图。

（3）把代码补充完整。

（4）回答思考题。

3.13.8 思考与讨论

修改程序和硬件连接，改用通道 1 采样显示。

3.13.9 参考程序

```
#include<reg51.h>
#include<absacc.h>
```

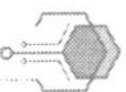

```
#include<intrins.h>
#define uchar unsigned char
#define com8155 XBYTE[0xff20]     //8155控制口地址
#define pa8155 XBYTE[0xff21]      //8155PA口,控制LED数码管字位口
#define pb8155 XBYTE[0xff22]      //8155PB口,控制LED数码管字形口
#define ad0809 XBYTE[______]      //①ADC0809片选地址
//*********************************************
//MON51必须用到的
code unsigned char stop[3] _at_ 0x3b;
//*********************************************
void delay(unsigned int i)        //延时程序
{
  unsigned int j,k;
  for(k=0;k<i;k++)
  for(j=0;j<100;j++);
}
void main(void)
 {
  uchar idata disbuf[6]={0,8,0,9,5,5};   /*6位LED数码管显示缓冲区数组,
                                            并赋初值*/
  uchar  code   table[20]={0xC0,0xF9,0xA4,0xB0,0x99,0x92,0x82,0xF8,
  0x80,0x90,0x88,0x83,0xC6,0xA1,0x86,0x8E,0xFF,0x0C,0x89,0xDE};
                                          /*数码管段选码*/
  com8155=0x____;                 //②8155控制字设置
  while(1)
  {uchar  x,y=0x20,m,n;           //x=6,表示6位数码管,y表示数码管位选码
    y=~y;                         //位码取反
    ad0809=0x______;              //③ADC0809选择0通道采样
    delay(1);
    m=______;                     //④取出采样值
    n=m;
    m=m&__;                       //⑤低4位,拆分并发送显示缓冲区
    disbuf[5]=m;
    n=______;                     //⑥高4位
    disbuf[4]=n;
    for(x=0;x<___;x++)            //⑦LED显示器
```

```
            {
              pb8155=table[______];   //⑧送字形码
              pa8155=___;              //⑨送字位码
              delay(2);
              y=_cror_(y,1);
            }
        }
    }
```

参考代码：①0x8000，②43，③00，④ad0809，⑤0x0f，⑥n>>4，⑦6，⑧disbuf[x]，⑨y。

实验 3.14 DAC0832 转换实验

3.14.1 实验目的

（1）了解 D/A 转换器与单片机接口的使用方法。

（2）了解 D/A 转换芯片 DAC0832 的性能及编程方法。

（3）了解单片机系统中扩展 D/A 转换芯片的基本方法。

3.14.2 实验环境

Keil uVersion 5，DICE-5210K 单片机开发实验箱，DICE KEIL USB 仿真器或 ISP 下载器，示波器。

3.14.3 实验要求

（1）复习 DAC0832 相关知识，如引脚、与 51 单片机的连线，以及单缓冲、双缓冲工作方式等。

（2）把本实验的程序补充完整。

3.14.4 实验原理

利用 DAC0832 输出 0～5V 的锯齿波、方波、三角波，使用示波器观察输出波形，或者用数码管观察输出电压的变化情况。DAC0832 电路原理图如图 3-14-1 所示。

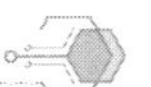

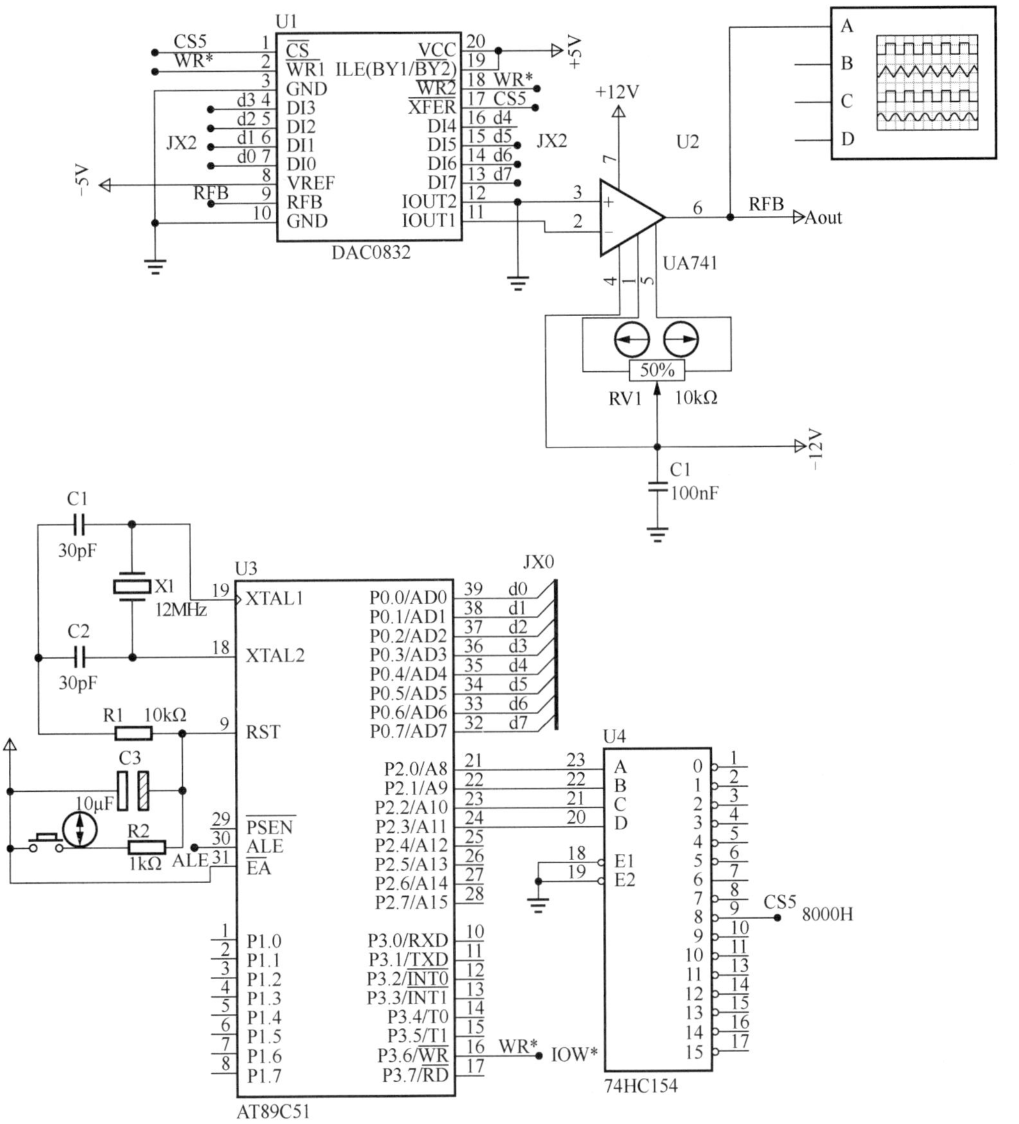

图 3-14-1 DAC0832 电路原理图

3.14.5 实验内容和步骤

（1）用双头线将 DAC0832 D/A 转换器的 CS5 端口接至系统接口区的 0x8000 端口。

（2）将 D/A 转换器的 WR 端口接至系统接口区的 IOW*端口，u_o 输出接电压表或小直流电机。

（3）用 8 芯线将 DAC0832 D/A 转换器的 JX2 接至数据总线 JX0。

（4）将程序补充完整并运行，观察数码管上显示不断加大或减小的数字量，数字变化范围为 00 到 FF，或者使用示波器观察不同的波形，电压变化范围为 0V 到 5V。

3.14.6 注意事项

CS5、WR 分别连接到单片机相应的端口。当 P2 和 P0 口输出 0x8000 地址时，经 4 线-16 线译码器，Y8*译码有效，即 0x8000 端译码为低电平。实验时 CS6 连接 0x8000 端，可以把 DAC0832 的地址看作 0x8000，表示当单片机对 8000H 寻址时，选中 DA 模块，此时，P0 与 DA 模块通信。

3.14.7 实验报告

（1）写出实验目的、内容。
（2）画出 DAC0832 电路原理图。
（3）把代码补充完整。
（4）回答思考题。

3.14.8 思考与讨论

（1）观察原理图，试述本实验中采用的是直通、单缓冲还是双缓冲的连接方式？
（2）修改程序，使其分别产生锯齿波和方波。

3.14.9 参考程序

```
#include<reg51.h>
#include<absacc.h>
#include<intrins.h>
#define uchar unsigned char
#define com8155 XBYTE[0xff20]           //8155控制口地址
#define pa8155 XBYTE[0xff21]            //8155 PA口,控制LED数码管字位口
#define pb8155 XBYTE[0xff22]            //8155 PB口,控制LED数码管字形口
#define da0832 XBYTE[______]            //①DAC0832片选地址
//*******************************************
//MON51必须用到的
code unsigned char stop[3] _at_ 0x3b;
//*******************************************
uchar idata disbuf[6]={0,8,3,2,5,5};    /*6位LED数码管显示缓冲区数组,并
                                          赋初值*/
uchar code  table[20]={0xC0,0xF9,0xA4,0xB0,0x99,0x92,0x82, 0xF8,0x80,
0x90,0x88,0x83,0xC6,0xA1,0x86,0x8E,0xFF,0x0C,0x89,0xDE};  /*数码管段
                                                              选码*/
void delay(unsigned int i)              //延时程序
{
  unsigned int j,k;
  for(k=0;k<i;k++)
  for(j=0;j<100;j++);
```

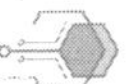

```
}
void display(uchar idata *p)          //显示程序
 { uchar d=2;
   com8155=0x____;                    //②
   while(d--)
     {uchar  x,y=0x20;
      y=~y;
      for(x=0;x<__;x++)               //③LED 显示器
          {pb8155=table[______];      //④
           pa8155=___;                //⑤
           delay(2);
           y=_cror_(y,1);
          }
     }
 }
void main(void)
  {
      uchar  m,n,temp;
      while(1)
       {
           for(m=0;m<=__;m++)         //⑥0V 到 5V
              {da0832=___;                 //⑦
               temp=m;
               n=m;
               m=m&__;                     //⑧低 4 位
               disbuf[5]=_____;            //⑨
               n=n>>___;                   //⑩高 4 位
               disbuf[4]=______;           //⑪
               display(disbuf);
               display(disbuf);
               display(disbuf);
               //delay(2);
               m=temp;}
           m=0xff;                    //5V 到 1V
           while(m--)
              {da0832=_____;               //⑫
               temp=m;
               n=m;
               m=m&__;                     //⑬低 4 位
               disbuf[5]=m;
               n=______;                   //⑭高 4 位
```

```
                    disbuf[4]=n;
                    display(disbuf);
                    display(disbuf);
                    display(disbuf);
                    delay(2);
                    m=temp;}
            }
        }
```

参考代码：①0x8000，②43，③6，④*(p+x)，⑤y，⑥255，⑦m，⑧0x0f，⑨m，⑩4，⑪n，⑫m，⑬0x0f，⑭n>>4。

综 合 实 验

实验 3.15 阵列键盘输入与 LCD 显示

3.15.1 实验目的

（1）复习 LCD 显示的程序写法。
（2）掌握阵列式键盘的线反转法编程。

3.15.2 实验环境

Keil uVersion 5，DICE-5210K 单片机开发实验箱、薄膜键盘，DICE KEIL USB 仿真器或 ISP 下载器。

3.15.3 实验要求

（1）熟悉阵列式键盘的反转法和线扫描法的原理，以及程序编写方法。
（2）复习 LCD 的引脚、显示方法。

3.15.4 实验原理

使用线反转法获取按下的键号，把键号显示在 LCD 上，LCD 能够显示按下的多个键号。键盘编号参考图 3-15-1。键值表如表 3-15-1 所示。阵列式键盘与 LCD 显示电路原理图如图 3-15-2 所示。

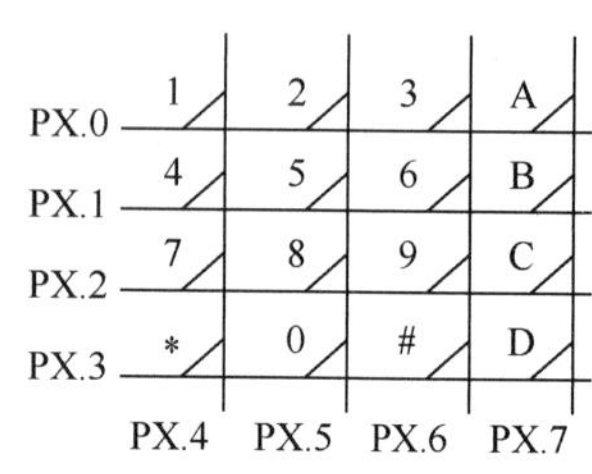

图 3-15-1 键盘编号

表 3-15-1　键值表

键盘编号	键值	键盘编号	键值	键盘编号	键值	键盘编号	键值
1	EEH	5	DDH	9	BBH	A	7EH
2	DEH	6	BDH	*	E7H	B	7DH
3	BEH	7	EBH	0	D7H	C	7BH
4	EDH	8	DBH	#	B7H	D	77H

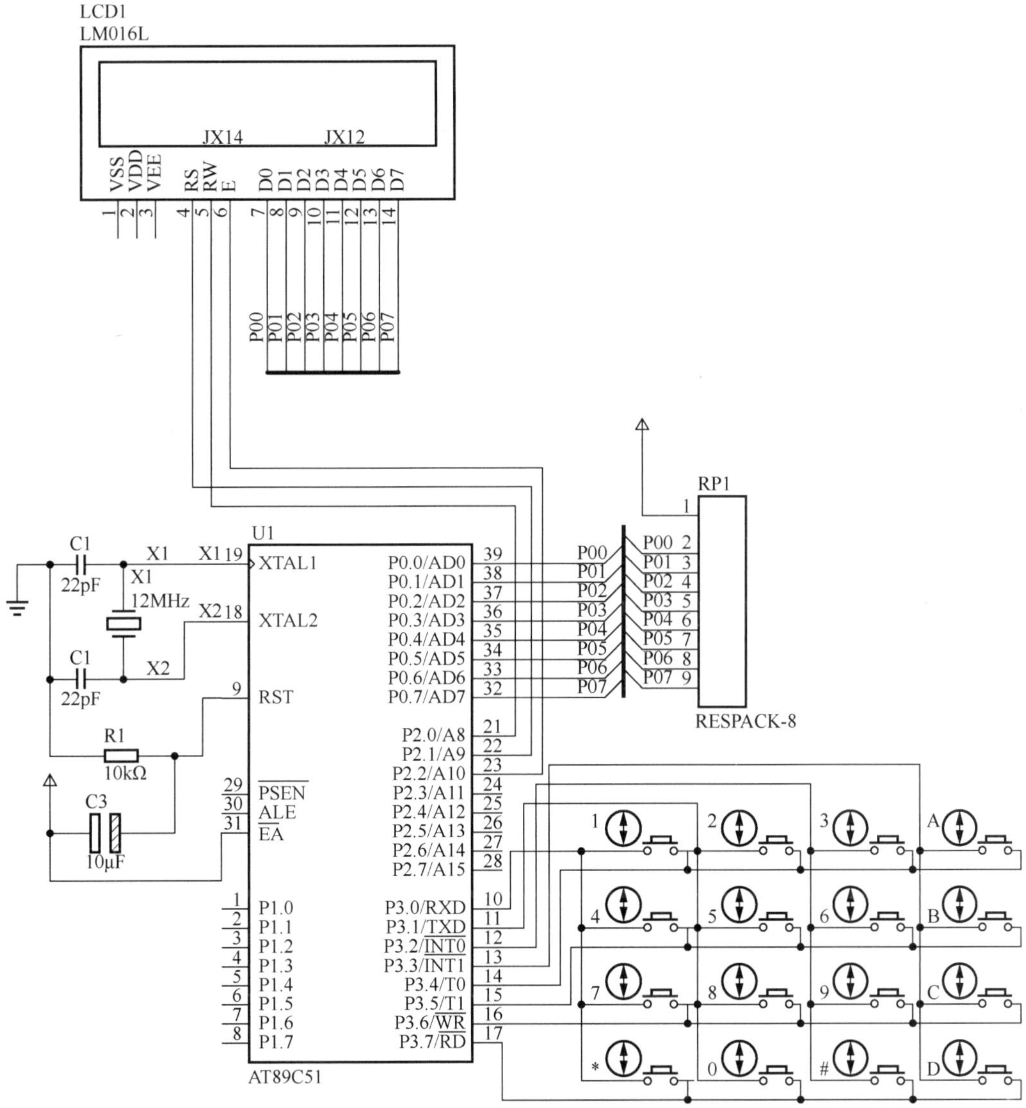

图 3-15-2　阵列式键盘与 LCD 显示电路原理图

3.15.5 实验内容和步骤

（1）硬件连接。

① 根据电路图连接 LCD 的数据口和控制口（RS、RW、E），P0 接 JX12，P2 接 JX14。

② 连接薄膜键盘 8 个引脚到单片机的 P3 口。

（2）程序编写。

① 获取键值，求键号（扫描或线反转法）。

② 调用显示子程序，在 LCD 上显示键号。

3.15.6 注意事项

（1）键值表是根据硬件连接方式确定的，如果单片机 P3 的高 4 位连接行线、低 4 位连接列线，键值表将不是表 3-15-1 所示，应重新确定。

（2）如果修改图 3-15-2 中键盘的编号，键值表也需要做相应修改。

3.15.7 实验报告

（1）写出实验目的、内容。

（2）画出阵列式键盘与 LCD 显示电路原理图。

（3）把代码补充完整。

（4）回答思考题。

3.15.8 思考与讨论

（1）程序中向 LCD 传送数据或命令后，为什么要调用延迟（delay）程序？

（2）修改程序，按下“*”和“#”键，显示器分别显示“.”和“H”。

（3）修改程序，使 LCD 第 2 行只显示一个键号，当按下新键号时，覆盖原来的键号。

（4）修改程序，改用数码管显示按下的键号。

3.15.9 参考程序

```
#include <reg51.h>
#include <intrins.h>
#include <absacc.h>
#define uint unsigned int
```

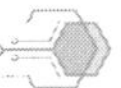

```
#define uchar unsigned char
code unsigned char stop[3] _at_ 0x3b;
uchar code ASCII[18]={'0','1','2','3','4','5','6','7', '8','9','A',
'B','C','D','E','F','*','#'};                /*数码管段选码*/
sbit  lcdrw=P2^0;
sbit  lcdrs=P2^1;
sbit  lcden=P2^2;
void delay(uint z)
{
    uint x,y;
    for(x=z;x>0;x--)
    for(y=110;y>0;y--);
}
void write_com(uchar com)
{
   lcdrs=0;
   lcdrw=0;
   P0=com;
   delay(5);
   lcden=1;
   delay(5);
   lcden=0;
}
void write_data(uchar dat)
{
   lcdrs=1;
   lcdrw=0;
   P0=dat;
   delay(5);
   lcden=1;
   delay(5);
   lcden=0;
}
void init1602()
```

```
{
    lcden=0;
    write_com(0x38);
    write_com(0x0c);//0x0e 开光标,0x0c 显示开、关光标
    write_com(0x06);
    write_com(0x01);
}
uchar keys()
 {
    uchar key_l,key_h,key;
   P3=0xf0;
    key_h=P3
    key_h&=0xf0;
    if( key_h!=0xf0){
          delay(10);
          key_h=P3;
          key_h&=0xf0;
         if(key_h!=0xf0){
         P3=0x0f;
         key_l=P3;
         key_l &=0x0f;
         key=key_l|key_h;
        }
   else return __________;       //①无键按下时，返回 19
  switch (key)  //key 的值对应的是 ACSII 中的序号
 {
   case 0xee:key=1;break;
   case 0xde:key=2;break;
   case 0xbe:key=3;break;
   case 0x7e:key=10;break;
   case 0xed:key=4;break;
   case 0xdd:key=5;break;
   case 0xbd:key=6;break;
   case 0x7d:key=11;break;
   case 0xeb:key=7;break;
```

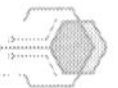

```
      case 0xdb:key=8;break;
      case 0xbb:key=9;break;
      case 0x7b:key=12;break;
      case 0xe7:key=______;break;     //②
      case 0xd7:key=0;break;
      case 0xb7:key=______;break;     //③
      case 0x77:key=13;break;
   }
   while( key_l!=0x0f){
           key_l=P3;
           key_l&=0x0f;}
   return key;
   }
   else return __________;          //④
   }
 void main()
 {
    uchar key,i=0;
    init1602();
    while(1){
              key=keys();
                 if(key!=19)
       {  ___________;                  //⑤输出字符
          i++;
          if(i==16)  ___________;       //⑥满 16 个字符,换行
          else if(i==32)
          { ___________;                //⑦清屏
            ___________;}               //⑧重新在第一行第一列输出
       }
    }
 }
```

参考代码:①19,②10,③11,④19,⑤write_data(ASCII[key]),⑥write_com(0x80+0x40),⑦write_com (0x01),⑧write_com(0x80)。

实验 3.16 LED16×16 点阵显示实验

3.16.1 实验目的

（1）利用单片机并行控制 LED 点阵显示。

（2）掌握单片机与 LED 点阵块之间接口电路的设计及编程方法。

3.16.2 实验环境

Keil uVersion 5，DICE-5210K 单片机开发实验箱，DICE KEIL USB 仿真器或 ISP 下载器。

3.16.3 实验要求

（1）学习 LED 点阵显示的原理。

（2）学习 LED 编程方法。

3.16.4 实验原理

LED 点亮的条件：对应的行为高电平，对应的列为低电平。如果在很短时间内依次点亮多个 LED，LED 点阵就可以显示一个稳定的字符。如图 3-16-1 所示为 8×8 LED 点阵显示器（共阴极）的结构图。

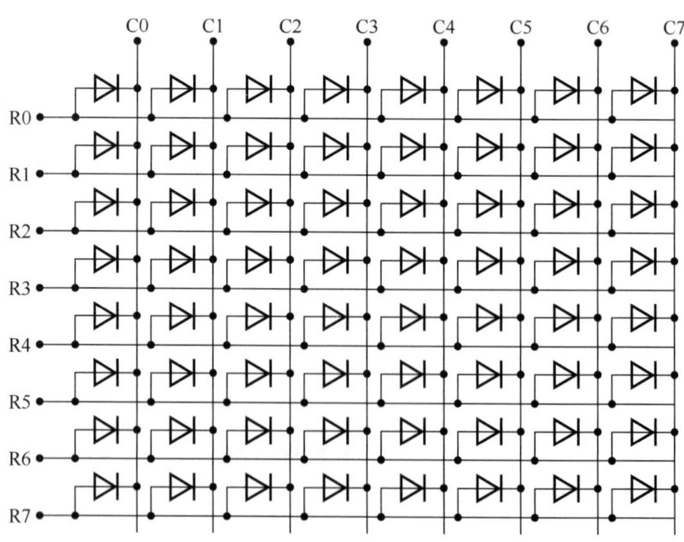

图 3-16-1 8×8 LED 点阵显示器（共阴极）的结构图

本实验中，使用 8255 对单片机的 I/O 口进行扩展，使用 P1 口以及 8255 的 PA、PB 和 PC，共 32 个引脚对 16×16 LED 点阵显示进行行列控制。其电路原理图如图 3-16-2 所示。

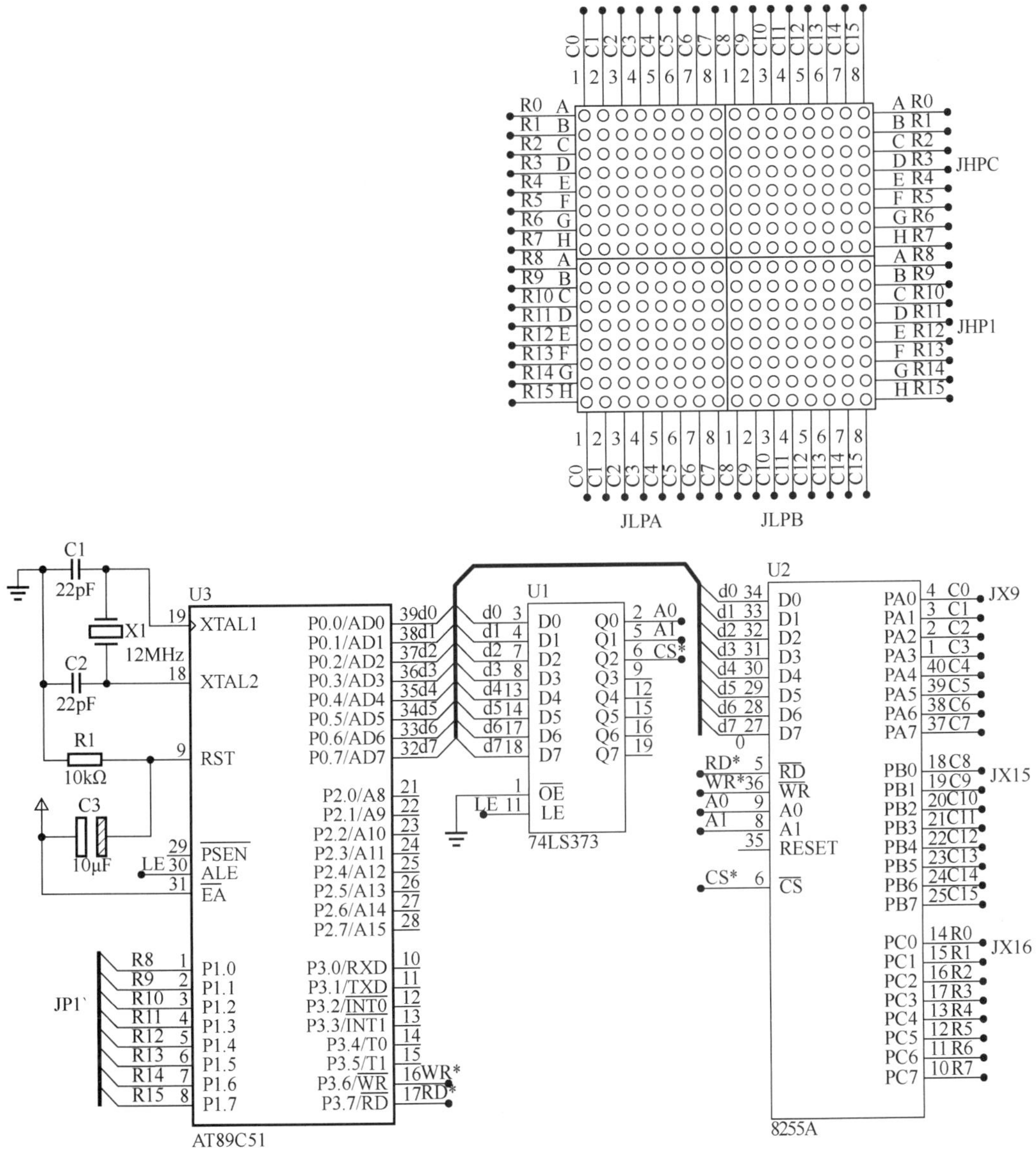

图 3-16-2　16×16 LED 点阵显示电路原理图

3.16.5　实验内容和步骤

利用取模软件建立标准字库，编写程序实现点阵循环左移显示汉字，具体步骤如下。

（1）用 8 芯线将点阵显示区的 JHPC 连接至 8255 实验区的 JX16。

（2）显示区的 JHP1 连接至系统接口区的 JP1。
（3）显示区的 JLPA 连接至 8255 实验区的 JX9。
（4）显示区的 JLPB 连接至 8255 实验区的 JX15。
（5）根据电路原理图，编写程序观察实验效果。

3.16.6 注意事项

（1）8255 与单片机之间的连接已在实验箱内部连接好。
（2）每点亮一行，要对该行延时并全灭，此项操作称为“消隐”。

3.16.7 实验报告

（1）写出实验目的、内容。
（2）画出 LED 点阵显示电路原理图。
（3）编写程序。
（4）回答思考题。

3.16.8 思考与讨论

（1）为什么每次点亮 LED 后，要对灯管进行全灭？
（2）如何实现对行线进行逐行高电平扫描？

3.16.9 参考程序

```
#include<reg51.h>
#include<absacc.h>
#include<intrins.h>
#define uchar unsigned char
#define uint unsigned int
#define com8255 XBYTE[0xff2b]       //8255 控制口
#define pa8255 XBYTE[0xff28]        //8255 PA 口
#define pb8255 XBYTE[0xff29]        //8255 PB 口
#define pc8255 XBYTE[0xff2a]        //8255 PC 口
sbit c=PSW^7;
bit flag=0;
uchar x1,x,y,temp,tp;
uint code table[256]=
{
/*-- 文字: 你 --*/
/*-- 宋体 12; 此字体下对应的点阵为:宽×高=16×16   --*/
0x00,0x01,0x06,0x1F,0xE0,0x02,0x04,0x18,0xF0,0x10,0x13,0x10,0x10,
0x14,0x18,0x00,
```

```
0x80,0x00,0x00,0xFF,0x00,0x08,0x30,0xC0,0x02,0x01,0xFE,0x00,0x80,
0x60,0x18,0x00
/*--  文字:  好  --*/
/*--  宋体12;  此字体下对应的点阵为:宽×高=16×16   --*/
0x08,0x08,0x0F,0xF8,0x08,0x0F,0x00,0x01,0x41,0x41,0x47,0x49,0x51,
0x61,0x01,0x00,
0x02,0x44,0xA8,0x10,0x68,0x86,0x00,0x00,0x02,0x01,0xFE,0x00,0x00,
0x00,0x00,0x00

/*--  文字:  广  --*/
/*--  宋体12;  此字体下对应的点阵为:宽×高=16×16   --*/
0x00,0x00,0x1F,0x10,0x10,0x10,0x10,0x90,0x70,0x10,0x10,0x10,0x10,
0x10,0x00,0x00,
0x01,0x06,0xF8,0x00,0x00,0x00,0x00,0x00,0x00,0x00,0x00,0x00,0x00,
0x00,0x00,0x00

/*--  文字:  州  --*/
/*--  宋体12;  此字体下对应的点阵为:宽×高=16×16   --*/
0x00,0x07,0x00,0xFF,0x00,0x04,0x03,0x00,0x7F,0x00,0x04,0x03,0x00,
0xFF,0x00,0x00,
0x81,0x02,0x0C,0xF0,0x00,0x00,0x00,0x00,0xFC,0x00,0x00,0x00,0x00,
0xFF,0x00,0x00
/*--  文字:  医  --*/
/*--  宋体12;  此字体下对应的点阵为:宽×高=16×16   --*/
0x00,0x7F,0x40,0x45,0x49,0x79,0x49,0x49,0x4F,0x49,0x49,0x49,0x49,
0x41,0x00,0x00,
0x00,0xFE,0x02,0x0A,0x0A,0x12,0x22,0x42,0x82,0x42,0x22,0x12,0x0A,
0x02,0x02,0x00

/*--  文字:  科  --*/
/*--  宋体12;  此字体下对应的点阵为:宽×高=16×16   --*/
0x24,0x24,0x25,0x7F,0xC5,0x44,0x00,0x44,0x33,0x00,0x00,0xFF,0x00,
0x00,0x00,0x00,
0x10,0x60,0x80,0xFF,0x00,0x80,0x20,0x20,0x20,0x20,0x20,0xFF,0x40,
0x40,0x40,0x00

/*--  文字:  大  --*/
/*--  宋体12;  此字体下对应的点阵为:宽×高=16×16   --*/
0x04,0x04,0x04,0x04,0x04,0x04,0x04,0xFF,0x04,0x04,0x04,0x04,0x04,
0x04,0x04,0x00,
```

```
0x01,0x01,0x02,0x04,0x08,0x30,0xC0,0x00,0xC0,0x30,0x08,0x04,0x02,
0x01,0x01,0x00

/*--  文字:  学 --*/
/*--  宋体12;  此字体下对应的点阵为:宽×高=16×16   --*/
0x02,0x0C,0x88,0x69,0x09,0x09,0x89,0x69,0x09,0x09,0x19,0x28,0xC8,
     0x0A,0x0C,0x00,
0x20,0x20,0x20,0x20,0x20,0x22,0x21,0x7E,0x60,0xA0,0x20,0x20,0x20,
     0x20,0x20,0x00
};

//***********************************************
//MON51必须用到的
code unsigned char stop[3] _at_ 0x3b;
//***********************************************

void delay(unsigned int i)          //延时程序
{
  unsigned int j,k;
  for(k=0;k<i;k++)
  for(j=0;j<100;j++);
}
void main(void)
{
   com8255=0x80;
   pa8255=0xff;
   pb8255=0xff;
   while(1)
   {
     x1=0x00;
     do {uchar p,counter1,counter2;
     unsigned int j,k,d;
     for(k=0;k<1;k++)
        {
        for(j=0;j<10;j++)
          {
            counter1=0x00;
            counter2=0x00;
            x=x1;
            y=0x01;
```

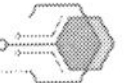

```
            c=0;
            while(counter1<0x08)
        {
             counter1++;
             pc8255=table[x];
             temp=0x10+x;
             P1=table[temp];
             x++;
             temp=x;
             temp=temp&0x0f;
             if(!temp){temp=0x10+x;x=temp;}
             c=0;
             tp=~y;
             pa8255=tp;
             d=70;
             while(d--){};
             pa8255=0xff;
             pb8255=0xff;
             y=_crol_(y,1);
        }
c=0;
y=0x01;
while(counter2<0x08)
        {
             counter2++;
             pc8255=table[x];
             temp=0x10+x;
             P1=table[temp];
             x++;
             temp=x;
             temp=temp&0x0f;
             if(!temp){temp=0x10+x;x=temp;}
             c=0;
             tp=~y;
             pb8255=tp;
             d=70;
             while(d--){};
             pa8255=0xff;
             pb8255=0xff;
             y=_crol_(y,1);
```

```
                }
            }
        }
                x1++;
                temp=x1;
                temp=temp&0x0f;
                if(!temp) {temp=0x10+x1;x1=temp;}
               }
              while(x!=0x00);
            }
        }
```

实验 3.17 DS18B20 温度测量实验

3.17.1 实验目的

（1）掌握 DS18B20 芯片在单片机系统中的应用及编程方法。

（2）掌握单总线扩展的应用。

3.17.2 实验环境

Keil uVersion 5，DICE-5210K 单片机开发实验箱，DICE KEIL USB 仿真器或 ISP 下载器。

3.17.3 实验要求

（1）熟悉单总线串行扩展的基本知识。

（2）掌握 DS18B20 的时序和读写方法。

3.17.4 实验原理

1. DS18B20 的性能特点

DS18B20 的引脚图如图 3-17-1 所示，其性能特点如下：

（1）采用单总线专用技术，既可通过串行口线，也可通过其他 I/O 口线与微机接口，无须经过其他变换电路，直接输出被测温度值，温度值为 9 位二进制数，含符号位。

（2）测温范围为−55～+125℃，测量分辨率为 0.0625℃。

（3）内含 64 位经过激光修正的只读存储器（ROM）。

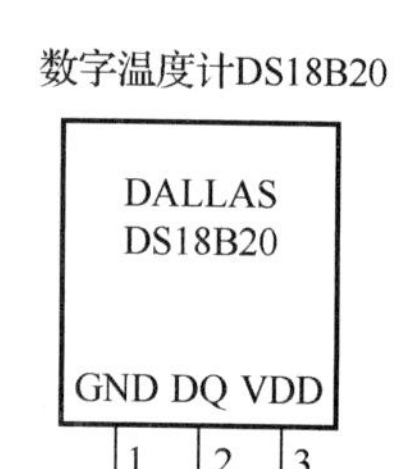

图 3-17-1　DS18B20 引脚图

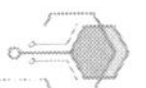

（4）可分别设定各路温度的上、下限。

（5）内含寄生电源。

2. DS18B20 控制方法

根据 DS18B20 的通信协议，主机控制 DS18B20 完成温度转换必须经过 3 个步骤：每一次读写之前都要对 DS18B20 进行复位，复位成功后发送一条 ROM 指令，最后发送 RAM 指令，这样才能对 DS18B20 进行预定的操作。复位要求主 CPU 将数据线下拉 500μs，然后释放，DS18B20 收到信号后等待 16～60μs，然后发出 60～240μs 的持续低脉冲，主 CPU 收到此信号表示复位成功。

在硬件上，DS18B20 与单片机的连接有两种方法，一种是 V_{CC} 接外部电源，GND 接地，I/O 与单片机的 I/O 线相连；另一种是用寄生电源供电，此时 UDD、GND 接地，I/O 接单片机 I/O。无论是内部寄生电源还是外部供电，I/O 口线要接阻值为 5kΩ 左右的上拉电阻器。

DS18B20 有多条控制命令，如表 3-17-1 所示。

表 3-17-1　DS18B20 部分控制命令

命令	约定代码	功能
读 ROM	33H	读 DS18B20 中的编码（即 64 位地址）
符合 ROM	55H	发出此命令后，发出 64 位编码地址，找出地址相对应的 DS18B20 器件，为下一步对该 DS18B20 的读写做准备
搜索 ROM	0F0H	用于确定挂接在同一总线上的 DS18B20 的个数和 64 位 ROM 地址
跳过 ROM	0CCH	忽略 64 位 ROM 地址，直接向 DS18B20 发送温度转换命令，适用单片机工作
告警搜索命令	0ECH	执行后，只有温度值超过设定值上限或下限的单片机才会做出反应
温度变换	44H	启动 DS18B20 开始进行温度转换，结果存入内部 RAM
读暂存器	0BEH	读暂存器 RAM 中的温度值
写暂存器	4EH	向内容 RAM 中的第 3、4 字节写入上、下限温度命令，紧跟命令之后，传送的是两字节的数据
复制暂存器	48H	将 RAM 中的第 3、4 字节内容复制到 E2PROM 中
重调 E2PROM	0B8H	将 E2PROM 中的内容恢复到 RAM 中的第 3、4 字节
读供电方式	0B4H	读 DS18B20 的供电模式，寄生供电发送 0，外接电源供电发送 1

3. 实验原理图

本实验利用 DS18B20 和 LED 数码管实现单总线温度测量与显示。数码管使用实验箱的动态数码管模块，由 8155 并行扩展芯片控制，显示电路已在箱体内部连接好。其电路原理图如图 3-17-2 所示。

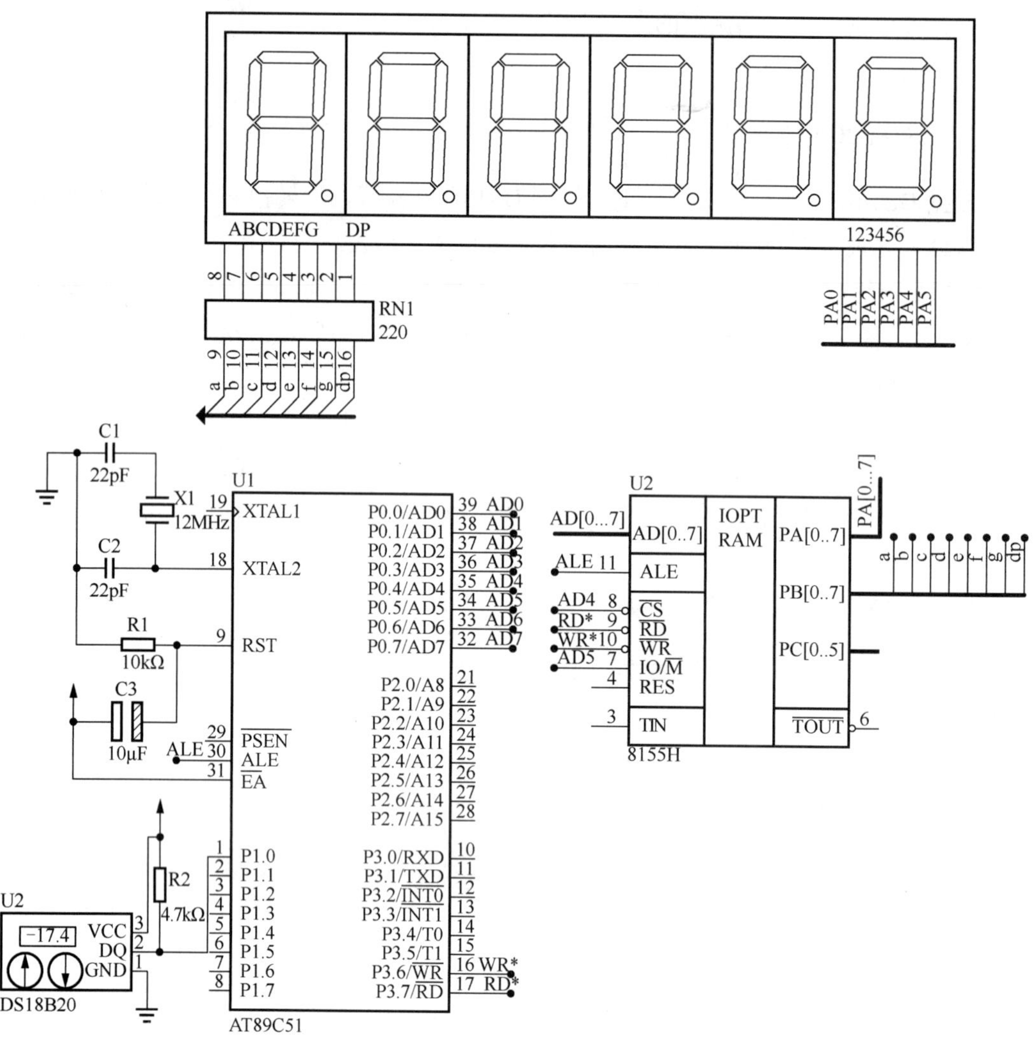

图 3-17-2 单总线 DS18B20 温度测量与显示系统电路原理图

3.17.5 实验内容和步骤

（1）对 DS18B20 进行读写，并把读出的温度值显示在 6 位动态数码管上。

（2）用双头线将数字温度传感器的 DQ 端口连线接至系统接口区的 P1.0 端口。

3.17.6 注意事项

（1）当 SW3 和 SW4 开关置于“ON”时，实验箱内部已把 8155 的 PA 口接通数码管的位选线，PB 口接通数码管的段选线，实验过程不需要连接显示模块。

（2）DS18B20 对工作时序要求严格，延时时间需要准确，否则容易出错。

3.17.7　实验报告

（1）写出实验目的、内容。
（2）画出 DS18B20 温度测量与显示系统电路原理图。
（3）把代码补充完整。
（4）回答思考题。

3.17.8　思考与讨论

从程序可知，当前是每隔一段时间采样一次温度值，这个时间间隔是由什么引起的？

3.17.9　参考程序

```
/***DS18B20 智能温度控制器　数据线接 P1.0********************
;***6 位数码显示,前 3 位显示"18b"******************
;***第 4 位表示温度的正负符号，正为"+",负为"-"****
;***第 5 位和第 6 位显示温度（显示范围为-55℃到+99℃）
*****************************************************/
#include  <REG51.H>
#include  <math.h>    //Keil library
#include  <stdio.h>   //Keil library
#include <intrins.h>
#include <absacc.h>
//*******************************************
//MON51 必须用到的
code unsigned char stop[3] _at_ 0x3b;
//*******************************************
#define UINT8 unsigned char
#define UINT16 unsigned int
#define com8155 XBYTE[0xff20]   /*控制字*/
#define pa8155 XBYTE[0xff21]    /*位扫描*/
#define pb8155 XBYTE[0xff22]    /*段码位*/
UINT8 const discode[] ={0xC0,0xF9,0xA4,0xB0,0x99,0x92,0x82,0xF8,0x80,
0x90,0x83,0xBF,0xB9};            /*段选码*/
/*    0    1    2    3    4    5    6    7    8    9    b   负号 正号 */
UINT8 const positon[6]={0xdf,0xef,0xf7,0xfb,0xfd,0xfe}; /*位码*/
```

```
UINT8 disbuff[6]={1,8,10,0,0,0};

#define SKIP_ROM_COMMAND          0xCC      /*跳过 ROM 匹配操作*/
#define  CONVERT_TEMPERATURE 0x44           /*启动温度转换*/
#define  READ_SCRATCHPAD          0xBE      /*读温度中间暂存寄存器*/

UINT8 PresencePlus;                         /*DS18B20 应答脉冲*/
UINT8 posit=0;
/****************** 引脚定义***************************
                单片机          DS18B20
                 P1.0             DQ
******************************************************/
sbit   DQ=P1^0;                             /*定义 DS18B20 数据线*/
/*****************************************************
* 函  数  名      :Delayus
* 描      述      :微秒级延时
* 输      入      :UINT8 us:
*                  要延时的时间 3+us*2
* 返      回      :无
******************************************************/
void DelayUs(UINT8 us)
{
 while(--us);
}
/*****************************************************
* 函  数  名      :Delayms
* 描      述      :毫秒延时
* 输      入      :UINT8 ms:
*                  要延时的 ms 时间
* 返      回      :无
******************************************************/
void Delayms(UINT16 Ms)
{
 UINT8 i;
 while (ms--)
```

```
    {
    for (i=0;i<114;i++);                    /*大概 1ms,不精确*/
    }
}
/*****************************************************
* 函  数  名      :Display
* 描      述      :6 位数码管显示程序
* 输      入      :无
* 返      回      :无
*****************************************************/
void Display(void)                  //扫描数码管,显示时间 6 位
 {
    for(posit=0;posit<6;posit++)
      {
         pb8155=discode[disbuff[posit]];
         pa8155=positon[posit];
         DelayMs(2);                //延时 2ms
      }
 }
/*****************************************************/

/*****************************************************
* 函  数  名      :DS18B20_Init
* 描      述      :初始化 DS18B20
* 输      入      :无
* 返      回      :无
*****************************************************/
void DS18B20_Init( void )
{
   DQ = 0;                          /*MCU 产生复位信号*/
   Delayus(130);                    /*低电平至少保持 480us*/
   Delayus(130);
   DQ=1;                            /*MCU 释放信号线*/
   Delayus(40);                     /*延时 15-60us,等待 DS18B20 应答,为了保
                                      证准确,最好在 60us 以后再采集数据*/
   PresencePlus=DQ;                 /*接收应答,返回 0 为成功,返回 1 为失败*/
```

```
    Delayus(30);                        /*延时*/
}
/*******************************************************
* 函  数  名      :DS18B20_WiteData
* 描      述      :向 DS18B20 发送一个字节数据
* 输      入      :UINT8 mByte
*                  要发送的字节
* 返      回      :无
*******************************************************/
void DS18B20_WiteData(UINT8 mByte)
{
    UINT8 i;
    for(i=0;i<8;i++)
    {
        DQ=0;                           /*MCU 拉低信号线,启动传输*/
        DQ=mByte & 0x01;                /*发送数据到信号线上*/
        Delayus(50);                    /*延时至少大于 60us,小于 120us*/
        DQ=1;                           /*MCU 释放信号线*/
        mByte >>= 1;                    /*数据右移一位*/
    }
    Delayus(10);                        /*若连续写,则稍微延时*/
}
/*****************************************************
* 函  数  名      :DS18B20_ReadData
* 描      述      :从 DS18B20 读取数据
* 输      入      :无
* 返      回      :无
*******************************************************/
UINT8 DS18B20_ReadData(void)
{
    UINT8 i;
    UINT8 Data=0;
    for(i=0;i<8;i++)
    {
        DQ=0;                       /*MCU 拉低信号线,启动传输,低电平需要大于 1us*/
        Data >>= 1;                 /*数据右移一位*/
```

 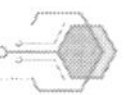

```
        DQ=1;                    /*MCU 释放信号线*/
    if(DQ == 1)                  /*单片机读取信号线上的数据,需要在 15us 以内采
                                   集完*/
      {
          Data |= 0x80;
      }
    Delayus(40);                 /*延时 45us*/
   }
    return (Data);               /*返回读取到的数据*/
}
/*******************************************************
* 函  数  名      : Temperature_Conversion()
* 描      述      : 温度转换
* 输      入      : 无
* 返      回      : 无
*******************************************************/
void Temperature_Conversion()
{
    UINT8 HighByte;
    UINT8 LowByte;
    UINT8 DotNum;              /*温度小数部分,精确到小数点后 1 位*/
    UINT16 Temp;                                 /*温度*/
    UINT8  HBit;                                 /*百位*/
    UINT8  MBit;                                 /*十位*/
    UINT8  LBit;                                 /*个位*/
    LowByte=DS18B20_ReadData();
    HighByte=DS18B20_ReadData();
    Temp=((UINT16)HighByte << 8) | LowByte; /*计算温度*/
    if( Temp & 0x8000 )          /*判断温度是否为零下, "0"表示温度值为正,"1"
                                   表示为负*/
    {
      disbuff[3]=11;             /*如果为负值,显示"-"号,且数值必须取补码后发
                                   送显示才正确!*/
      Temp=~Temp;
      Temp=Temp + 1;                             /*取反后要加 1*/
    }
```

```
    else
    {
     disbuff[3]=12;                          /*显示正数*/
    }
    HBit=(Temp>>4)/100;                      /*计算百位*/
    MBit=((Temp>>4)%100)/10;                 /*计算十位*/
    LBit=((Temp>>4)%100)%10;                 /*计算个位*/
    DotNum=((Temp&0x0F)*625)/1000;           /*小数*/
    disbuff[4]=MBit;                          /*显示十位*/
    disbuff[5]=LBit;                         /*显示个位*/
    Delayms(200);                            /*延时 200ms 后再次采集温度*/
}
/*******************************************************
* 函  数  名    :main
* 描      述    :主程序
* 输      入    :无
* 返      回    :无
*******************************************************/
void main(void)
{
    UINT16 h;
    Delayms(200);                            /*上电延时*/
    com8155=0x43;                            /*8155 控制字*/
    DQ=1;
       while(1)
       {
        DS18B20_Init();                          /*初始化 DS18B20*/
        if(PresencePlus == 0)
        {
          DS18B20_WiteData(SKIP_ROM_COMMAND);    /*跳过 ROM 匹配操作*/
          DS18B20_WiteData(CONVERT_TEMPERATURE); /*启动温度转换*/
        }
        while(!DS18B20_ReadData());          /*等待转换完成*/
        DS18B20_Init();                      /*再次初始化 DS18B20*/
        if(PresencePlus == 0)
        {
          DS18B20_WiteData(SKIP_ROM_COMMAND);  /*跳过 ROM 匹配操作*/
```

```
            DS18B20_WiteData(READ_SCRATCHPAD);      /*读取温度*/
        }
          Temperature_Conversion( );                /*温度转换并显示*/
            for(h=0;h<500;h++)
                  { Display();}                     //显示温度值 2s
        }
    }
```

实验 3.18　双机串行通信

3.18.1　实验目的

（1）学习 51 单片机异步串行通信功能的使用。
（2）掌握编写简单协议实行双机通信。

3.18.2　实验环境

Keil uVersion 5，Proteus 8。

3.18.3　实验要求

（1）熟悉串行通信的相关知识，如波特率、工作方式等。
（2）复习数码管的引脚、显示原理。

3.18.4　实验原理

完成甲、乙两个单片机之间的串行通信。

甲机：

（1）将乙机发过来的数字，显示在数码管上。

（2）根据按键按下的次数，控制 LED 灯，两个小灯的状态在 01、10、00、11 之间变化，并将这个状态发送到乙机。

乙机：

（1）根据按键按下的次数，将对应的数字（0～9）发送给甲机；如果按第 10 次，发送数字 0，如此循环。

（2）接收甲机发过来的内容，控制两个 LED 灯，使两个小灯的状态在 01、10、00、11 之间变化。

阵列式键盘输入与 LCD 显示电路原理图如图 3-18-1 所示。

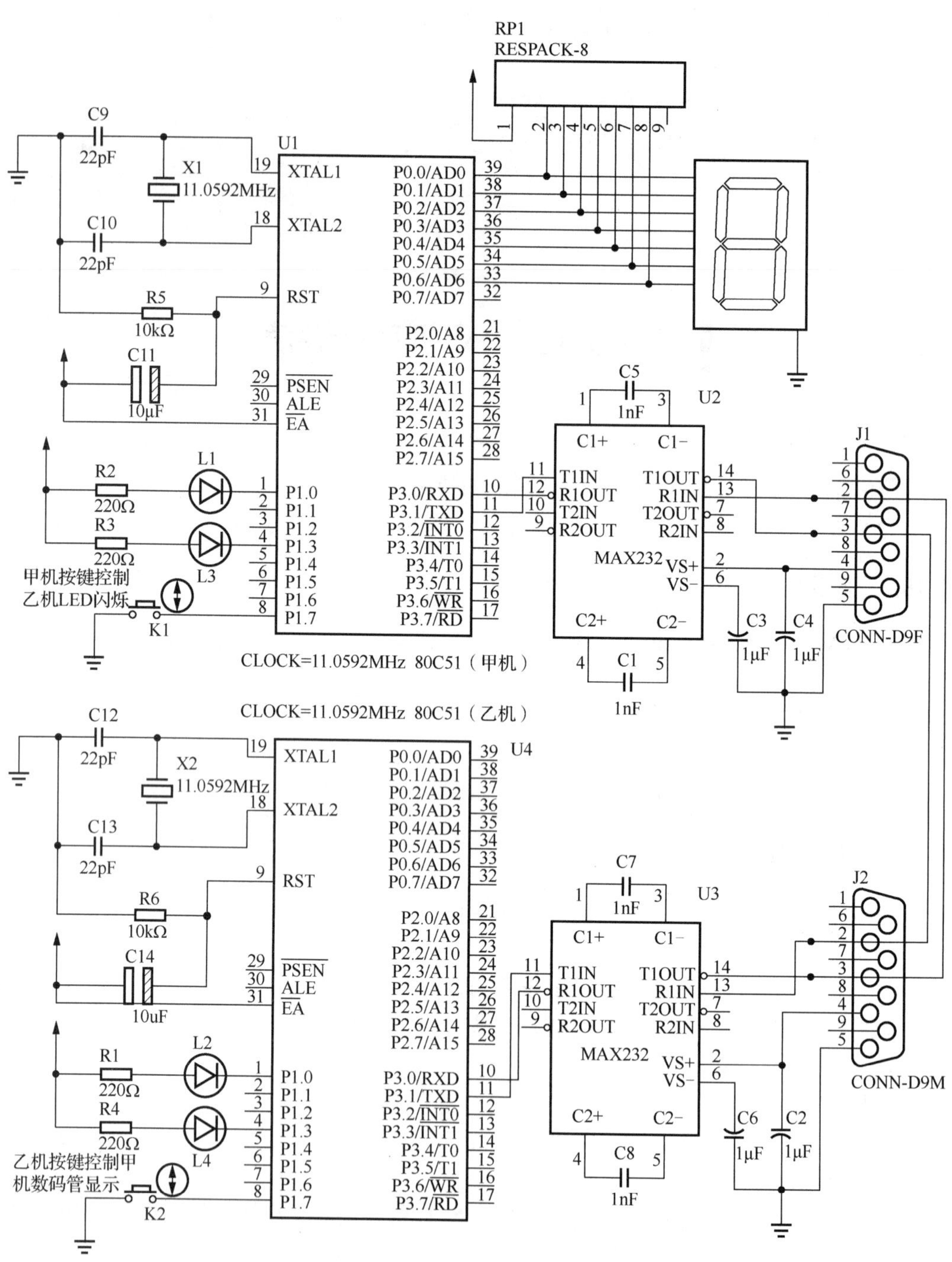

图 3-18-1　阵列式键盘输入与 LCD 显示电路原理图

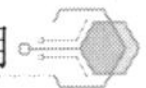

3.18.5　实验内容和步骤

（1）根据电路图在 Proteus 软件中绘制原理图。

（2）分别将甲、乙两个单片机的程序补充完整，编译生成 HEX 文件，在 Proteus 中仿真。

3.18.6　注意事项

甲、乙两个单片机的程序需要分开编写，两个单片机的晶振、波特率、通信协议需一致才能保证正常的通信。

3.18.7　实验报告

（1）写出实验目的、内容。

（2）画出阵列式键盘与 LCD 屏电路原理图。

（3）将代码补充完整。

（4）回答思考题。

3.18.8　思考与讨论

修改程序，数码管显示的内容根据按键的次数在 0～F 中循环变化。

3.18.9　参考程序

甲机：

```
#include <reg52.h>
#define uint unsigned int
#define uchar unsigned char
sbit LED1 = P1^0;
sbit LED2 = P1^3;
sbit K1 = P1^7;
uchar Operation_NO = 0;
uchar code DSY_CODE[]=
{
 0x3f,0x06,0x5b,0x4f,0x66,0x6d,0x7d,0x07,0x7f,0x6f
};
void Delay(uint x)
{
```

```
    uchar i;
    while(x--)
    {
        for(i=0;i<120;i++);
    }
}
void putc_to_SerialPort(uchar c)
{
    SBUF=c;
    while(TI==0);
    TI=0;
}
void main(void)
{
    LED1=LED2=1;
    P0 = 0x00;
    SCON = 0x50;
    TMOD = 0x20;
    PCON = 0x00; //PCON.7=0    SMOD=0
    TH1  = 0xfd;
    TL1  = 0xfd;
    TI   = 0;
    RI   = 0;
    TR1  = 1;
    IE   = 0x90;
    while(1)
    {
        Delay(100);
        if(K1==0)
        {
            while(K1==0);
            Operation_NO=(Operation_NO+1)%4;
            switch(Operation_NO)
            {
                case 0:
                        putc_to_SerialPort('X');
```

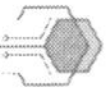

```
                    LED1=LED2=1; break;
                case 1:
                    putc_to_SerialPort('A');
                    LED1=0;LED2=1;break;
                case 2:
                    putc_to_SerialPort('B');
                    LED2=0;LED1=1;break;
                case 3:
                    putc_to_SerialPort('C');
                    LED1=0;LED2=0;break;
            }
        }
    }
}
void Serial_INT() interrupt 4
{
    if(RI)
    {
        RI=0;
        if(SBUF>=0&&SBUF<=9)
            P0=DSY_CODE[SBUF];
        else
            P0=0x00;
    }
}
```

乙机：

```
/*************** writer:shopping.w *****************/
#include <reg52.h>
#define uint unsigned int
#define uchar unsigned char
sbit LED1=P1^0;
sbit LED2=P1^3;
sbit K1=P1^7;
uchar NumX=0;
void Delay(uint x)
```

```
{
 uchar i;
 while(x--)
 {
     for(i=0;i<120;i++);
 }
}
void main(void)
{
 LED1=LED2=1;
 SCON=0x50;
 TMOD=0x20;
 PCON=0x00;
 TH1=0xfd;
 TL1=0xfd;
 TI=0;
 RI=0;
 TR1=1;
 IE=0x90;
 while(1)
 {
     Delay(100);
     if(K1==0)
     {
             while(K1==0);
             SBUF=NumX;
             NumX=(NumX+1)%11;
             while(TI==0);
             TI=0;
     }
 }
}
void Serial_INT() interrupt 4
{
 if(RI)
```

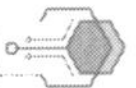

```
    {
        RI=0;
        switch(SBUF)
        {
            case 'X': LED1=1;LED2=1;break;
            case 'A': LED1=0;LED2=1;break;
            case 'B': LED2=0;LED1=1;break;
            case 'C': LED1=0;LED2=0;
        }
    }
}
```

实验 3.19　模拟交通灯

3.19.1　实验目的

（1）复习定时器、中断、数码管的使用。

（2）学会程序的综合编写。

3.19.2　实验环境

Keil uVersion 5，Proteus 8。

3.19.3　实验要求

熟悉定时器的原理和编程。

3.19.4　实验原理

让主干道和支干道的红、黄、绿灯按顺序切换，主干道的亮灯顺序为红（20s）、黄（5s）、绿（30s）、黄（5s）、红（20s）……如此循环。支干道的亮灯顺序与主干道配合。在每种颜色灯点亮时，将倒计时显示在数码管中，每一秒刷新一次数字。

编程实现的思路如下：通过多次进入定时器的定时中断服务程序达到 1s 的定时，每 1s 到了，对倒计时减 1，并判断是否减到为 0，如果是则灯进行切换。如果灯切换了，则需要对倒计时重新更新。

模拟交通灯电路原理图如图 3-19-1 所示。

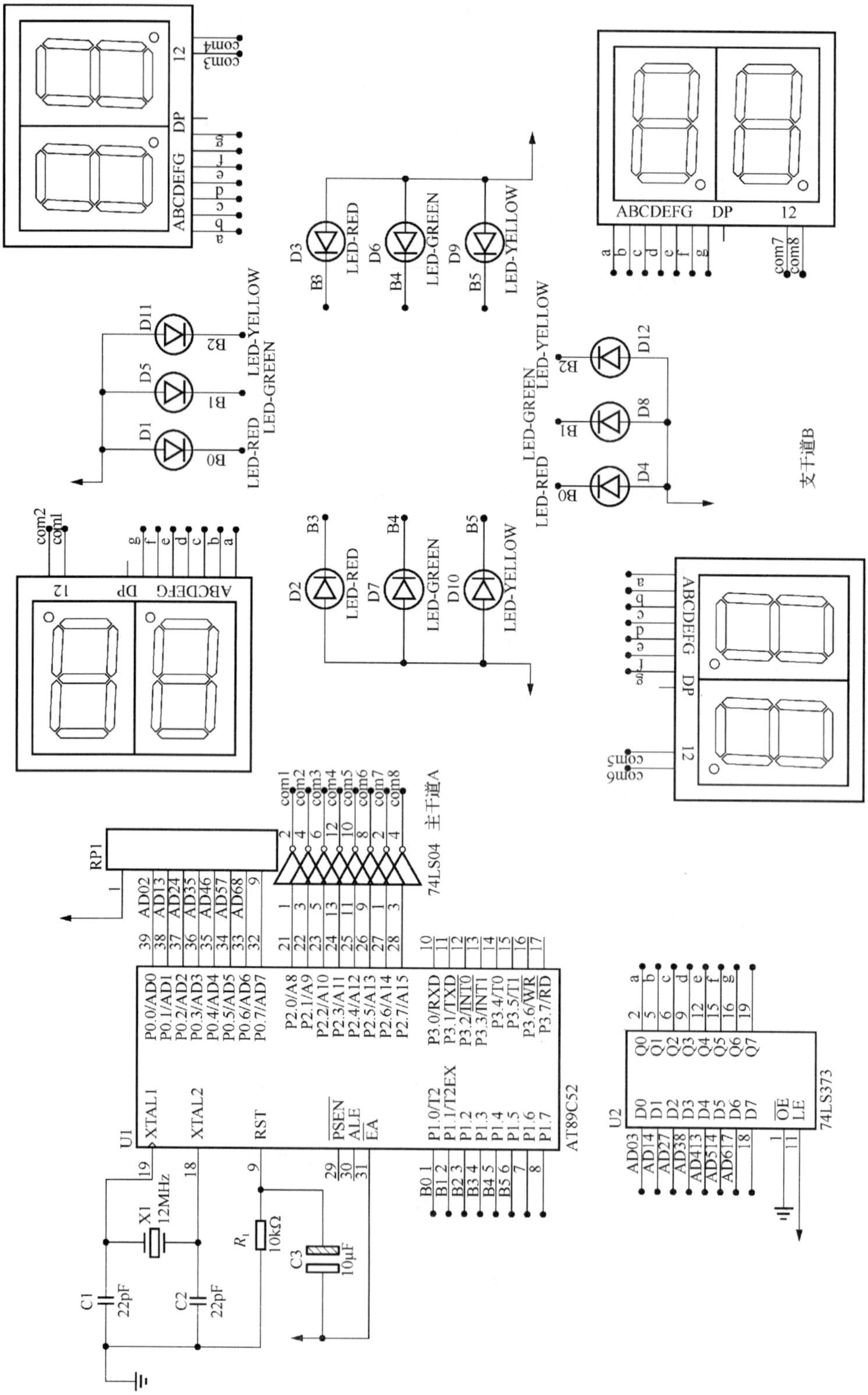

图 3-19-1　模拟交通灯电路原理图

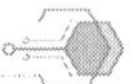

3.19.5　实验内容和步骤

（1）根据电路图在 Proteus 软件中绘制原理图。

（2）将程序补充完整，编译生成 HEX 文件，在 Proteus 中仿真。

3.19.6　注意事项

（1）电路图上连线较多，可以用网络标号代替，使电路图更清晰。

（2）每两个数码管是一组，动态显示程序中，注意个位和十位的显示顺序。

（3）扫描动态数码管，注意“消隐”问题。

3.19.7　实验报告

（1）写出实验目的、内容。

（2）画出模拟交通灯电路原理图。

（3）把代码补充完整。

（4）回答思考题。

3.19.8　思考与讨论

（1）程序中 1s 的定时是如何实现的？

（2）程序中是如何实现亮灯顺序的控制？

3.19.9　参考程序

```
/***********************************/
/*程序名:TIMER0 控制交通灯          */
/***********************************/
#include<reg52.h>
#define uchar unsigned char
#define uint unsigned int
uchar i;
static uchar second;
uchar count=0;
bit red,green,yellow,turnred;
uchar code table[]={0x3f,0x06,0x5b,0x4f,0x66,
                    0x6d,0x7d,0x07,0x7f,0x6f};
void delay(uint z)
{
 uint x,y;
 for(x=z;x>0;x--)
 for(y=110;y>0;y--);
```

```
}
/***************显示子程序*********************/
void display(uchar sun)
{
 uchar shi,ge;
 ge=table[sun/10];
 shi=table[sun%10];

 P0=0;
 P2=0x01;
 P0=ge;

 delay(5);

 P0=0;
 P2=0x02;
 P0=shi;

 delay(5);

 P0=0;;
 P0=ge;
 P2=0x04;
 delay(5);

 P0=0;
 P2=0x08;
 P0=shi;

 delay(5);

 P0=0;
 P0=ge;
 P2=0x10;
 delay(5);

 P0=0;
 P2=0x20;
 P0=shi;

 delay(5);
```

```
 P0=0;
 P2=0x40;
 P0=ge;

 delay(5);

 P0=0;
 P2=0x80;
 P0=shi;

 delay(5);
}
/*****************清零函数***********************/
void crl(void)
{
 display(0);
}
void main()
{
 TMOD=0x01;
 TH0=(65536-50000)/256;
 TL0=(65536-50000)%256;
 EA=1;
 ET0=1;
 TR0=1;
 second=10;
 red=1;
 P1=0xf5;
 while(1)
 {
     display(second);
 }
}
/*****************中断服务函数******************/
void T0_time() interrupt 1
{
 TH0=(65536-50000)/256;
 TL0=(65536-50000)%256;
 count++;
 if (count==20)
     {
    count=0;
```

```
        second--;//秒减 1
         if(second==0)
            {  /*这里添加定时到 0 的代码,可以是灯电路、继电器吸合等,或者执行一个程
                序*/
           if(red)
              {
               red=0;yellow=1;
               second=5;
               P1=0xdb;//黄灯亮 5s
              }
            else if(yellow && !turnred)
              {
               yellow=0;green=1;
               P1=0xee;//绿灯亮 50s
               second=20;
              }
            else if(green)
              {
               yellow=1;green=0;
               second=5;
               P1=0xdb;//黄灯亮 5s
               turnred=1;
              }
           else if(yellow && turnred)
              {
               red=1;yellow=0;
               P1=0xf5;//红灯亮 60s
               second=10;
               turnred=0;
              }
            }
      }
}
```

第4章

传感器与检测技术

本章实验的主要目的是掌握常见的应变式传感器、电容式传感器、电感式传感器、霍尔式传感器、热释电式传感器、光敏电阻、光纤传感器等的工作原理及基本测量电路。

本章实验主要依托CSY传感器实验仪（998B型）平台。CSY传感器实验仪主要用于大、中专院校开设的“自动检测技术”“传感器原理与技术”“工业自动化控制”“非电量电测技术”“光电变换技术”等课程的实验教学。该仪器采用的大部分传感器虽是教学用传感器（透明结构便于教学），但其结构与线路是工业应用的基础。本章全部电路原理图使用Protel99软件绘制。

通过本章实验，可以帮助学生加深对课本知识的理解，掌握作为一个科技工作者应具有的动手能力、操作技能及分析与解决问题的方法。

实验 4.1 箔式应变片单臂、半桥、全桥的比较

4.1.1 实验目的

（1）掌握单臂、半桥、全桥的工作原理，了解箔式应变片的使用。

（2）熟练掌握直流稳压电源、差分放大器、双平行梁、测微头、F/V 表的使用。

4.1.2 实验仪器

直流稳压电源，电桥，差分放大器，双平行梁，测微头，一片应变片，F/V 表，主、副电源。

4.1.3 实验要求

熟悉应变式传感器的工作原理，掌握电桥电路的调节方法。

4.1.4 实验原理

应变片是常用的测力传感元件，当用应变片测试时，应变片要牢固地粘贴在测试体表面，当被测件受到力的作用发生形变时，应变片的敏感栅随同变形，其电阻也随之发生相应的变化，它可将试件上的应力变化转换成电阻变化。其转换公式如下：

$$\frac{\mathrm{d}R}{R}=K_0\varepsilon_x \tag{4-1-1}$$

式（4-1-1）表示金属丝的电阻相对变化与轴向应变成正比关系。通过测量电路，转换成电信号输出显示。

电桥电路是常用的非电量电测电路中的一种，当电桥平衡时，桥路对臂电阻乘积相等，电桥输出为零，在桥臂 4 个电阻 R_1、R_2、R_3、R_4 中，电阻的相对变化率分别为 $\frac{\Delta R_1}{R_1}$、$\frac{\Delta R_2}{R_2}$、$\frac{\Delta R_3}{R_3}$、$\frac{\Delta R_4}{R_4}$，如果各桥臂电阻相对变化相等，即 $\frac{\Delta R_1}{R_1}=\frac{\Delta R_2}{R_2}=\frac{\Delta R_3}{R_3}=\frac{\Delta R_4}{R_4}=\frac{\Delta R}{R}$，那么，当使用一个应变片时，$\sum_{n=1}^{4}\frac{\Delta R_n}{R_n}=\frac{\Delta R}{R}$，灵敏度 $S_{\mathrm{u}}=0.25U$，U 为电桥输入电压；当 2 个应变片组成差分工作电桥时，则有 $\sum_{n=1}^{4}\frac{\Delta R_n}{R_n}=2\frac{\Delta R}{R}$，灵敏度 $S_{\mathrm{u}}=0.5U$；用 4 个应变片组成 2 个差分工作电桥时，$\sum_{n=1}^{4}\frac{\Delta R_n}{R_n}=4\frac{\Delta R}{R}$，灵敏度 $S_{\mathrm{u}}=U$。

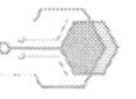

由此可知，单臂、半桥、全桥电路的灵敏度依次增大。

4.1.5　实验内容和步骤

旋钮初始位置：直流稳压电源调到±2V 挡，F/V 表调到 2V 挡，差分放大增益最大。

（1）了解所需单元、部件在实验仪上所处的位置，观察梁上的应变片，应变片为棕色衬底箔式结构的小方薄片。上下两片梁的外表面各贴两片受力应变片和一片补偿应变片，测微头在双平行梁前面的支座上，可以上、下、前、后、左、右调节。

（2）将差分放大器调零：用连线将差分放大器的正（+）、负（−）、地短接；将差分放大器的输出端与 F/V 表的输入插口 V_i 相连；开启主、副电源；调节差分放大器的增益达到最大位置，然后调整差分放大器的调零旋钮使 F/V 表显示为零，调零旋钮的此位置在实验过程中保持不变，其目的是在无信号输入放大器时，即使差分放大器的增益取最大值，输出也能保证为零，消除差分放大器对实验的影响；关闭主、副电源，拆掉连接导线。

（3）无应变时，调节电桥近似平衡，根据图 4-1-1 接线。R_1、R_2、R_3 为电桥单元的固定电阻器；$R_x = R_4$ 为应变片。将稳压电源的切换开关调到±4V 挡，F/V 表调到 20V 挡。调节测微头脱离双平行梁（向上调节测微头），开启主、副电源，调节电桥平衡网络中的 RP，使 F/V 表显示为零，然后将 F/V 表调到 2V 挡，再调节 RP（慢慢地调），使 F/V 表显示为零。

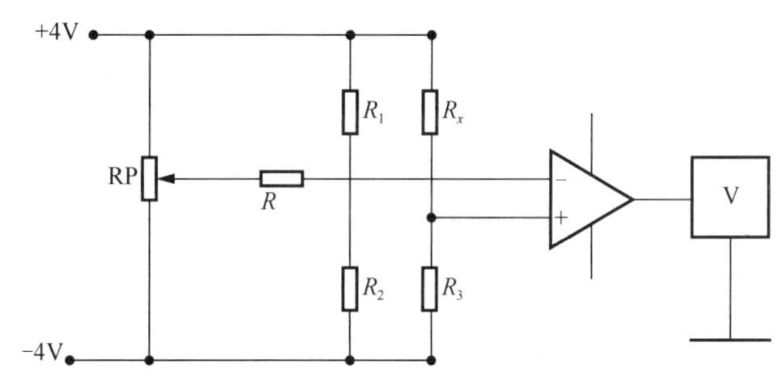

图 4-1-1　电桥测量电路

（4）无应变时，调节电桥真正平衡：将测微头转动到 10mm 刻度附近，安装到双平行梁的自由端（与自由端磁钢吸合），调节测微头支柱的高度（梁的自由端跟随变化），使 F/V 表显示最小，再旋动测微头，使 F/V 表显示为零（细调零），这时的测微头刻度为零位的相应刻度，将此测微头刻度值填入表 4-1-1 中的第一列，测微头刻度的读取方法与千分尺的相同。

（5）往下或往上旋动测微头，使梁的自由端产生位移 ΔX，记下 F/V 表显示的值 ΔU。建议每旋动测微头一周，即 $\Delta X = 0.5\,\text{mm}$ 记一个数值，并填入表 4-1-1。

表 4-1-1　位移、电压测试表（一）

位移 ΔX /mm					
电压 ΔU /mV					

（6）保持放大器增益不变，将 R_3 固定电阻器换成与 R_4 工作状态相反的另一片应变片，即取受力方向不同的两片应变片，形成半桥，调节测微头使梁达到水平位置（目测），调节电桥 RP 使 F/V 显示表显示为零，重复步骤（4）同样测得读数，填入表 4-1-2。

表 4-1-2　位移、电压测试表（二）

位移 ΔX/mm					
电压 ΔU/mV					

（7）保持差分放大器增益不变，将 R_1、R_2 两个固定电阻器换成另两片受力应变片，组桥时只要掌握对臂应变片的受力方向相同，邻臂应变片的受力方向相反即可，否则相互抵消没有输出。接成一个直流全桥，调节测微头使梁到水平位置，调节电桥 RP 同样使 F/V 表显示零。重复步骤（4），将读出数据填入表 4-1-3。

表 4-1-3　位移、电压测试表（三）

位移 ΔX/mm					
电压 ΔU/mV					

（8）根据所得结果计算灵敏度 $S_u=\Delta U/\Delta X$。

（9）实验完毕，关闭主、副电源，所有旋钮调到初始位置。

4.1.6　注意事项

（1）电桥上端虚线（实验箱中）所示的 4 个电阻器实际上并不存在，仅作为一标记，组桥时容易些。

（2）做此实验时应将低频振荡器的幅度关至最小，以减小其对直流电桥的影响。

（3）电位器 RP，在有的型号仪器中标为 R_D、R_A。

（4）在更换应变片时应将电源关闭。

（5）在实验过程中若发现电压表发生过载，应将电压量程扩大。

（6）在本实验中只能将放大器接成差分形式，否则系统不能正常工作。

（7）直流稳压电源±4V 不能调得过大，以免损坏应变片或造成严重自热效应。

（8）接全桥时注意区别各应变片的工作状态方向。

4.1.7　思考与讨论

根据所给的差分放大器电路原理图（图 4-1-2），分析其工作原理，说明它既能用作差分放大器，又可用作同相或反相放大器的原因。

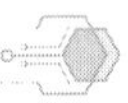

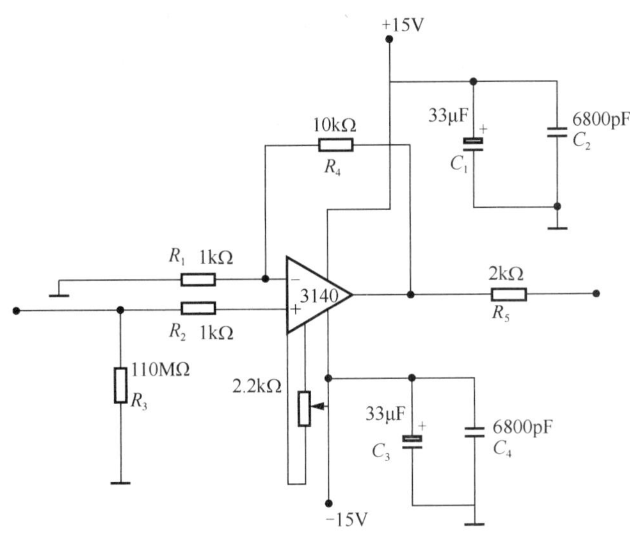

图 4-1-2　差分放大器电路原理图

4.1.8　实验报告

（1）记录、整理实验结果，并对结果进行分析。

（2）画出实测的电压特性曲线，从中读出相关的参数值。

实验 4.2　差分变面积式电容传感器的基本特性

4.2.1　实验目的

（1）掌握变面积式电容传感器的工作原理，学习差分方法的应用。

（2）了解差分变面积式电容传感器的特性。

4.2.2　实验仪器

电容式传感器、电压放大器、低通滤波器、F/V 表、激振器、示波器。

4.2.3　实验要求

掌握平行电容式传感器的工作原理及基本放大滤波电路。

4.2.4　实验原理

平行板电容器的电容量为

$$C = \frac{\varepsilon A}{d} = \frac{\varepsilon_0 \varepsilon_r A}{d} \tag{4-2-1}$$

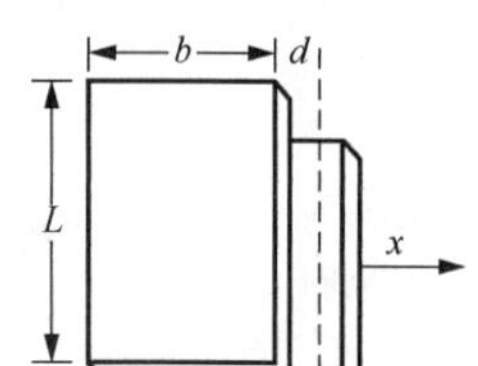

图 4-2-1　平行板电容器工作原理图

式中，A 为极板的遮盖面积，单位为 m^2；ε为极板间介质的介电系数；d 为两平行极板间的距离，单位为 m；ε_0 为真空的介电常数，$\varepsilon_0 = 8.854 \times 10^{-12}$ F/m；ε_r 为极板间介质的相对介电常数，对于空气介质，$\varepsilon_\mathrm{r} \approx 1$。

平行板电容器工作原理图如图 4-2-1 所示。

当平行板电容器其中一个极板发生 x 位移后，改变了两极板之间的遮盖面积 A，电容量 C 同样随之变化为

$$C_x = C_0 - \Delta C = \frac{\varepsilon L(b-x)}{d} = C_0\left(1 - \frac{x}{b}\right) \tag{4-2-2}$$

$$\frac{\Delta C}{C_0} = \frac{x}{b} \tag{4-2-3}$$

上式表明位移的改变与电容量的改变呈线性关系。

本仪器中差分变面积式传感器由两组定片和一组动片组成。当安装于振动台上的动片上、下改变位置，与两组定片之间的重叠面积发生变化，极间电容也发生相应变化，成为差分电容。例如，将上层定片与动片形成的电容量定为C_{x1}，下层定片与动片形成的电容量定为C_{x2}，当将C_{x1}和C_{x2}接入桥路作为相邻两臂时，桥路的输出电压与电容量的变化有关，即与振动台的位移有关。

4.2.5　实验内容和步骤

（1）有关旋钮的初始位置：差分放大器增益旋钮置于中间，在实验全过程中保持该位置不变，F/V 表调到 2V 挡，按照图 4-2-2 所示接线。

（2）开启主、副电源，F/V 表调到 20V，调节测微头，使输出为零，记录此时测微头的位置 X_1。旋转测微头前进或后退 0.5mm，记录此时测微头的位置为 X_2，以 X_2 为起始位置开始进行测量。

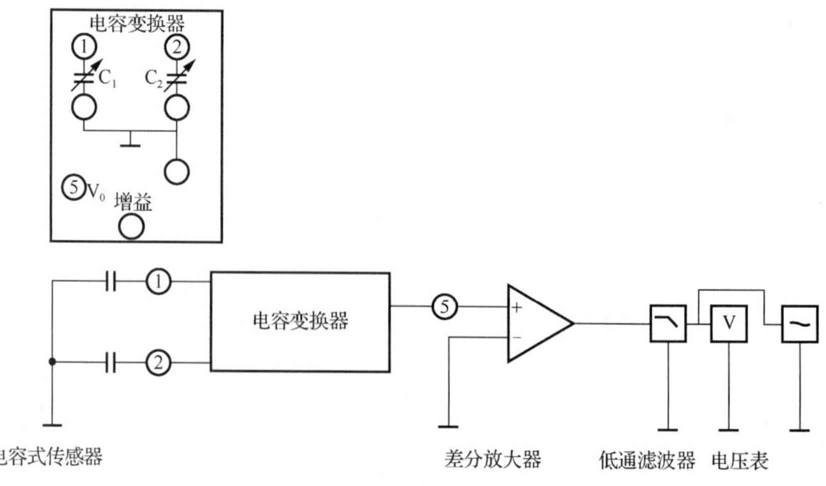

图 4-2-2　电容式传感器测量示意图

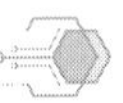

（3）旋转测微头，每次后退或前进 0.1mm，将测微头的位置和 F/V 表相应的示数记录于表格中，共 11 对数据，如表 4-2-1 所示。

表 4-2-1　位移、电压数据表

位移 ΔX/mm						
电压 ΔU/mV						
位移 ΔX/mm						
电压 ΔU/mV						

（4）计算系统灵敏度 S_u。$S = \Delta U / \Delta X$，并作出 U-X 关系曲线。

4.2.6　注意事项

实验中测微头应调节至适当位置，并注意平行板电容器相对位置的变化情况。

4.2.7　思考与讨论

实验中有时会遇到调节测微头但电压输出并未发生变化的情况，可能是什么原因造成的？

4.2.8　实验报告

（1）记录、整理实验结果，并对结果进行分析。

（2）画出实测的电压特性曲线，并从中读出相关的参数值。

实验 4.3　差分螺管式电感传感器的振幅测量

4.3.1　实验目的

（1）巩固电感式传感器的工作原理。

（2）了解差分螺管式电感传感器能作为较大振幅的测量方法。

4.3.2　实验仪器

差分螺管式电感传感器、音频振荡器、电桥、差分放大器、相敏检波器、移相器、低通滤波器、F/V 表、低频振荡器、双踪示波器、振动平台。

4.3.3　实验要求

熟悉电感式传感器的工作原理，掌握相敏检波、放大滤波等电路。

4.3.4 实验原理

一个 N 匝线圈的自感量为

$$L = \frac{N\Phi}{I} \tag{4-3-1}$$

式中，I 为线圈中所通交流电的有效值，Φ 为通过每匝线圈的磁通量，则有

$$\Phi = \frac{IN}{R_{\mathrm{M}}} \tag{4-3-2}$$

式中，R_{M} 是磁路的总磁阻，有

$$L = \frac{\mu_0 A N^2}{2\delta} \tag{4-3-3}$$

式中，δ为空气隙长度；A 为空气隙面积；μ_0 为空气的磁导率。

差分式电感传感器有以下三种类型。

差分变压器由衔铁、一次线圈、二次线圈和线圈骨架等组成。一次线圈作为差分变压器激励用，相当于变压器的一次侧，二次线圈由两个结构尺寸和参数相同的线圈反相串接而成，相当于变压器的二次侧，差分变压器是开磁路。这种结构除了可以改善线性、提高灵敏度外，对温度变化、电源频率变化等的影响也可以进行补偿，从而减少了外界影响造成的误差。

差分气隙式电感传感器由两个相同的电感线圈Ⅰ、Ⅱ和磁路组成，测量时，衔铁通过导杆与被测位移量相连，当被测体上下移动时，导杆带动衔铁也以相同的位移上下移动，使两个磁回路中的磁阻发生大小相等、方向相反的变化，导致一个线圈的电感量增加，另一个线圈的电感量减小，形成差分形式。

差分螺管式电感传感器振幅测量示意图如图 4-3-1 所示。

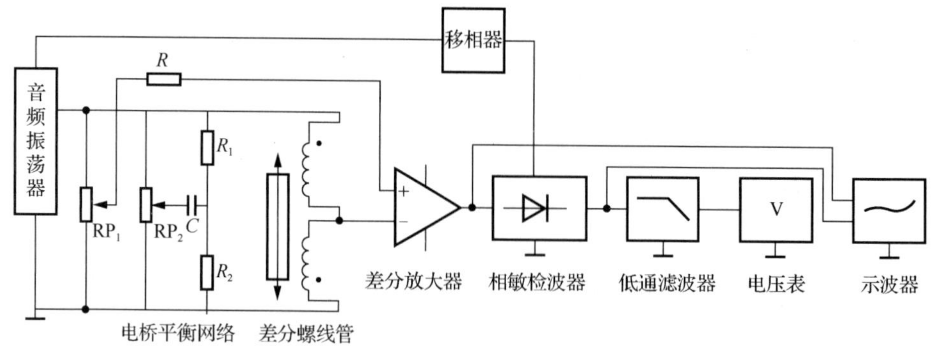

图 4-3-1　差分螺管式电感传感器振幅测量示意图

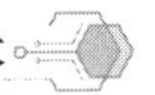

4.3.5　实验内容和步骤

（1）有关旋钮的初始位置：音频振荡器频率为 5kHz，从主控箱的 LV 端输出幅度的峰峰值为 2V，差分放大器的增益旋钮旋至中间，F/V 表调到 2kHz 挡，低频振荡器的幅度旋钮调到最小。

（2）根据图 4-3-1 所示的结构将差分螺线管、音频振荡器、电桥平衡网络、差分放大器、相敏检波器、移相器、低通滤波器连接起来，组成一个测量电路，将示波器探头分别接至差分放大器的输出端和相敏检波器的输出端。

（3）转动测微头，脱离振动平台并远离（使振动平台振动时不至于再被吸住，这时振动平台处于自由静止状态），开启主、副电源。

（4）调整电桥平衡网络的电位器 RP_1 和 RP_2，使差分放大器的输出端输出的信号幅度最小（由于变化小，在 F/V 表中难以观察，所以用示波器观察），这时差分放大器的增益旋钮调至最大。为了使相敏检波器输出端的两个半波的基准一致，可调整差分放大器的调零电位器。将低频振荡器的输出接入激振线圈。

（5）调节低频振荡器的频率旋钮、幅度旋钮固定至某一位置（频率在 5～10Hz，幅度居中），使梁产生上下振动。

（6）调整移相器上的移相电位器，使相敏检波器输出端的输出波形如图 4-3-2 所示。

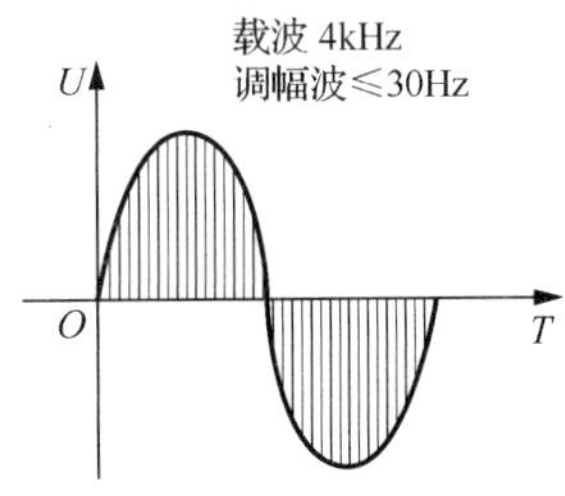

图 4-3-2　相敏检波器输出端的输出波形

（7）将示波器探头换接至低通滤波器的输出端。

（8）调节音频振荡器的频率，用示波器读出低通滤波器的峰峰值和频率值，填入表 4-3-1，并作出应变梁的幅频特性曲线，关闭主、副电源。

表 4-3-1　频率、电压数据表

F/Hz										
U_{0pp} / V										

4.3.6　注意事项

（1）音频振荡器信号必须从 LV 输出端输出。

（2）注意差分螺管式传感器的两个线圈接法。

（3）实验中，电桥平衡网络的电位器 RP_1 和 RP_2 要配合调整。

（4）实验中，为了便于观察，需要调整示波器的灵敏度。

4.3.7 思考与讨论

实验中有时低频振荡器频率过高过低都很难观察到变化，原因是什么？

4.3.8 实验报告

（1）记录、整理实验结果，并对结果进行分析。
（2）画出实测的电压特性曲线，并从中读出相关的参数值。

实验 4.4 霍尔式传感器的直流激励特性

4.4.1 实验目的

（1）了解霍尔式传感器的结构，并安装霍尔式传感器。
（2）掌握霍尔式传感器的工作原理，学习其测量方法和操作。

4.4.2 实验仪器

霍尔片，磁路系统，电桥，差分放大器，F/V 表，直流稳压电源，测微头，振动平台，主、副电源。

4.4.3 实验要求

掌握霍尔式传感器的工作原理，熟悉其使用时常用的运放等电路。

4.4.4 实验原理

图 4-4-1 所示是霍尔片的工作原理图。图中，l、b、d 为霍尔片的长、宽、高；F_L 为洛伦兹力；F_E 为电场力；v 为电子运动的速度。

金属或半导体薄片置于磁感应强度为 B 的磁场（磁场方向垂直于薄片）中，当有电流 I 流过时，在垂直于电流和磁场的方向上将产生电势 U_H 的现象，称为霍尔效应，它是由薄片中载流子所受的洛伦兹力和电场力共同作用的结果，当二者达到平衡时，霍尔电势为

$$U_H = \pm\frac{IB}{ned} = R_H\frac{IB}{d} = k_H IB \tag{4-4-1}$$

式中，$R_H = \pm\frac{1}{ne}$ 是霍尔系数，由载流材料的物理性质决定；$k_H = \frac{R_H}{d}$ 是灵敏度系数，它与载流材料的物理性质和几何尺寸有关。具有霍尔效应的元件就是霍尔元件。由于半导体的载流子浓度较金属小得多，半导体的霍尔效应较金属明显得多，因此常用半导体材料制成霍尔元件。

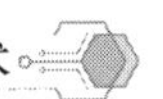

霍尔式传感器是由两个环形磁钢组成的梯度磁场和位于梯度磁场中的霍尔元件组成的。当霍尔元件通过恒定电流时，霍尔元件在梯度磁场中上、下移动，输出的霍尔电势 U_H 就反映了该点的磁场，即所在磁场中的位移量 X，所以测得霍尔电势的大小就可获知霍尔元件的静位移。

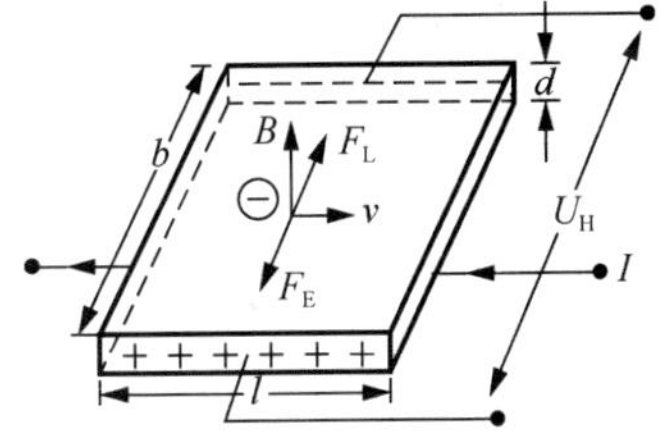

图 4-4-1 霍尔片的工作原理图

4.4.5 实验内容和步骤

（1）旋钮初始位置：差分放大器增益旋钮调到最小、电压表调到 20V 挡，直流稳压电源调到 2V 挡，主、副电源关闭。

（2）了解霍尔式传感器的结构及实验仪上的安装位置，熟悉实验面板上霍尔片的符号。霍尔片安装在实验仪的振动圆盘上，两个半圆永久磁钢固定在实验仪的顶板上，两者组合成霍尔式传感器。

（3）开启主、副电源，将差分放大器调零后，增益最小，关闭主电源，根据图 4-4-2 所示接线，RP、R 组成电桥单元的直流电桥平衡网络。

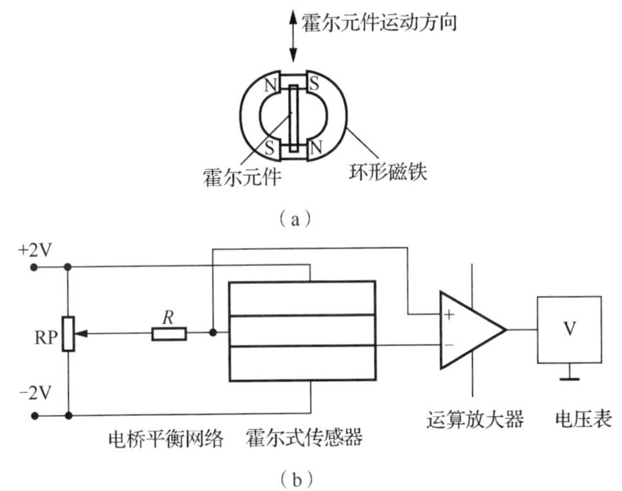

图 4-4-2 霍尔式传感器测量示意图

（4）装好测微头，调节测微头与振动台吸合，并使霍尔片置于半圆磁钢上、下、正中位置。

（5）开启主、副电源，调整 RP 使电压表指示为最小（零）。

（6）上、下旋动测微头，并记下电压表的读数，每隔 0.5mm 读一次数，将读数填入表 4-4-1。

表 4-4-1　位移、电压数据表

X/mm				
U/V				
X/mm				
U/V				

作出 U–X 曲线，指出线性范围，求出灵敏度。

本实验测出的实际上是磁场情况，磁场分布为梯度磁场。位移测量的线性度、灵敏度与磁场分布有很大关系。

（7）实验完闭，关闭主、副电源，将各旋钮置于初始位置。

4.4.6　注意事项

（1）由于磁路系统的气隙较大，应使霍尔片尽量靠近极靴，以提高灵敏度。

（2）调整好后，测量过程中不能移动磁路系统。

（3）激励电压不能够超过 2V，以免损坏霍尔片。

4.4.7　思考与讨论

在实验中将测微头调至适当位置，注意霍尔片相对位置的变化情况。

4.4.8　实验报告

（1）记录、整理实验结果，并对结果进行分析。

（2）画出实测的电压特性曲线，并从中读出相关的参数值。

实验 4.5　热释电式传感器

4.5.1　实验目的

（1）了解热释电式传感器的性能、构造与工作原理。

（2）熟悉热释电效应产生的机理及其应用。

4.5.2　实验仪器

热释电式传感器、差分放大器、直流稳压电源、数字电压表、示波器。

4.5.3　实验要求

掌握热释电式传感器的工作原理，熟悉其使用时常用的运放、滤波等电路。

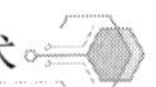

4.5.4　实验原理

某些晶体在温度变化时会发生电极化，均匀加热晶体，则在晶体的某些方向产生等量异号电荷；冷却晶体时，电荷的变化与加热时相反，这就是热释电效应。温度变化时，由于晶体结构在某些方向上正负电荷重心相对移位而不重合，产生自发极化。当晶体温度变化 ΔT 时，产生的自发极化变化量的大小 ΔP_S 为

$$\Delta P_S = p\Delta T \tag{4-5-1}$$

式中，p 是热释电系数。

热释电式传感器的输出是电荷，这并不能使用，要在晶体的端面上敷以电极，并附加电阻，用电压形式输出。设温度的变化率为 $\dfrac{dT}{dt}$，P_S 对时间的变化率为 $\dfrac{dP_S}{dt}$，电极面积为 A，则 $A\dfrac{dP_S}{dt}$ 就相当于电路上的电流，于是串接在电路中的 R 上的电压为

$$\Delta U = AR\left(\frac{dP_S}{dt}\right) = AR\left(\frac{dP_S}{dT}\right)\left(\frac{dT}{dt}\right) \tag{4-5-2}$$

可见，输出电压正比于温度变化率，而不取决于晶体是否与入射辐射达到热平衡。

热释电式传感器是利用热释电效应的热电型红外传感器。热释电式传感器在温度没有变化时不产生信号，称为积分型传感器，多用于人体红外辐射温度检测。

因电阻值非常大（1～100Ω），要用场效应晶体管进行阻抗变换。该传感器内部已进行阻抗变换。

4.5.5　实验内容和步骤

（1）按照图 4-5-1 所示接线，观察传感器的圆形感应端面，中间黑色小方孔是滤色片，内装有敏感元件及阻抗变换电路。

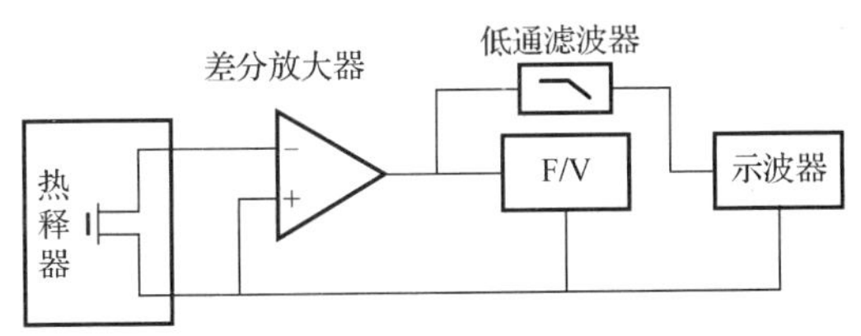

图 4-5-1　热释电式传感器连接示意图

（2）直流稳压电源置于±4V 挡，将“+4V”和“接地”引入仪器顶部光电类传感器盒“+4V”端口和“接地”端口之间。差分放大器增益适中。

（3）开启主、副电源，注意周围人体尽量不要晃动，调整差分放大器零位，使输出指示最小，并调整好示波器（Y = 0.1V/div；X = 0.1s/div）。

（4）观察现象①：用手掌在距离约 10mm 处晃动，注意数显表及示波器波形的变化。停止晃动，重新观察数显表及示波器波形的变化。

（5）观察现象②：用手掌靠近传感器晃动，注意数显表及示波器波形的变化。

（6）通过步骤（4）和（5）可得出如图 4-5-2 所示的波形。

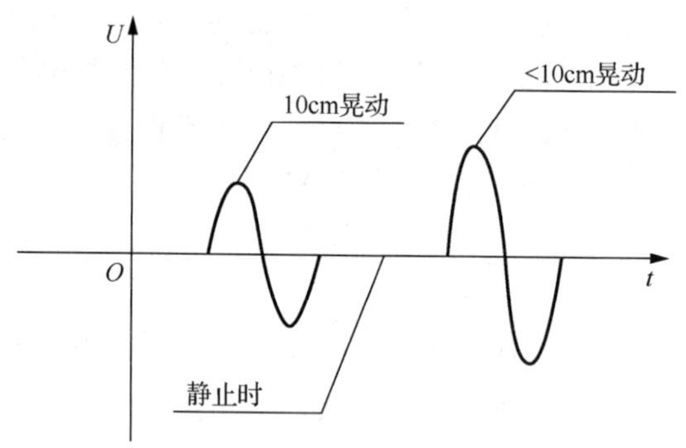

图 4-5-2　示波器观测波形图

（7）通过实验验证发现，热释电传感器具有 3 个工作特性：只检测温度的变化；当温度不变时无输出；温度越高（变化）输出越大。

4.5.6　注意事项

因为传感器灵敏度较高，对周围较远的红外辐射也能接受，数字表有些跳动是正常现象，所以实验时最好不要有人走动。

4.5.7　思考与讨论

思考新型冠状病毒疫情下如何利用热释电式传感器制作相关测温设备。

4.5.8　实验报告

（1）记录、观测实验现象，并对现象进行分析。

（2）画出实测的电压变化情况，并从中读出相关的参数值。

实验 4.6　光 敏 电 阻

4.6.1　实验目的

（1）掌握光敏电阻的工作原理，了解其结构和性能。

（2）学会使用光敏电阻进行具体物理量的测量。

4.6.2　实验仪器

光敏电阻、直流稳压电源、RP 电位器、F/V 表。

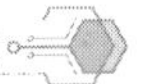

4.6.3　实验要求

掌握光敏电阻的工作原理，熟悉其常用电路。

4.6.4　实验原理

光电导体受光线作用，其电导率发生变化的现象称为光电导效应。当光子能量 $h\gamma$ 大于材料的禁带宽度 E_g 时，会使价带中的电子跃迁到导带，这种光生载流子和热运动产生的载流子具有相同的迁移率。设无光照时的自由电子和空穴密度分别为 n_0 和 p_0，在光照射下自由电子和空穴密度分别增加 Δn 和 Δp，它们的迁移率分别为 μ_n 和 μ_p，则材料的电导率可表示为

$$\gamma = \Delta\gamma + \gamma_0 = q(\Delta n \cdot \mu_n + \Delta p \cdot \mu_p) + q(n_0 \cdot \mu_n + p_0 \cdot \mu_p) \qquad (4\text{-}6\text{-}1)$$

式中，q 为电子电量；γ_0 为暗电导；$\Delta\gamma$ 为光电导。由此可见，当光辐射于光电导体时，在光电导体的内部，光生载流子变化将会引起器件的电导率发生变化。当给光电导体件两端外加一恒定电压时，电导率的变化就会产生一个与光辐射度有关的电信号。

硫化镉（CdS)光敏电阻就是利用内光电导效应的光电探测器的典型元件。根据制造方法，其光敏面大致可分为单结晶型、烧结型、真空镀膜型。其结构如图 4-6-1（a）所示，将硫化镉粉末烧结于陶瓷基片上，并在基片上用作蛇形电极。通过这样的方法，可增加电极和光敏面的结合部分的长度，从而可以得到大电流。另外，其封装也有多种方法，可根据其可靠性和价格来进行分类。

4.6.5　实验内容和步骤

（1）按照图 4-6-1 所示接线。

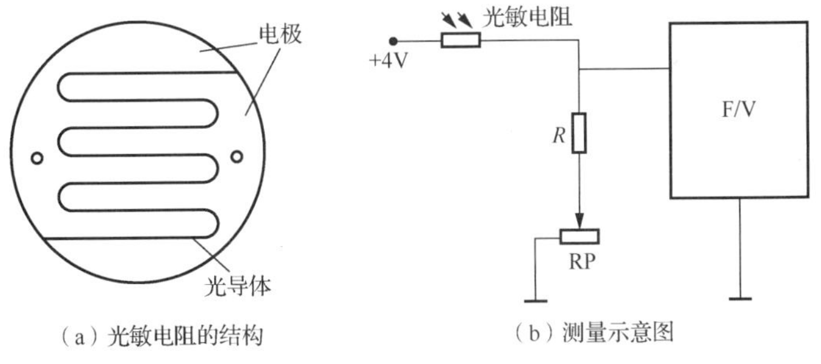

图 4-6-1　光敏电阻的结构及测量示意图

（2）将直流稳压电源±4V 接入仪器顶部光敏类传感器盒±4V 端口。

（3）将光强调节旋钮置最小位（即将光强旋钮逆时针调到底），F/V 置于 20V 挡，调节 RP 电位器使 F/V 示值最小。

（4）慢慢调节光强旋钮，发光二极管亮度增加，注意观察 F/V 数字的变化。

（5）选取一个适当光强固定不动。电位器每旋转约 90°，记录一个数据并填入表 4-6-1。

表 4-6-1　位移、电压数据表

电位器	1	2	3	4	5	6	7	8	9	10
输出										

（6）根据数据表格，做出实验曲线。

4.6.6　注意事项

（1）因外界光对光敏元件也会产生影响，实验时应尽量避免外界光的干扰。
（2）如果实验数据不稳，应检查周围是否有人员走动、物体移动。

4.6.7　思考与讨论

思考利用光敏电阻实现 LCD 屏幕亮度的自动调节的基本原理及适用电路。

4.6.8　实验报告

（1）记录、观测实验现象，并对现象进行分析。
（2）画出实测的电压变化情况，并从中读出相关的参数值。

实验 4.7　光纤传感器静态实验

4.7.1　实验目的

（1）巩固光在光纤中进行光传导的原理，掌握其技术指标。
（2）了解反射式光纤位移传感器的结构原理、性能。

4.7.2　实验仪器

主、副电源，差分放大器，F/V 表，光纤传感器，振动台。

4.7.3　实验要求

熟悉光纤传感器的工作原理，了解其相关测量电路及工具。

4.7.4　实验原理

光导纤维传感器简称为光纤传感器。随着光纤技术的发展，光纤传感器得到进一步发展。光纤主要由纤芯、包层、尼龙料 3 部分组成，光纤的导光能力取决于纤芯和包层的性质，纤芯折射率 n_1 略大于包层折射率 n_2 ，结构如图 4-7-1 所示。当光线入射时，有

$$n_0\sin\theta_0 = n_1\sin\theta_1 = n_1\cos\phi_1 \tag{4-7-1}$$

式中，n_0 为空气折射率；n_1 为纤芯折射率；n_2 为包层折射率；θ_0 为空气到纤芯的入射角；θ_1 为空气到纤芯的出射角；ϕ_1 为纤芯到包层的入射角。

若满足

$$\sin\phi_1 \geqslant \frac{n_2}{n_1} \tag{4-7-2}$$

即

$$\sin\theta_0 \leqslant \frac{1}{n_0}\sqrt{n_1^2 - n_2^2} \tag{4-7-3}$$

就能产生全反射。可见，光纤临界入射角的大小是由光纤本身的性质（n_1、n_2）决定的，与光纤的几何尺寸无关。

入射角的最大值所对应的光导纤维的数值孔径为

$$\sin\theta_0 = \frac{1}{n_0}\sqrt{n_1^2 - n_2^2} \tag{4-7-4}$$

它表示光纤的集光能力，无论光源的发射功率有多大，只要在 $2\theta_0$ 张角之内的入射光都能被光纤接收、传播。若入射角超出这一范围，光线会进入包层漏光。一般数值孔径越大，集光能力越强，光纤与光源间耦合会更容易。

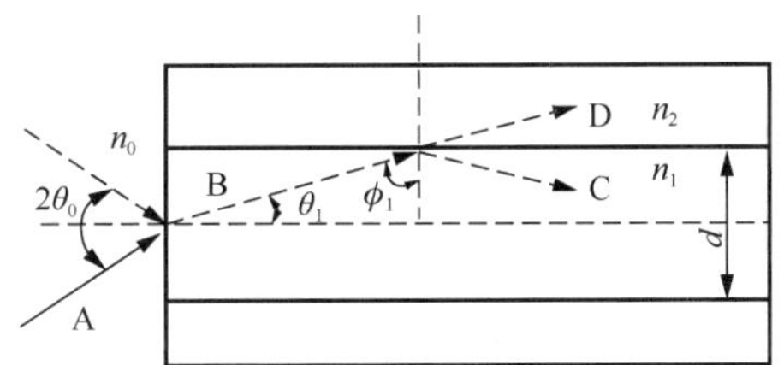

A—入射光线；B—折射光线；C—反射光线；D—折射光线；d—光纤直径。

图 4-7-1　光纤工作原理

反射式光纤位移传感器的工作原理图如图 4-7-2 所示，光纤采用 Y 型结构，两束多膜光纤一端合并组成光纤探头，另一端分为两束，分别作为光源光纤和接收光纤。光纤只起传输信号的作用，当光发射器发出的红外光，经光源光纤照射至反射面，被反射的光经接收光纤至光电转换器，将接收到的光纤转换为电信号。其输出的光强决定于反射体距光纤探头的距离 x，通过对光强的检测而得到位移量。

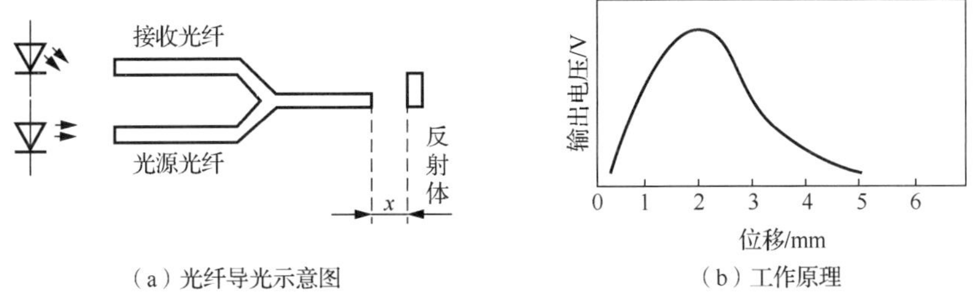

（a）光纤导光示意图　（b）工作原理

图 4-7-2　反射式光纤位移传感器的工作原理图

4.7.5 实验内容和步骤

（1）观察光纤位移传感器的结构，它由两束光纤混合后，组成 Y 形光纤，探头固定在 Z 形安装架上，外表为螺钉状的端面为半圆分布的光纤探头。

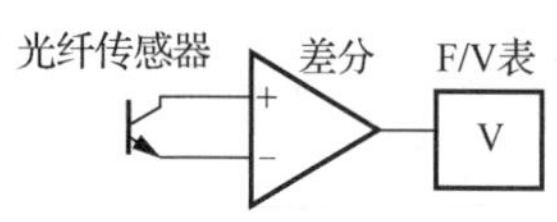

图 4-7-3 光纤传感器测量示意图

（2）了解振动台在实验仪上的位置（实验仪台面上右边的圆盘，在振动台上贴有反射纸作为光的反射面）。

（3）按照图 4-7-3 所示接线：因为光/电转换器内部已安装好，所以可将电信号直接经差分放大器放大。F/V 显示表的切换开关置于 2V 挡，开启主、副电源。

（4）定性观察：旋转测微头，使光纤探头与振动台面接触，调节差分放大器增益至最大，调节差分放大器零位旋钮使电压表读数尽量为零，旋转测微头使贴有反射纸的被测体慢慢离开探头，观察电压读数由小→大→小的变化，说明存在一个距离可以使输出最大。

（5）定量测量：旋转测微头使 F/V 电压表指示重新回零；旋转测微头，每隔 0.05mm 读一次电压表数，并将其填入表 4-7-1。

表 4-7-1 位移电压表

位移 ΔX/mm					
指示电压 ΔU/mV					

（6）关闭主、副电源，把所有旋钮复原到初始位置。

（7）作出 U-X 曲线，类似于图 4-7-2（b），计算灵敏度 $S_u = \Delta U / \Delta X$ 及线性范围。

4.7.6 注意事项

（1）光纤要放置在指定的位置。

（2）光纤传感器要与反射纸上下对齐。

4.7.7 思考与讨论

光纤传感器如何实现测速，简述基本实现方法及原理。

4.7.8 实验报告

（1）记录、观测实验现象，并对现象分析。

（2）画出实测的电压变化情况，并从中读出相关的参数值。

第 5 章

嵌入式 Linux 与系统开发

随着芯片技术的发展，嵌入式产品在各个应用领域大放异彩。本章是“嵌入式 Linux 系统设计”及“嵌入式系统设计与开发”两门课程的实验教程，主要内容包括 Linux 开发环境搭建、Linux 基础编程、交叉开发环境构建、Linux 下驱动开发及 Linux 系统移植等。本章内容注重实践，且均有实例进行搭配，对实例中的代码有较为详细的表述，易读性强。通过对本章内容的学习，能够帮助初学者快速入门嵌入式开发，为后续深入学习嵌入式开发打下基础。

实验 5.1 嵌入式 Linux 主机开发环境搭建

5.1.1 实验目的

嵌入式系统的开发需要在 Linux 下完成，这就要求 PC 主机上安装有 Linux 操作系统，本实验选择 Linux 发行版系统 Ubuntu。本实验包含 3 个部分：虚拟机的安装及使用、Linux 系统的安装、Linux 系统的基本配置。

（1）虚拟机的安装。以 VMware Workstation（中文名为“威睿工作站”）为基础，掌握虚拟机的安装过程和虚拟机的配置方法。

（2）Linux 系统的安装。以 Ubuntu18.04 为基础，掌握 Linux 安装过程中的系统配置方法。

（3）Linux 系统的基本配置。以 Ubuntu18.04 为基础，熟悉 Linux 系统的基本操作。

5.1.2 实验环境

PC 一台，VMware Workstation 15 安装包，Ubuntu 18.04 安装镜像。

5.1.3 实验要求

（1）准备 Ubuntu 18.04 系统安装镜像（下载地址：https://ubuntu.com/download/desktop）。

（2）准备 VMware Workstation 发行版本安装包（下载地址：https://www.vmware.com/products/workstation-pro/workstation-pro-evaluation.html）。

（3）准备 FileZilla 安装包（下载地址：https://www.filezilla.cn/download）。

（4）完成虚拟机、Linux 系统及文件传输软件的安装及调试。

5.1.4 实验原理

1. 虚拟机的安装

读者也许会有疑问，PC 是否可以直接安装 Linux 系统？能不能不安装虚拟机？答案是可以的。如果直接在 PC 上安装 Linux 系统，就与目前主流计算机上只安装 Windows 系统一样，开机直接进入 Linux 操作系统。此时，只需要再安装一个 Windows 系统，就可以在开机的时候选择不同的启动系统。众所周知，双系统计算机开机时只能选择其中的一个操作系统进入。由于 Windows 系统下的软件支持会比 Linux 系统丰富，如开发者在 Windows 系统下用 Source Insight 进行代码编写，需要在 Linux 系统下完成编译。这种情况需要开发者在两个操作平台之间来回切换。对于这类问题，双系统计算机的切换就会显得比较烦琐。如果将 Linux 系统作为 Windows 系统下的一个软件，在 Windows 系统下直接启动 Linux 系统，就可以解决系统的切换问题。虚拟机的出现为这一想法的

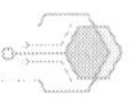

执行提供了可能性。虚拟机实际上是在用户的 PC 中构建一台新的虚拟机，使用者可以在这台虚拟机上安装自己想要的系统，包括 Windows。

2. Ubuntu 系统的安装

Ubuntu 是一个以桌面应用为主的 Linux 操作系统，其名称来自非洲南部祖鲁语或豪萨语的“Ubuntu”一词（译为乌班图），其含义类似国内的“仁爱”思想。Ubuntu 基于 Debian 发行版和 GNOME 桌面环境，且每间隔 6 个月就会发布一个新版本。Ubuntu 的目标是为一般用户提供一个最新的、相当稳定的，主要由自由软件构建而成的操作系统。Ubuntu 具有庞大的社区力量，用户可以方便地从社区获得帮助。

Ubuntu 项目完全遵从开源软件开发的原则，并且鼓励人们使用、完善并传播开源软件。也就是说，Ubuntu 是免费的。然而，这并不意味着零成本，自由软件的理念是人们应该以所有“对社会有用”的方式自由地使用软件。“自由软件”并不只意味着用户不需要为其支付费用，也意味着用户可以以自己想要的方式使用软件：任何人都可以以任意方式下载、修改、修正和使用组成自由软件的代码。因此，除自由软件常以免费方式提供这一事实外，这种自由也有着技术上的优势：进行程序开发时，可以使用其他人的成果，或以此为基础进行开发。

3. FTP 服务配置

开发者在进行嵌入式开发过程中会频繁地在 Windows 和 Linux 系统下进行文件的传输，如在 Windows 系统下编写代码，然后将编写好的代码拿到 Linux 系统下进行编译。Windows 和 Linux 系统下的文件互传需要使用文件传输协议（file transfer protocol，FTP）。FTP 服务是 TCP/IP 协议族中的协议之一。基于该协议，可以实现两台联网计算机之间的文件互传，且该传输可以突破操作系统的限制，在不同的操作系统之间也可以完成文件传输。目前常用的 FTP 工具有 FileZilla、FlashFTP、LeapFTP、CuteFTP、8UFTP 等。本书以 FileZilla 为例，演示 Linux 系统中 FTP 服务的配置。

5.1.5　实验内容和步骤

1. 虚拟机的安装

虚拟机的安装与用户在自己的计算机上安装普通软件类似，VMware Workstation 软件可以在 Wmeare 官网上下载，这里选择下载其 Windows 版本。考虑兼容性问题，本书选择 VMware Workstation Pro 14 版本作为运行平台。安装完成后，在桌面上会出现 VMware Workstation Pro 的快捷图标，如图 5-1-1 所示。

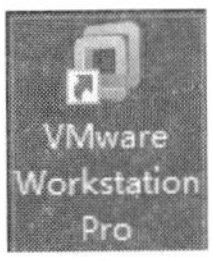

图 5-1-1　VMware Workstation 桌面图标

双击该图标即可打开软件，由于 VMware Workstation 是付费软件，因此在第一次开启时系统会提示输入许可证密钥。对于没有购买密钥的用户，可以选择“我希望试用 VMware Workstation 14 30 天”选项来获取体验 VMware Workstation 软件 30 天的权力。通过密钥验证后，进入 VMware Workstation 主界面，如图 5-1-2 所示。

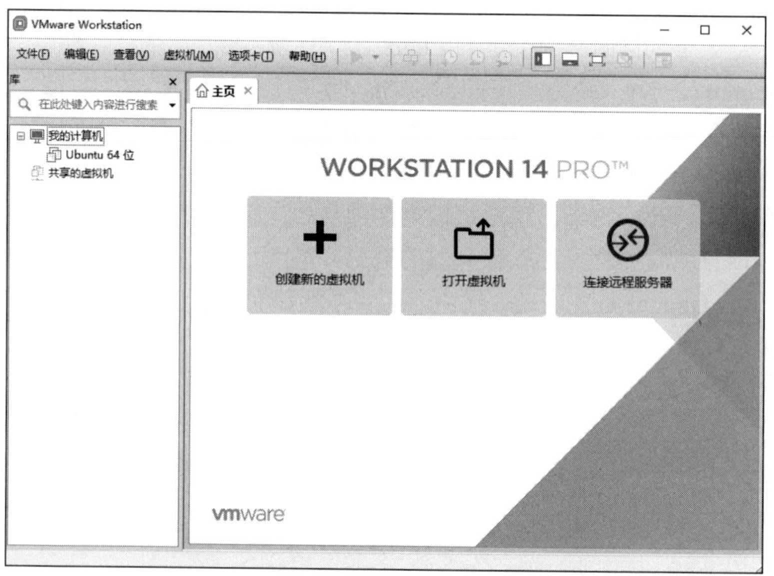

图 5-1-2　VMware Workstation 主界面

2. 虚拟机的创建

安装好 VMware Workstation 以后就可以在 VMware Workstation 上创建一台虚拟机了。打开 VMware Workstation，选择“文件”→“新建虚拟机”选项，如图 5-1-3 所示，打开“新建虚拟机向导”对话框，如图 5-1-4 所示。

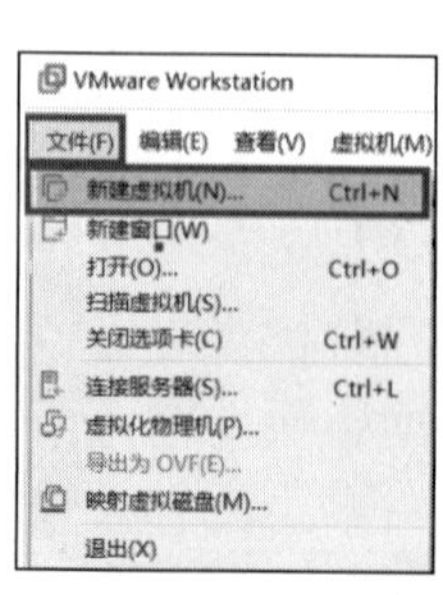

图 5-1-3　“新建虚拟机”选项

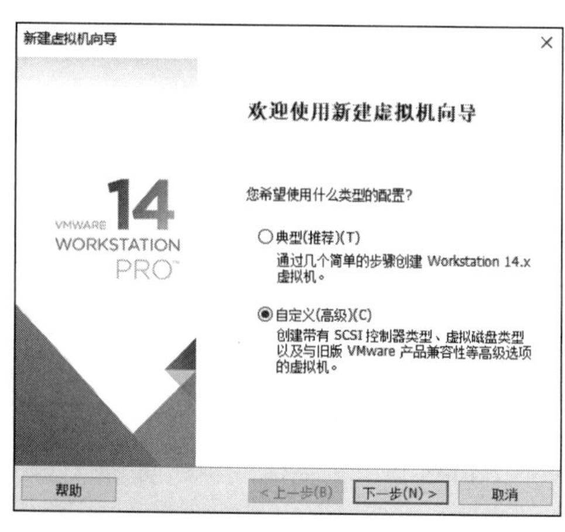

图 5-1-4　“新建虚拟机向导”对话框

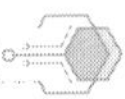

选中图中的“自定义（高级）”单选按钮，打开硬件兼容性选择界面，根据需求配置硬件，通常使用默认值即可。单击“下一步”按钮，打开虚拟机操作系统的安装界面，如图 5-1-5 所示。

用户可以在图中为新创建的虚拟机选择要安装的系统，可以是 Windows 或 Linux。如果用户想在该界面进行系统安装，则需要准备好对应的操作系统镜像文件，其文件扩展名是.iso，然后单击“下一步”按钮，打开图 5-1-6 所示的选择客户机操作系统界面，设置“客户机操作系统”为“Linux”、“版本”为“Ubuntu 64 位”，单击“下一步”按钮，打开如图 5-1-7 所示配置虚拟机名称及位置界面。

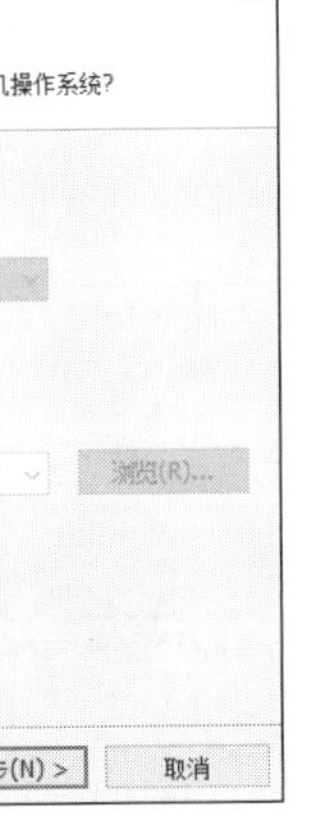

图 5-1-5　安装客户机操作系统

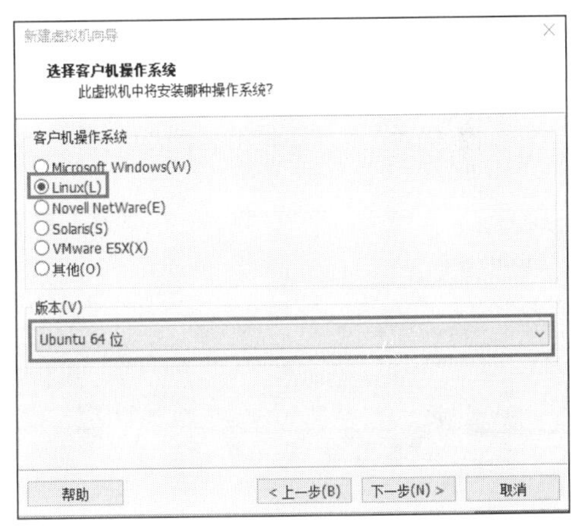

图 5-1-6　选择客户机操作系统

图 5-1-7 所示操作是配置虚拟机名称及虚拟机在计算机中的位置。虚拟机的名称可以根据使用者的习惯自由命名。虚拟机位置的选择是重点，建议单独清理出一块磁盘，如进行嵌入式开发时，建议这块空磁盘的磁盘空间不小于 100GB。

单击“下一步”按钮，打开虚拟机处理器配置界面，如图 5-1-8 所示。该界面用于配置虚拟机所使用的处理器数量，以及每个处理器的内核数量，这里需要根据用户使用的计算机的 CPU 配置来设置。例如，一台 8 核 8 线程的计算机可以分 4 个核给 VMware，然后该计算机的每个物理核有两个逻辑核，每个处理器的内核数量就是 2，设置好以后单击“下一步”按钮，打开图 5-1-9 所示的内存配置界面。与 CPU 配置一样，内存的配置也需要根据计算机的配置进行选择，虚拟机的配置不可以超过计算机的配置。在配置好内存后即可对虚拟机的网络类型进行选择（图 5-1-10），通常选用桥接网络。完成网络类型的配置后，需要配置虚拟机的 I/O 控制器类型及虚拟磁盘的类型，这里使用默认值。

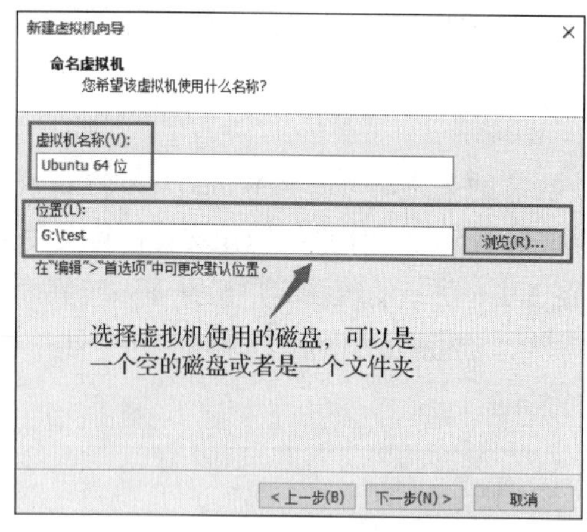

图 5-1-7　配置虚拟机名称及位置

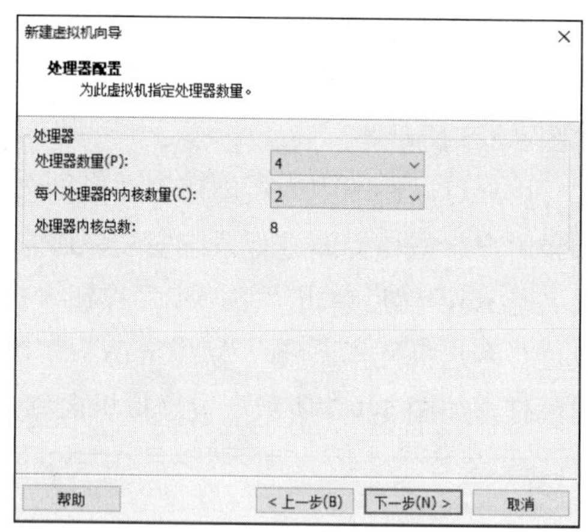

图 5-1-8　配置处理器

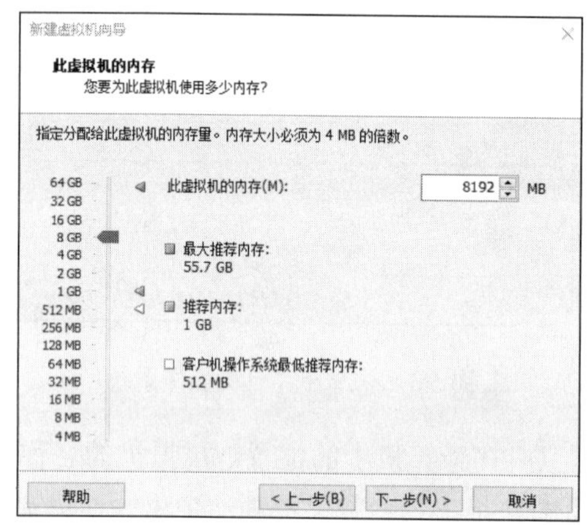

图 5-1-9　配置虚拟机内存

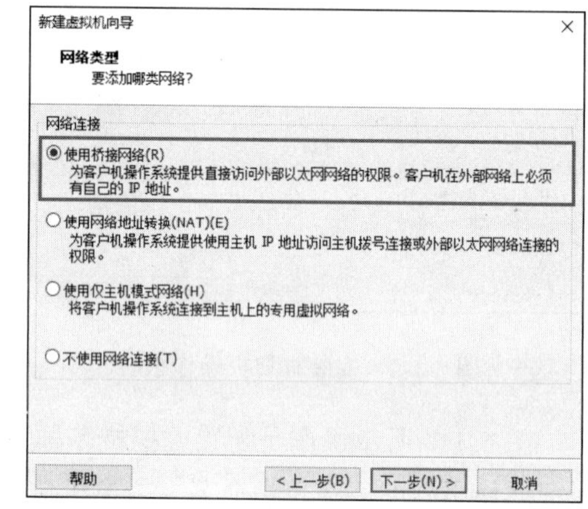

图 5-1-10　选择虚拟机的网络类型

完成以上步骤后，打开虚拟磁盘的配置界面，如图 5-1-11 所示。建议默认创建新虚拟磁盘，在熟悉虚拟机的配置原理后，再选择使用现有的虚拟磁盘或者直接使用物理磁盘。单击“下一步”按钮，打开如图 5-1-12 所示的磁盘容量配置界面，在该界面可以配置虚拟磁盘的大小，设置空磁盘中有多少磁盘空间是给虚拟机使用的，在图 5-1-7 中选取了一个空磁盘给虚拟机使用，建议初学者将虚拟磁盘的大小设置成空磁盘的容量大小，如选取的 G 盘容量是 120GB，因此可以设置“最大磁盘大小”为 120GB，单击“下一步”按钮，打开如图 5-1-13 所示的指定磁盘文件界面。因为虚拟机中所有的内容都是以文件的形式存储在真实计算机中的，所以需要在真实主机中对这一类文件进行命名。在此界面建议大家使用默认值，单击“下一步”按钮，打开已准备好创建虚拟机界面，如图 5-1-14 所示。

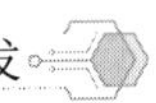

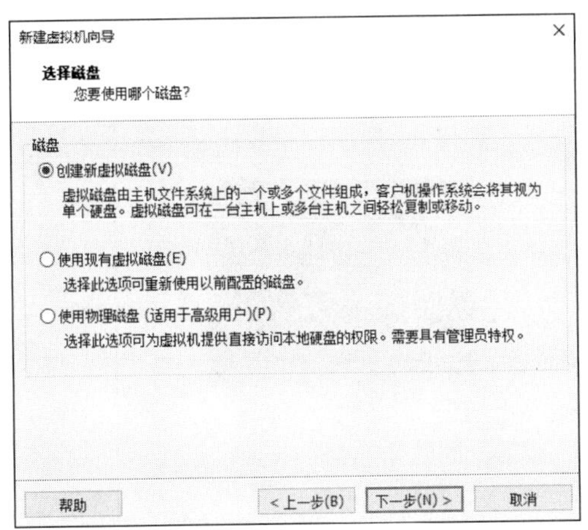

图 5-1-11　选择磁盘类型

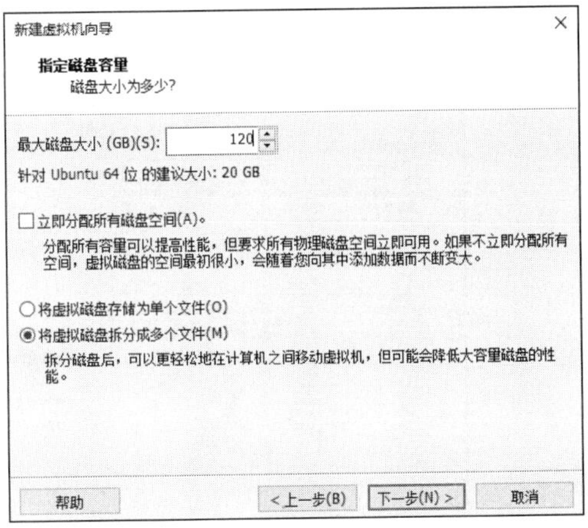

图 5-1-12　配置磁盘容量

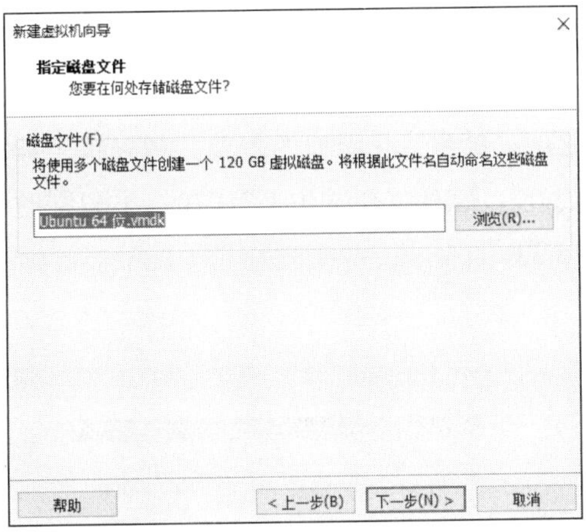

图 5-1-13　指定磁盘文件

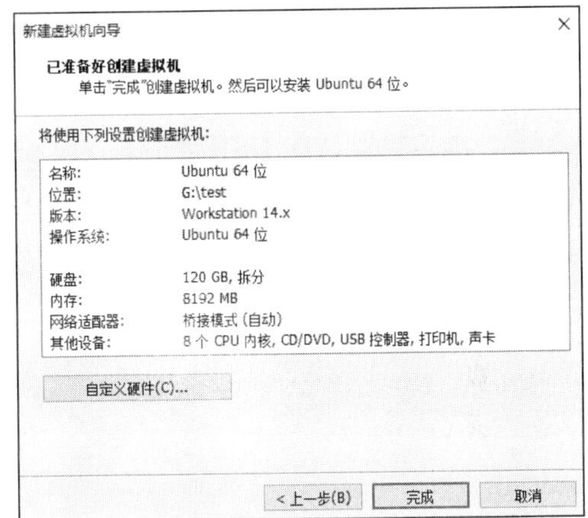

图 5-1-14　已准备好创建虚拟机

图中显示之前配置的所有关于虚拟机的信息，确认无误后单击“完成”按钮，VMware 会根据之前的配置自动创建一台虚拟机，如图 5-1-15 所示。方框中的信息包含了虚拟机名称、虚拟硬盘的所在路径及虚拟机的各种配置信息。目前虚拟机处于关机状态，需要安装 Ubuntu 操作系统，方可打开。

3. 安装 Ubuntu 操作系统

完成虚拟机的初始配置后，即可在虚拟机上安装操作系统。安装 Ubuntu 系统前需要准备好 Ubuntu 系统的安装镜像，镜像文件可以从 Ubuntu 的官网下载，本书以 Ubuntu 18.04 作为实际使用版本，后续的实验也在该版本下进行。

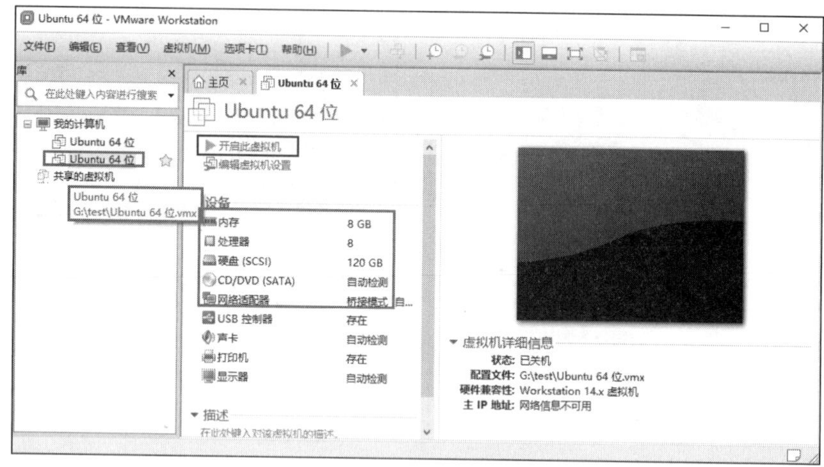

图 5-1-15　新创建的虚拟机

安装操作系统的具体操作步骤如下：打开 VMware Workstation 软件，选择“虚拟机”→“设置”选项，如图 5-1-16 所示，打开“虚拟机设置”对话框，首先设置 USB 控制器，虚拟机默认的 USB 兼容性为“USB 2.0”，随着 3.0 接口的普及，越来越多计算机配置 3.0 接口，如果不将兼容性改为“USB 3.0”，则有可能发生 USB 端口不识别的情况。因此，需要调整“USB 兼容性”为“USB 3.0”，如图 5-1-17 所示。

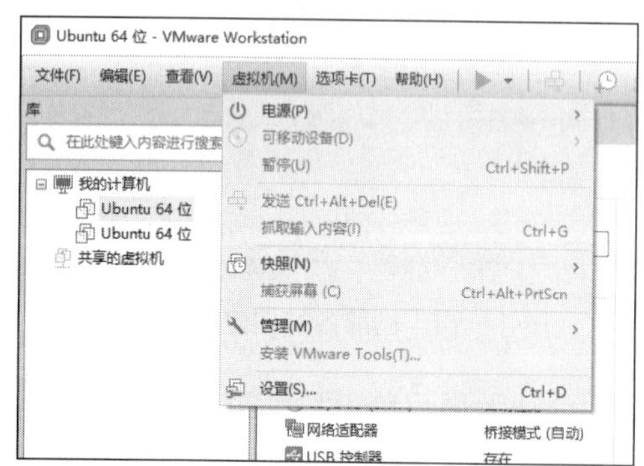

图 5-1-16　选择“虚拟机”→“设置”选项

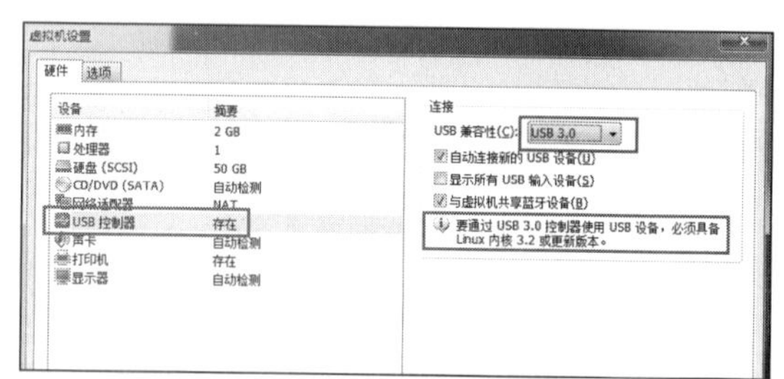

图 5-1-17　虚拟机 USB 兼容性设置

选择对话框左侧的“CD/DVD（SATA）”选项，在打开的列表中选中“使用 ISO 映像文件”单选按钮，选择目标路径下的 Ubuntu 系统镜像文件，如图 5-1-18 所示。安装镜像后，就可以启动虚拟机（图 5-1-15）。虚拟机启动后会自动进入 Ubuntu 系统的安装界面，如图 5-1-19 所示。

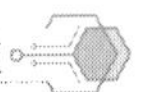

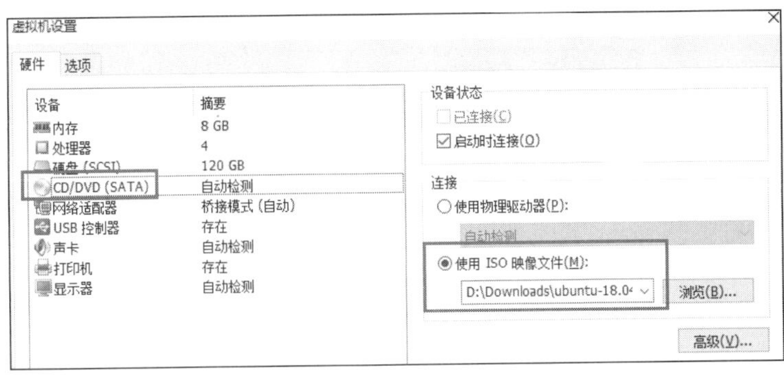

图 5-1-18　Ubuntu 系统安装镜像设置

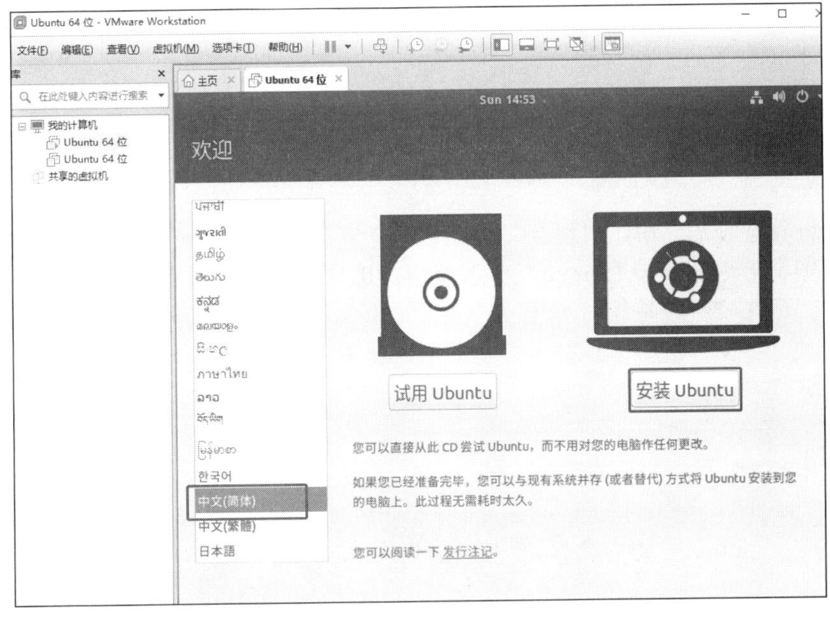

图 5-1-19　Ubuntu 系统安装界面

Ubuntu 系统的默认语言是英文，在左侧的语言选择栏中选择“中文（简体）”选项，单击“安装 Ubuntu”按钮，进入安装过程。选择键盘布局，该步骤会根据前面的语言选择自动配置，直接单击“继续”按钮即可。在安装 Ubuntu 时选择是正常安装还是最小安装、是否下载更新，以及是否为图形或者无线硬件及其他媒体格式安装第三方软件，在此建议选中“正常安装”单选按钮，不选中“其他选项”下的两个复选框，否则安装过程很慢，如图 5-1-20 所示。

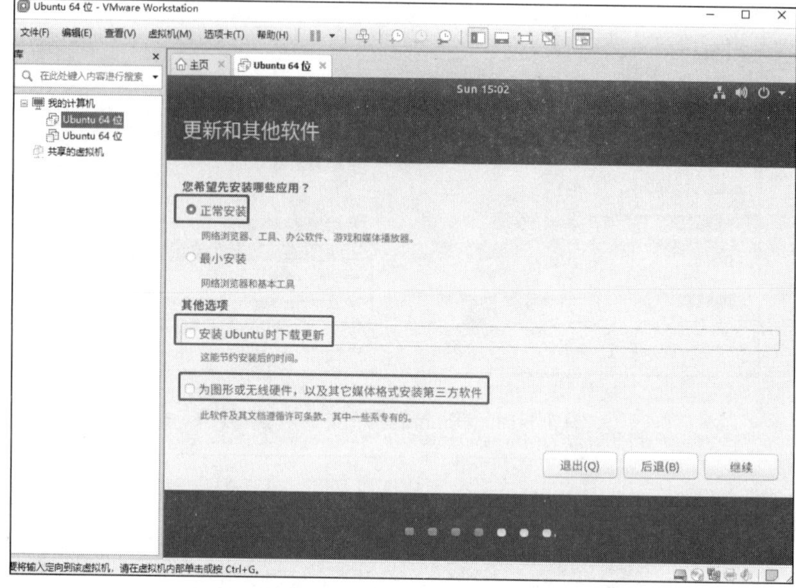

图 5-1-20　Ubuntu 系统安装“更新和其他软件”界面

配置好首选项后，单击“继续”按钮进入“安装类型”界面，如图 5-1-21 所示，选中“清除整个磁盘并安装 Ubuntu”单选按钮。选择完成后，即完成了 Ubuntu 的安装配置，单击“现在安装”按钮，弹出一个将改动写入磁盘的问询框，单击“继续”按钮，打开所在时区界面，如图 5-1-22 所示。单击“继续”按钮，进入用户名和密码设置界面，设置用户名及密码。

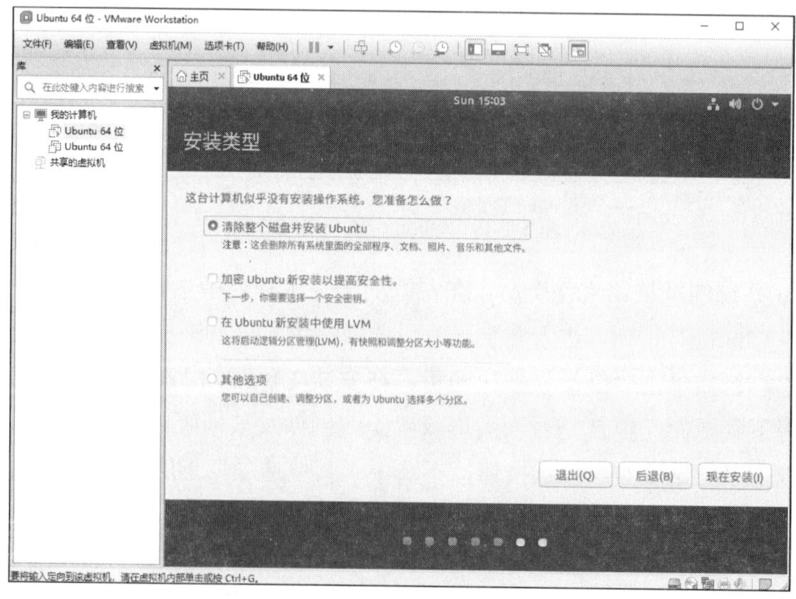

图 5-1-21　Ubuntu 系统“安装类型”界面

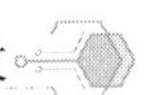

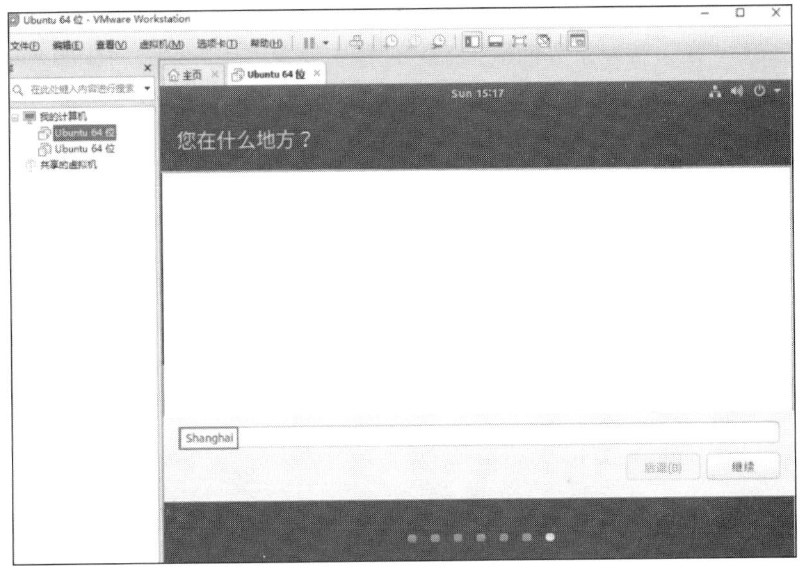

图 5-1-22　选择所在时区界面

完成用户名及密码的设置后，进入 Ubuntu 系统安装界面，如图 5-1-23 所示。

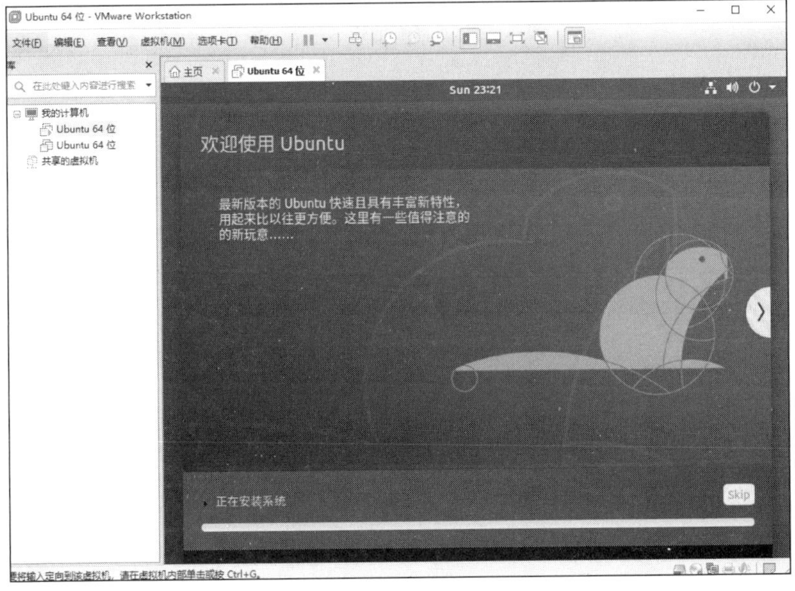

图 5-1-23　Ubuntu 系统安装界面

安装过程中系统会根据需要自动下载一些文件，所以要保证计算机能够正常联网，如果不能正常联网，则可以单击右侧的“Skip”按钮跳过下载文件步骤（可以在以后的使用中对系统进行更新），这一步操作对系统的安装没有影响。安装完成以后会提示重启系统，单击“重启”按钮。

重启完成后，在系统登录界面输入安装过程中设置的用户名及密码即可进入其系统桌面，如图 5-1-24 所示。

与真实安装操作系统一样，完成系统安装后，需要弹出虚拟光驱，返回图 5-1-18 所示界面。由于在 CD/DVD 中加载了 Ubuntu 系统镜像，需要将设置改回使用物理驱动器，否则每次开机都会进入系统安装界面，无法正常进入 Ubuntu 系统。设置完成后，单击“确定”按钮，重新打开虚拟机。至此，VMware 虚拟机及 Ubuntu 系统安装成功，接下来就可以正常使用 Ubuntu 了。

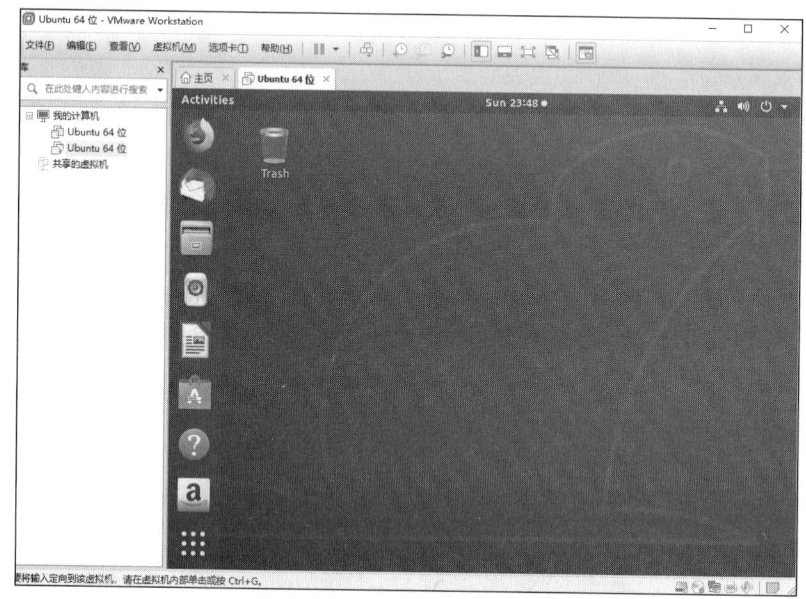

图 5-1-24　Ubuntu 系统桌面

4. FTP 服务配置

FTP 服务配置的具体操作步骤如下。

第一步，通过 Linux 系统的终端窗口安装 FTP 服务。其安装指令如下：

```
sudo apt-get install vsftpd
```

安装完成后，可通过 Linux 系统自带的 Vi 编辑器对 FTP 的配置文件进行修改，修改命令如下：

```
sudo vi /etc/vsftpd.conf
```

将文件中“local_enable=YES”“write_enable=YES”前面的“#”删除，如图 5-1-25 所示。修改完成后使用“sudo /etc/init.d/vsftpd restart”命令对 FTP 服务进行重启。

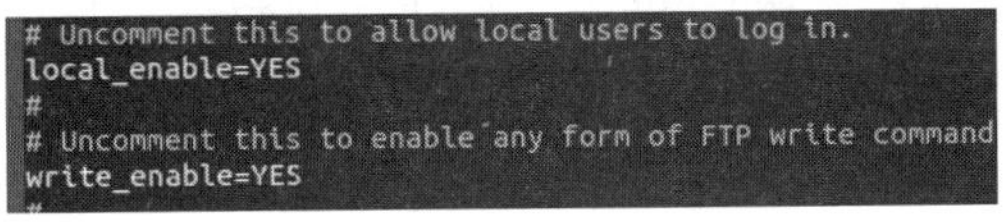

```
# Uncomment this to allow local users to log in.
local_enable=YES
#
# Uncomment this to enable any form of FTP write command
write_enable=YES
```

图 5-1-25　修改 vsftpd.conf 文件

第二步，在 Windows 系统下安装 FTP 客户端。本书选用 FileZilla 作为 Windows 下的 FTP 客户端。该软件完全免费，而且有普通用户版本和服务器版本，初学者选用普通用户版本即可，可以通过官网（https://www.filezilla.cn/download）下载。

与其他普通软件一样，安装完成后可通过桌面图标打开 FileZilla 软件，如图 5-1-26 所示。

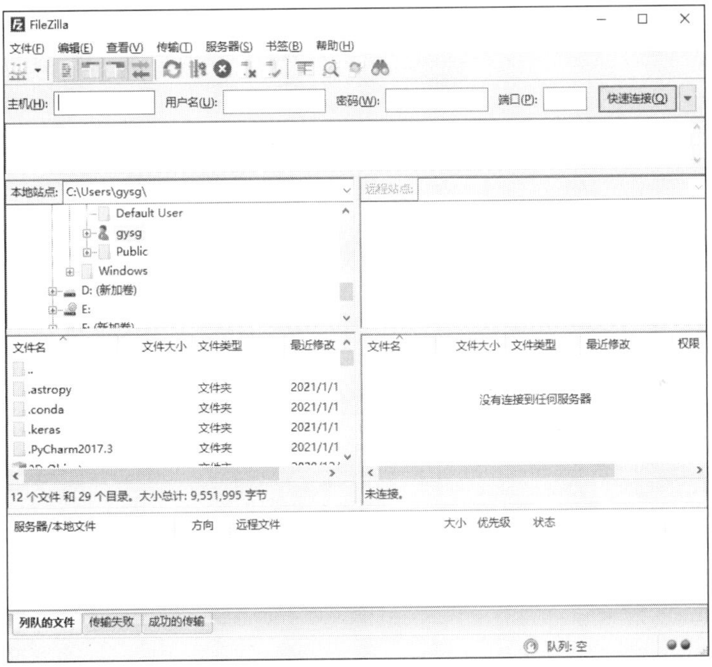

图 5-1-26　FileZilla 主界面

使用过程中，可以将 Linux 系统作为 FTP 服务器，Windows 下的 FileZilla 作为 FTP 客户端，通过客户端与服务器连接进行通信，选择“文件”→“站点管理器”选项，打开“站点管理器”对话框，如图 5-1-27 所示。单击“新站点”按钮创建站点，站点的名称可以根据个人需求设置。用户建立新站点后，可以根据图 5-1-28 中的信息进行配置。配置完成后单击“连接”按钮，即可连接到 Linux 系统的文件系统，如图 5-1-29 所示。

初次打开的界面中，左侧为 Windows 系统的文件目录，右侧是 Ubuntu 文件目录。可以发现，Ubuntu 系统的文件目录下的中文目录都是乱码，这是编码方式不匹配造成的。先断开连接，选择“服务器”→“断开连接”选项，然后打开站点管理器，选中要设置的站点“Ubuntu”，选择“字符集”，将其设置成强制 UTF-8 模式。

到此，FTP 服务配置完成。如果将 Windows 下的文件或文件夹复制到 Ubuntu 中，可以在图 5-1-29 左侧的 Windows 区域选中要复制的文件或者文件夹，然后直接拖到右侧的 Ubuntu 中指定的目录。反向传输的操作一样。

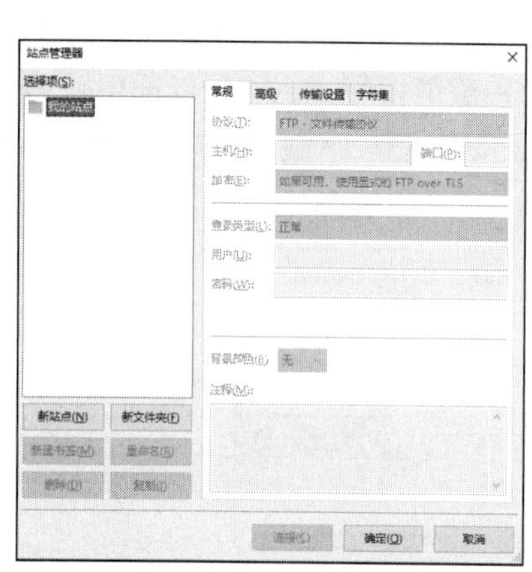

图 5-1-27　“站点管理器”对话框

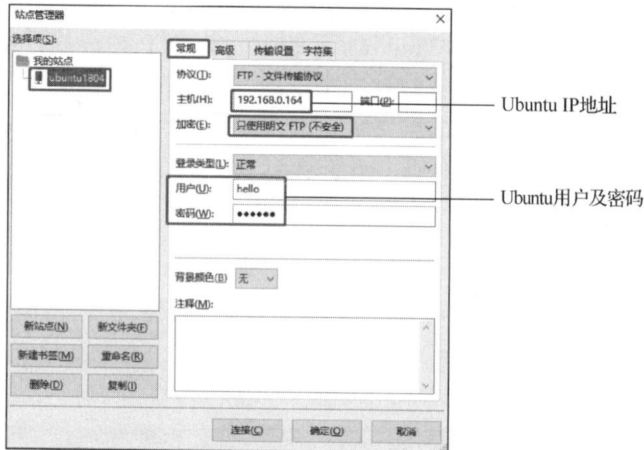

图 5-1-28　站点设置

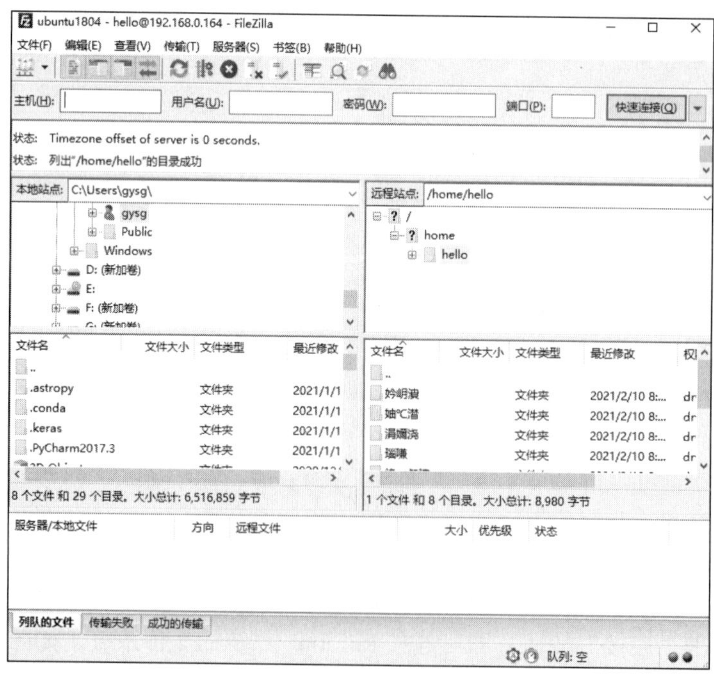

图 5-1-29　FTP 连接成功界面

5.1.6　注意事项

选择虚拟机磁盘位置时，最好选取一个空的磁盘空间。虽然可以选取一个文件夹作为虚拟机磁盘，但是需要注意该磁盘文件夹所在磁盘的剩余空间必须大于设置的虚拟磁盘大小，另外由于设置虚拟磁盘后，物理磁盘的空间并不会被锁定，在以后使用中需要额外注意磁盘空间的大小，避免二者冲突。

5.1.7　思考与讨论

（1）虚拟机是如何实现对 PC 模拟的？
（2）虚拟机的 CPU 配置与真实主机的 CPU 配置存在何种关系？
（3）Linux 系统与 Windows 系统有何区别？
（4）Ubuntu 系统的文件系统（系统分区）是如何进行划分的？

5.1.8　实验报告

（1）画出 PC、PC 系统、虚拟机及虚拟系统的关系原理图。
（2）画出 FTP 传输原理图。
（3）记录常用的 Vi 编辑器指令。

5.1.9　参考程序

Ubuntu 操作基本命令如下：

```
sudo passwd root                    //设置 root 账户密码
su root                             //登录 root 账户
sudo apt-get install vsftpd         //安装 FTP 服务
sudo vi /etc/vsftpd.conf            //使用 Vi 编辑器编辑 FTP 配置文件
```

实验 5.2　Linux 主机基础操作实验

5.2.1　实验目的

本章以 Ubuntu 系统作为学习 Linux 系统和嵌入式开发的操作平台。因为都是基于 Linux 内核，其他发行版本（如 CentOS、Red Hat）的操作与 Ubuntu 基本一致，读者也可以根据此书的教程进行学习。Linux 系统是与 Windows 一样的大型桌面操作系统，功能强大。本实验的主要目的是掌握后续嵌入式开发所需的 Ubuntu 基本技能，如系统的基本设置、常用的 Shell 命令、Vim 编辑器的基本操作等。

（1）Linux 基本操作。快速掌握 Linux 系统的基本操作。

（2）Linux 系统下的 Shell 编程。掌握 Linux 系统终端的操作模式，掌握 Linux 系统的 Shell 操作与编程。

（3）文本编辑器使用。掌握 Linux 系统下的文本编辑操作。

5.2.2 实验环境

PC 一台（装有 Ubuntu 18.04 的虚拟机）。

5.2.3 实验要求

（1）准备好实验所需的虚拟机平台或 PC 平台。

（2）掌握 Linux 系统的基本操作。

（3）掌握命令行的各种含义。

（4）了解 Vim 编辑器的操作特色。

5.2.4 实验原理

1. Linux 基本操作

Windows 是一个桌面图形化的系统。对于一个刚接触 Windows 系统的用户而言，他已拥有一个经典的 Windows 风格的桌面主题、一个写字板程序、一个 IE 浏览器，安装程序时只需要下载一个.exe 文件并双击即可。但是新用户在 Linux 系统面前，却有上百种发行版供其挑选，如桌面环境可以选择 KDE 或者 Fluxbox；文本编辑器可以选择 Vi、Emacs 或者 Kate；网页浏览器可以选择 Konqueror、Opera、Firefox 或者 Mozilla。

2. Linux 系统下的 Shell 编程

Linux 系统与 Windows 系统之间存在一个较大的区别，那就是系统的操作形式。在 Windows 系统下鼠标可以完成日常 90%以上的操作，因为 Windows 是以图形界面为主。在 Linux 系统中可以没有操作界面，完全摆脱图形化，只依赖命令行完成对操作系统的控制。这就是 Linux 系统的终端。在终端中执行的内容，称为 Shell 命令。简单来说，Shell 就是输入命令。将多个 Shell 命令按照一定的格式写入一个文本中的操作称为 Shell 编程，生成的程序文件称为 Shell 脚本。从严格意义上来讲，Shell 是一个应用程序，负责接收用户输入的命令，然后根据命令做出相应的动作，即将应用层或者用户输入的命令传递给系统内核，由操作系统内核来完成相应的工作，然后将结果反馈给应用层或者用户。

Shell 命令的格式如下：

```
command -options [argument]
```

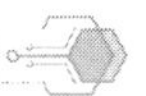

各命令说明如下。

- command：Shell 命令名称。
- options：选项，同一种命令可能有不同的选项，不同的选项其实现的功能不同。
- argument：Shell 命令可以带参数运行，也可以不带参数运行。

3. 文本编辑器使用

文档编辑是所有程序开发中最常用的操作，Windows 系统下通常使用记事本，或者其他一些优秀的文本编辑器，如用 Notepad++来实现该操作。Ubuntu 系统下有一个自带的文本编辑器，那就是 Gedit。Gedit 是一个窗口式的编辑器，与 Windows 系统的记事本类似。另外，Linux 系统特有的一个编辑器就是 Vi/Vim 编辑器。

Linux 系统默认自带 Vi 编辑器，但是 Vi 编辑器对于习惯在 Windows 下进行开发的用户来说不方便，如其不能使用键盘上的上、下、左、右键调整光标位置。因此，当需要在终端模式下进行文本编辑或者修改文件时可以使用 Vi/Vim 编辑器，Vi/Vim 编辑器都是一种基于指令式的编辑器，不需要鼠标，也没有菜单，使用键盘来完成所有的编辑工作，Vim 编辑器是 Vi 编辑器的升级版本。

5.2.5 实验内容和步骤

1. Linux 系统操作

分辨率设置：Ubuntu 系统的默认分辨率为 800 像素×600 像素，对于习惯了 Windows 的用户而言这个桌面比较小，可以通过系统设置调整分辨率。图 5-2-1 所示为系统设置界面，左侧为系统自带的常规应用。通过单击右上角的电源键，可打开系统设置界面，在此界面设置显示分辨率，如图 5-2-2 所示。

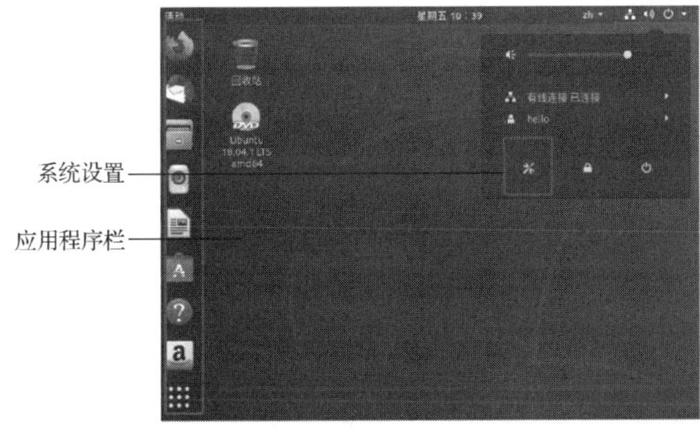

图 5-2-1　Ubuntu 系统设置界面

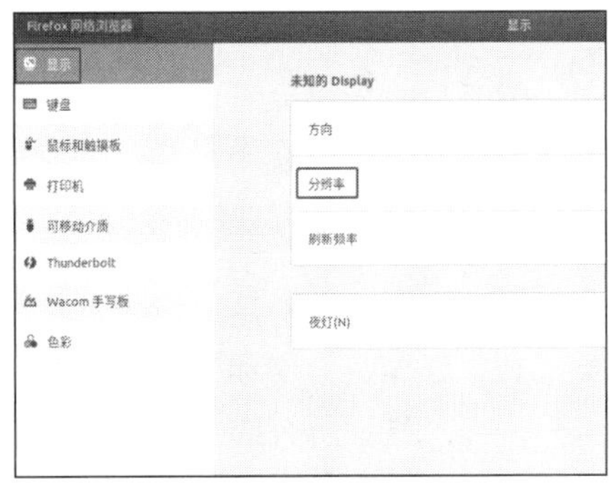

图 5-2-2　设置显示分辨率

中文输入：Ubuntu 自带拼音输入法，可以使用 Win+空格组合键切换输入法。使用过程中会发现 Ubuntu 下的拼音输入法没有 Windows 下的输入法流畅，这是所有版本的 Linux 系统的桌面端使用率比较低，没有公司为其开发输入法的原因。

2. Linux 下的终端应用及 Shell 编程

Linux 系统操作与 Windows 相似，但是 Linux 的特色不是图形界面的操作，而是命令行操作。Linux 终端操作会涉及很多命令，常用的命令有几十个。

（1）打开终端。打开终端的方式有如下几种。

① 在桌面上右击，在弹出的快捷菜单中选择“打开终端”命令，打开系统终端界面，如图 5-2-3 所示。

② 使用 Ctrl+Alt+T 组合键，也可打开终端界面。

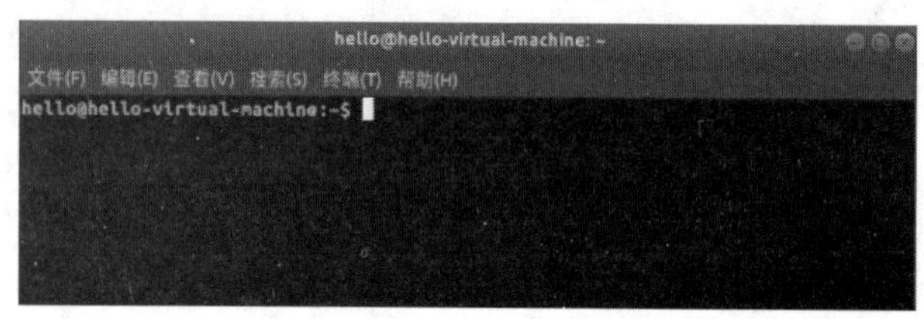

图 5-2-3　Linux 系统终端界面

打开终端后会出现一行提示信息：

```
hello@hello-virtual-machine: ～$
```

该字符串以@为分界线，前面是用户名，后面是计算机名，$表示普通用户。直接输入查询命令“ls”，打开目录信息，如图 5-2-4 所示。

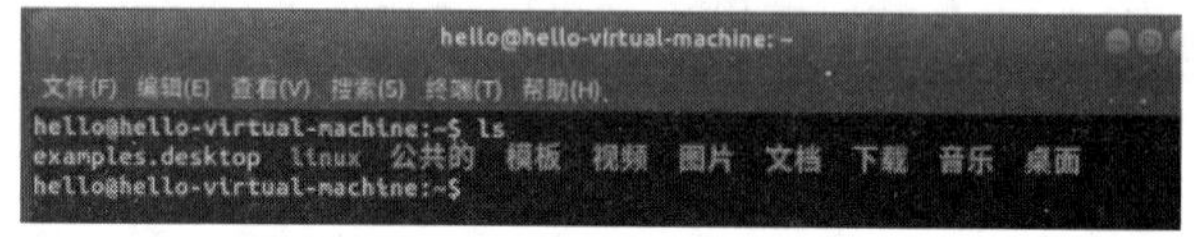

图 5-2-4　ls 命令

（2）目录信息查看命令：ls 命令。

文件浏览是终端中最基本的操作，Linux 终端下的文件浏览命令为 ls，其格式如下：

```
ls　[选项]　[路径]
```

ls 命令主要用于显示指定目录下的内容，列出指定目录下包含的所有的文件及子目录，其主要参数含义如下。

- -a：显示所有的文件及子目录，包括以“.”开头的隐藏文件。
- -l：显示文件的详细信息，如文件的形态、权限、所有者、大小等信息。
- -t：将文件按照创建时间排序列出。
- -A：与-a 一样，但是不列出“.”（当前目录）和“..”（父目录）。
- -R：递归列出所有文件，包括子目录中的文件。

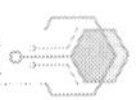

Shell 命令中的参数可以组合在一起使用，如组合-al 就是显示所有文件的详细信息，包括以“.”开头的隐藏文件。ls 命令演示如图 5-2-5 所示。

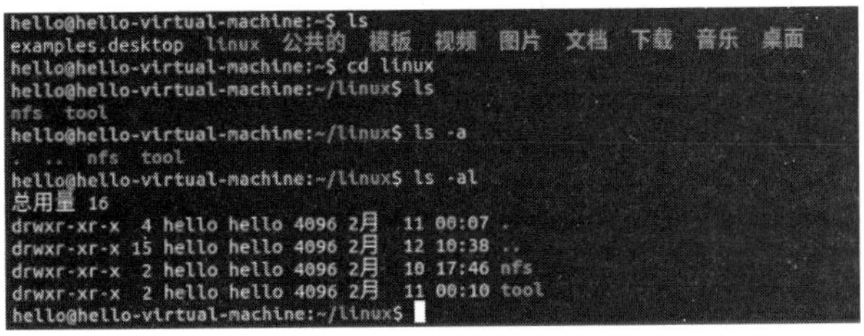

hello@hello-virtual-machine:~$ ls
examples.desktop linux 公共的 模板 视频 图片 文档 下载 音乐 桌面
hello@hello-virtual-machine:~$ cd linux
hello@hello-virtual-machine:~/linux$ ls
nfs tool
hello@hello-virtual-machine:~/linux$ ls -a
. .. nfs tool
hello@hello-virtual-machine:~/linux$ ls -al
总用量 16
drwxr-xr-x 4 hello hello 4096 2月 11 00:07 .
drwxr-xr-x 15 hello hello 4096 2月 12 10:38 ..
drwxr-xr-x 2 hello hello 4096 2月 10 17:46 nfs
drwxr-xr-x 2 hello hello 4096 2月 11 00:10 tool
hello@hello-virtual-machine:~/linux$

图 5-2-5　ls 命令演示

（3）目录切换命令：cd 命令。

在 Linux 终端下切换到其他目录的命令是 cd，其格式如下：

```
cd  [路径]
```

其主要参数含义如下。

- cd /：进入到根目录“/”下，Linux 系统的根目录为“/”。
- cd /usr：进入到目录“/usr”中。
- cd ..：进入到上一级目录。
- cd ～：切换到当前用户家目录。

例如，下面使用 cd 命令进入目录“/usr”，并查看“/usr”下有什么文件，如图 5-2-6 所示。

首先使用命令 cd /usr 进入“/usr”目录下，然后使用 ls 命令显示“/usr”目录下的所有文件。可以发现，当切换到其他目录以后，在符号$前面就会以带颜色的字体显示当前目录的名称。

hello@hello-virtual-machine:~/linux$ cd /usr
hello@hello-virtual-machine:/usr$ ls
bin games include lib lib32 local sbin share src
hello@hello-virtual-machine:/usr$

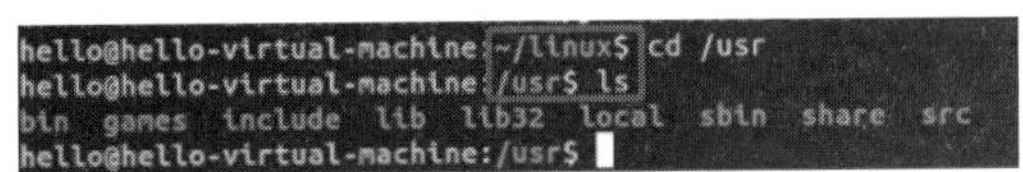

图 5-2-6　cd 命令演示

（4）当前路径显示命令：pwd 命令。

pwd 命令用来显示当前工作目录的绝对路径，不需要任何参数，其演示如图 5-2-7 所示。

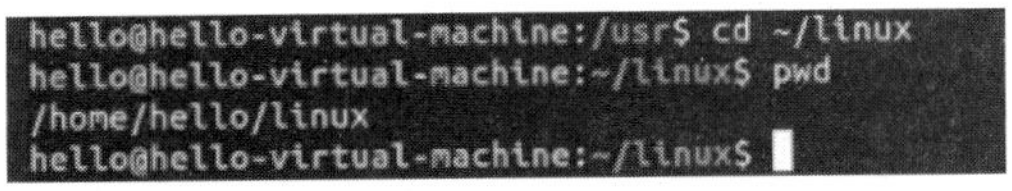

hello@hello-virtual-machine:/usr$ cd ~/linux
hello@hello-virtual-machine:~/linux$ pwd
/home/hello/linux
hello@hello-virtual-machine:~/linux$

图 5-2-7　pwd 命令演示

（5）系统信息查看命令：uname 命令。

要查看当前系统信息，可以使用 uname 命令，其格式如下：

```
uname [选项]
```

其常用选项参数含义如下。

- -r：列出当前系统的具体内核版本号。
- -s：列出系统内核名称。
- -o：列出系统信息。

uname 命令演示如图 5-2-8 所示。

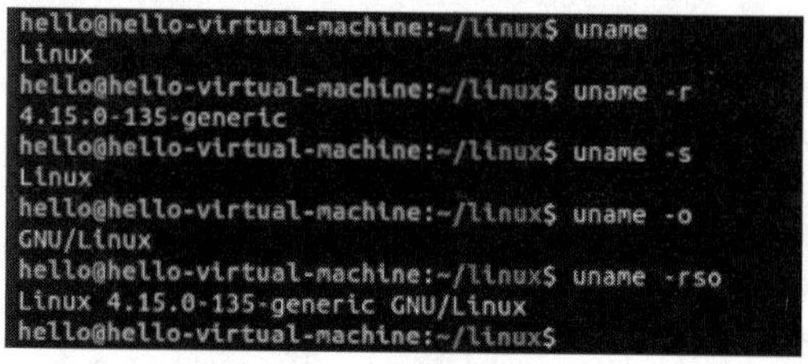

```
hello@hello-virtual-machine:~/linux$ uname
Linux
hello@hello-virtual-machine:~/linux$ uname -r
4.15.0-135-generic
hello@hello-virtual-machine:~/linux$ uname -s
Linux
hello@hello-virtual-machine:~/linux$ uname -o
GNU/Linux
hello@hello-virtual-machine:~/linux$ uname -rso
Linux 4.15.0-135-generic GNU/Linux
hello@hello-virtual-machine:~/linux$
```

图 5-2-8　uname 命令演示

（6）清屏命令：clear 命令。

clear 命令用于清除终端上的所有内容，只留下一行提示符。执行后的界面如图 5-2-3 所示。

（7）切换用户执行身份命令：sudo 命令。

Linux 是一个允许多用户的操作系统，其中权限最大的就是 root 用户，该用户拥有所有权限，当需要执行的命令涉及比较重要的区域时，需要以 root 用户身份才能够执行，如安装软件。通过 sudo 命令可以暂时将身份切换到 root 用户（Windows 系统中以管理员身份运行）。当使用 sudo 命令时需要输入密码，这里要注意的是输入密码时没有任何提示。其格式如下：

```
sudo[选项][命令]
```

其常用选项参数含义如下。

- -h：显示帮助信息。
- -l：列出当前用户可执行与不可执行的命令。
- -p：改变询问密码的提示符。

创建新用户的命令为 adduser，创建新用户的权限只有 root 用户拥有，在安装系统的时候创建的用户没有权限。所以创建新用户时需要使用 sudo 命令才能执行 adduser 命令，如图 5-2-9 所示。

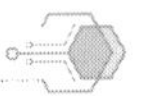

```
hello@hello-virtual-machine: ~/linux
文件(F) 编辑(E) 查看(V) 搜索(S) 终端(T) 帮助(H)
hello@hello-virtual-machine:~/linux$ adduser test
adduser: 只有 root 才能将用户或组添加到系统。
hello@hello-virtual-machine:~/linux$ sudo adduser test
[sudo] hello 的密码:
正在添加用户"test"...
正在添加新组"test" (1001)...
正在添加新用户"test" (1001) 到组"test"...
创建主目录"/home/test"...
正在从"/etc/skel"复制文件...
输入新的 UNIX 密码:
重新输入新的 UNIX 密码:
```

图 5-2-9　sudo 命令演示

（8）切换用户命令：su 命令。

sudo 是以 root 用户身份执行一个命令，并没有更改当前的用户身份，所有需要 root 身份执行的命令都必须在前面加上 sudo。su 命令可以将当前用户切换为 root 用户，切换以后执行命令时就可以省去 sudo 命令。su 命令格式如下：

```
su[选项][用户名]
```

其常用选项参数含义如下。

- -c －command：执行指定的命令，执行完毕后恢复原用户身份。
- -login：改变用户身份，同时改变工作目录和 PATH 环境变量。
- -m：改变用户身份的时候不改变环境变量。
- -h：显示帮助信息。

以切换到 test 用户为例，su 命令演示如图 5-2-10 所示。

```
hello@hello-virtual-machine:~$ su test
密码:
test@hello-virtual-machine:/home/hello$ cd ~
test@hello-virtual-machine:~$ ls
examples.desktop
test@hello-virtual-machine:~$ su hello
密码:
hello@hello-virtual-machine:/home/test$ cd ~
hello@hello-virtual-machine:~$ ls
examples.desktop  linux  公共的  模板  视频  图片  文档  下载  音乐  桌面
hello@hello-virtual-machine:~$
```

图 5-2-10　su 命令演示

使用 su 命令切换到 test 用户，然后输入密码，可以看到切换到 test 用户以后@符号前面的用户名变成了 test，表示当前的用户是 test 用户。然后使用命令 cd～切换到用户家目录，会发现两个用户的家目录不一样，说明切换成功。需要注意的是，直接使用 su 命令切换到 root 用户时，需要在 su 命令前面加 sudo 命令，否则切换失败，如图 5-2-11 所示。

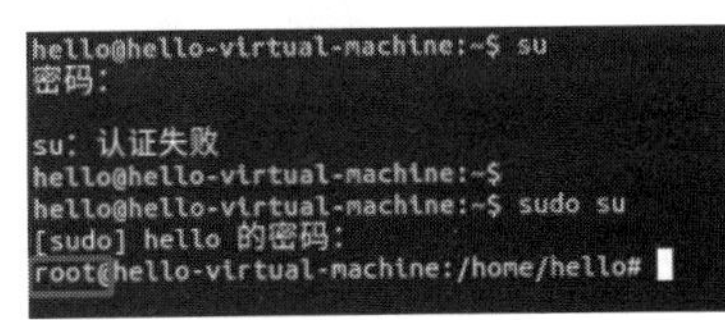

图 5-2-11　切换到 root 用户

（9）显示文件内容命令：cat 命令。

在 Windows 下可以直接使用记事本查看一个文本文件内容，Linux 下也有类似记事本的软件，叫作 Gedit，找到一个文本文件，双击打开，默认使用的就是 Gedit。在 Linux 终端中没有图形界面，可以使用 cat 命令显示文件内容，其格式如下：

```
cat [选项] [文件]
```

其主要选项参数含义如下。

- -n：由 1 开始对所有输出的行进行编号。
- -b：与-n 类似，但是不对空白行编号。
- -s：当遇到连续两个以上空白行时就合并为一个空白行。

以查看文件“/etc/environment”内容为例，cat 命令演示如图 5-2-12 所示。

```
hello@hello-virtual-machine:~$ cat /etc/environment
PATH="/usr/local/sbin:/usr/local/bin:/usr/sbin:/usr/bin:/sbin:/bin:/usr/games:/u
sr/local/games"
hello@hello-virtual-machine:~$
```

图 5-2-12 cat 命令演示

（10）显示和配置网络属性命令：ifconfig 命令。

ifconfig 是一个与网络属性配置和显示密切相关的命令。可以通过此命令查看当前网络属性，也可以通过此命令配置网络属性，如配置网络 IP 地址。其格式如下：

```
ifconfig interface options | address
```

其主要参数含义如下。

- interface：网络接口名称，如 eth0。
- up：开启网络设备。
- down：关闭网络设备。
- add IP：地址，设置网络 IP 地址。
- netmask add：子网掩码。

ifconfig 命令演示如图 5-2-13 所示。

```
hello@hello-virtual-machine:~$ ifconfig
ens33: flags=4163<UP,BROADCAST,RUNNING,MULTICAST>  mtu 1500
        inet 192.168.0.164  netmask 255.255.255.0  broadcast 192.168.0.255
        inet6 fe80::e89d:7b42:a4af:9ad8  prefixlen 64  scopeid 0x20<link>
        ether 00:0c:29:98:b0:5a  txqueuelen 1000  (以太网)
        RX packets 99776  bytes 55510859 (55.5 MB)
        RX errors 0  dropped 0  overruns 0  frame 0
        TX packets 1170  bytes 141492 (141.4 KB)
        TX errors 0  dropped 0 overruns 0  carrier 0  collisions 0

lo: flags=73<UP,LOOPBACK,RUNNING>  mtu 65536
        inet 127.0.0.1  netmask 255.0.0.0
        inet6 ::1  prefixlen 128  scopeid 0x10<host>
        loop  txqueuelen 1000  (本地环回)
        RX packets 359  bytes 31982 (31.9 KB)
        RX errors 0  dropped 0  overruns 0  frame 0
        TX packets 359  bytes 31982 (31.9 KB)
        TX errors 0  dropped 0 overruns 0  carrier 0  collisions 0
```

图 5-2-13 ifconfig 命令演示

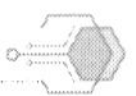

由图中可知，该系统有两个网卡：ens33 和 lo，ens33 是实际使用的网卡，lo 是回测网卡。可以看出网卡 ens33 的 IP 地址为 192.168.0.164，FTP 客户端连接时使用的就是这个 IP 地址。

（11）系统帮助命令：man 命令。

Linux 系统中有很多命令，这些命令有不同的格式，不同的格式对应不同的功能。Linux 系统的开发者给终端系统配备了帮助手册，用户可以通过查询帮助手册了解一个命令的所有信息。这个功能通过 man 命令可以查看其他命令的语法格式、主要功能及主要参数说明。man 命令格式如下：

```
man[命令名]
```

例如，要查看 ls 命令的说明，输入 man ls 命令，ls 命令详细信息如图 5-2-14 所示。

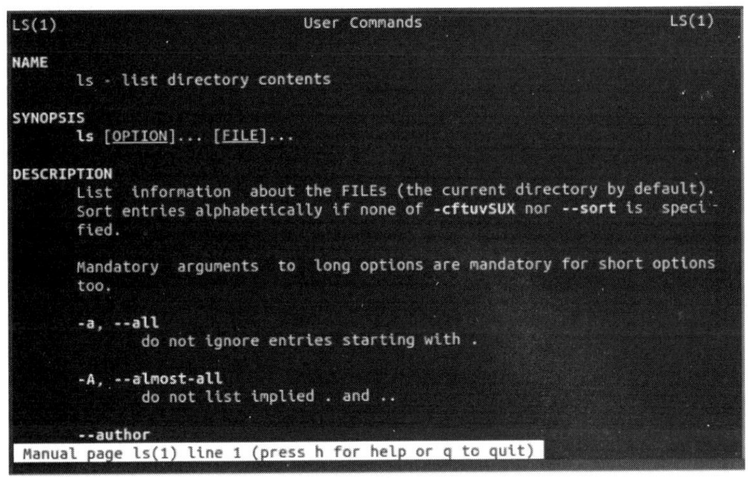

图 5-2-14　ls 命令详细信息

（12）软件安装命令：install 命令。

不同于 Windows 下直接双击.exe 文件就可开始安装软件，Linux 系统下大部分软件需要用户先下载源码，然后自行编译，编译完成以后使用 install 命令来安装。install 命令格式如下：

```
install  [选项]...   [-T]   源文件      目标文件
install  [选项]...          源文件...   目录
install  [选项]...   -t     目录        源文件...
install  [选项]...   -d     目录...
```

install 命令是将文件（通常是编译后的文件）复制到目标位置。前 3 种格式是将源文件复制到目标文件，或将多个源文件复制到一个已存在的目录中，同时设置其所有权和权限模式；在第 4 种格式中，会创建指定的目录。install 命令通常与 apt-get 命令组合在一起使用。

（13）APT 下载工具。

目前 Linux 系统使用频率最高的下载工具是 APT，APT 下载工具可以实现软件自动下载、配置、安装二进制或者源码的功能。APT 下载工具和 install 命令结合构成了 Linux 系统下常用的下载和安装软件方法。安装软件可使用如下命令：

```
sudo apt-get install package-name
```

上述命令是由 apt-get 命令和 install 命令组合在一起的，apt-get 命令负责从软件源下载软件，install 命令负责安装软件，package-name 是要安装的软件名称。以安装 Linux 下的串口工具 minicom 为例，可以使用如下命令：

```
sudo apt-get install minicom
```

其执行结果如图 5-2-15 所示。

```
hello@hello-virtual-machine:~$ sudo apt-get install minicom
[sudo] hello 的密码:
正在读取软件包列表... 完成
正在分析软件包的依赖关系树
正在读取状态信息... 完成
将会同时安装下列软件:
  lrzsz
下列【新】软件包将被安装:
  lrzsz minicom
升级了 0 个软件包，新安装了 2 个软件包，要卸载 0 个软件包，有 300 个软件包未被升
级。
需要下载 313 kB 的归档。
解压缩后会消耗 1,471 kB 的额外空间。
您希望继续执行吗? [Y/n]
```

图 5-2-15　安装 minicom 串口工具命令的执行结果

Linux 系统在准备完成后会询问是否下载安装。输入“Y”并按回车键即同意执行。安装成功后可以通过 minicom -s 命令测试安装是否成功，如图 5-2-16 所示。

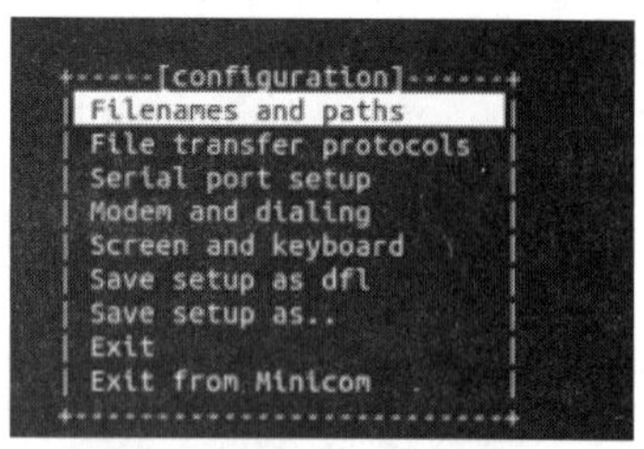

图 5-2-16　minicom 软件终端界面

同样地，Linux 系统可以用以下命令进行软件的更新及卸载：

```
sudo apt-get upgrade package-name     //软件更新
sudo apt-get remove package-name      //软件卸载
```

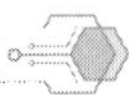

3. 文本编辑器使用

嵌入式开发过程经常需要在终端模式下进行文本编辑，可以使用 Vi/Vim 编辑器。首先安装 Vim 编辑器，其命令如下：

```
sudo apt-get install vim
```

Vim 编辑器有 3 种工作模式：输入模式、指令模式和底行模式，切换不同的模式可以实现不同的功能。下面以编辑一个文本文档为例讲解 Vim 编辑器的使用。打开终端，输入如下命令：

```
vim test.txt
```

在终端执行上述命令后，系统会自动创建一个 test.txt 文档，并且用 Vim 编辑器打开，如图 5-2-17 所示。此时无法直接输入内容，Vim 编辑器默认以只读模式打开文档，需要切换至输入模式才能进行内容输入。

图 5-2-17　Vim 打开的 test.txt 文档

Vim 切换输入模式的命令如下。

- i：在光标所在字符的前面转换为输入模式。
- I：在光标所在行的行首转换为输入模式。
- a：在光标所在字符的后面转换为输入模式。
- A：在光标所在行的行尾转换为输入模式。
- o：在光标所在行的下方新建一行，并转换为输入模式。
- O：在光标所在行的上方新建一行，并转换为输入模式。

• s：删除光标所在字符。

• r：替换光标处字符。

以 a 命令为例，当输入 a 命令后，终端左下角会出现“插入”字样，进行提示并进入输入模式，如图 5-2-18 所示。此时可以输入内容，如图 5-2-19 所示。

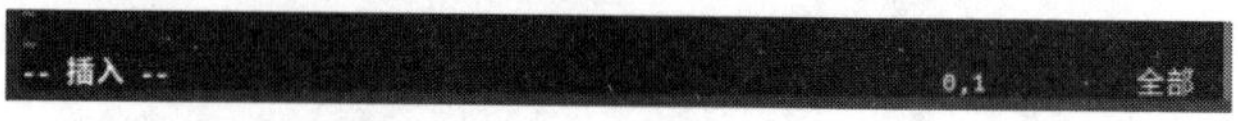

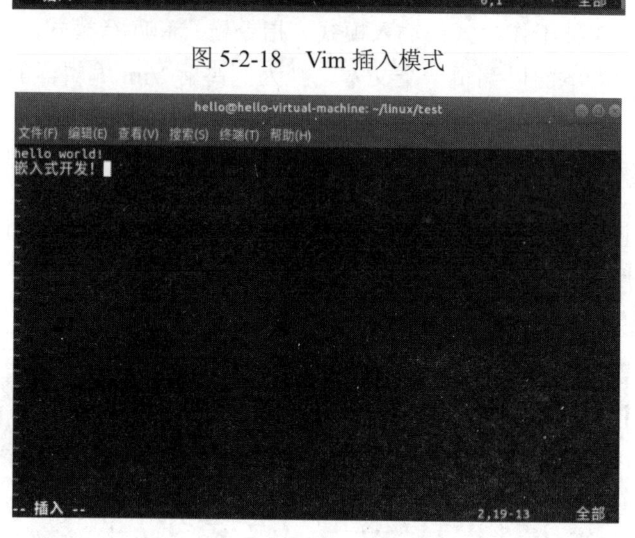

图 5-2-18　Vim 插入模式

图 5-2-19　输入内容

输入完成以后需要保存文本，用到 Vim 的命令模式：按 Esc 键，当终端左下角的“插入”字样消失，则进入命令模式。此时文档不能做任何修改，如果再次输入文本可以输入 a 命令进入输入模式。命令模式下的常用命令如下。

（1）移动光标命令。

• h（或左方向键）：光标左移一个字符。

• l（或右方向键）：光标右移一个字符。

• j（或下方向键）：光标下移一行。

• k（或上方向键）：光标上移一行。

• nG：光标移动到第 n 行首。

• n+：光标下移 n 行。

• n−：光标上移 n 行。

（2）屏幕翻滚命令。

• Ctrl+f：屏幕向下翻一页，相当于下一页。

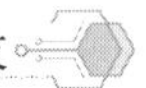

- Ctrl+b：屏幕向上翻一页，相当于上一页。

（3）复制、删除和粘贴命令。

- cc：删除整行，并且修改整行内容。
- dd：删除该行，不提供修改功能。
- ndd：删除当前行向下 *n* 行。
- x：删除光标所在的字符。
- X：删除光标前面的一个字符。
- nyy：复制当前行及其下面 *n* 行。
- p：粘贴最近复制的内容。

上述是命令模式下的常用命令。需要注意的是，底行模式必须从命令模式进入，在命令模式下输入“：”即可进入底行模式，如图 5-2-20 所示。

进入底行模式以后会在终端的左下角出现符号“：”，可以在“：”后输入命令。其常用的命令如下。

- x：保存当前文档并退出。
- q：退出。
- w：保存文档。
- q!：退出 Vi/Vim，不保存文档。

如果保存文档并退出，则需要在底行模式下输入“wq”命令，如图 5-2-21 所示。

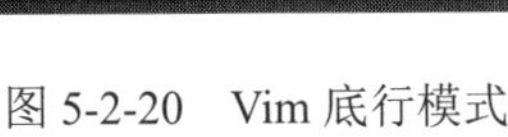
图 5-2-20　Vim 底行模式

图 5-2-21　Vim 保存文档并退出

Vim 编辑文档时的另一个重要功能——检索，也是在底行模式下完成的，即在命令模式下输入符号“/”，如图 5-2-22 所示。例如，在命令模式下输入“/嵌入”，可以在 test.txt 中查找“嵌入”这个词，并且标记其位置。在某个文档中搜索是否存在某个字符串时可以使用该方法。

图 5-2-22　底行模式下查找内容

5.2.6　注意事项

root 用户权限非常大，可以直接对系统所有文件进行修改、删除，容易误操作导致系统崩溃，因此不要以 root 用户身份运行 Linux 系统。当需要用到 root 用户身份执行某些命令时，使用 sudo 命令即可。

按 Ctrl+S 组合键可以在 Linux 系统中暂停该终端。此时可以按 Ctrl+Q 组合键重新打开终端。

5.2.7　思考与讨论

（1）Vim 编辑器与 Windows 系统下的记事本有何区别？

（2）root 用户和其他用户存在何种关系？为什么默认不登录 root 用户？

（3）在 Linux 系统下安装软件与在 Windows 系统下安装软件有何不同？

5.2.8　实验报告

（1）写出实验目的、实验原理。

（2）写出 Linux 系统终端常用命令及对应的参数设置。

（3）画出 Linux 系统各个用户之间的主从关系。

（4）回答思考问题。

5.2.9　参考程序

添加用户命令：adduser，其格式如下：

```
adduser  [参数]  [用户名]
```

其主要参数含义如下。

- -system：添加一个系统用户。
- -home DIR DIR：表示用户的主目录路径。
- -uid ID ID：表示用户的标识号，它与用户名唯一对应。

• -ingroup GRP：表示用户所属的组名。

删除用户命令：deluser，其格式如下：

```
deluser  [参数]  [用户名]
```

其主要参数含义如下。

• -system：当用户是一个系统用户的时候才能删除。
• -remove-home：删除用户的主目录。
• -remove-all-files：删除与用户有关的所有文件。
• -backup：备份用户信息。

实验 5.3　Linux 主机 C 语言编程及 Makefile 编写

5.3.1　实验目的

程序代码的编写和编译是嵌入式开发过程中必不可少的两个环节，Windows 系统下代码的编写和编译由 Visual Studio 来完成，可以在 Visual Studio 环境下直接编写代码然后编译。但是，在 Linux 系统下代码的编写和编译是两个完全分开的步骤，通常情况下人们使用 Vim 编辑器进行代码编写，用 GCC 编译器进行编译。对于大规模工程，则需要通过 Makefile 脚本文件对工程进行编译。

（1）GCC 编译。理解 GCC 编译器的编译原理，掌握使用 GCC 编译器编译程序的方法，熟悉 GCC 编译程序的各个阶段。

（2）Makefile 编写。掌握 Makefile 的编写方法，熟悉各种形式的 Makefile，加深对 Makefile 中自定义变量、自动变量及预定义变量的理解。

5.3.2　实验环境

PC 一台（装有 Ubuntu 18.04 的虚拟机）。

5.3.3　实验要求

（1）掌握使用 C 语言在 Linux 系统下进行编程的基础知识。

（2）了解 Makefile 脚本中命令的结构及含义。

（3）掌握在 Linux 系统下使用 Makefile 进行源文件编译的方法。

5.3.4　实验原理

1. GCC 编译

GUN CC（简称 GCC）是 GUN 项目中符合 ANSIC 标准的编译系统，可以完成 C、C++、ObjectC、Java、Fortran、Ada 等多种常用编程语言的编译。同时，GCC 还是一个交叉编译器，能够在本地平台上为不同架构的硬件平台完成编译工作。例如，在 x86 架构的 PC 平台编译能够在 ARM 架构的嵌入式平台上运行的程序。

GCC 编译流程分为预处理、编译、汇编和链接 4 个步骤。预处理是指展开所有的头文件、替换程序中的宏、解析条件编译并添加到文件中。编译是将经过预编译处理的代码编译成汇编代码，也就是人们常说的程序编译。汇编就是将汇编语言文件编译成二进制目标文件。链接就是将汇编出来的多个二进制目标文件链接在一起，形成最终的可执行文件，链接的时候还会涉及静态库和动态库等问题。

2. Make 编译

当程序规模较小的时候，可以直接用 GCC 命令完成编译。当程序规模较大时，几百、几千甚至上万行的代码都通过 GCC 命令进行编译则不太现实，这时就需要一种策略帮助用户完成工程的编译。编译工具 Make 为用户提供了解决方案。在使用 Make 时，用户需要编写一个文件“Makefile”，这个文件会告诉系统需要编译哪些源码文件、如何编译，这样只需要调用该文件就可以完成工程的编译。Makefile 与脚本文件一样，Makefile 文件还可以执行系统命令。使用的时候只需要一个 make 命令即可完成整个工程的自动编译，极大地提高了软件开发的效率。在 IDE 中添加要编译的 C 文件后，单击编译按钮就可完成编译。

5.3.5 实验内容和步骤

1. 使用 Vim 编辑器完成代码编写

1）准备工作

在用户家目录下创建一个 test_c 文件夹，后续的 C 语言代码都保存在该文件夹下，如图 5-3-1 所示。

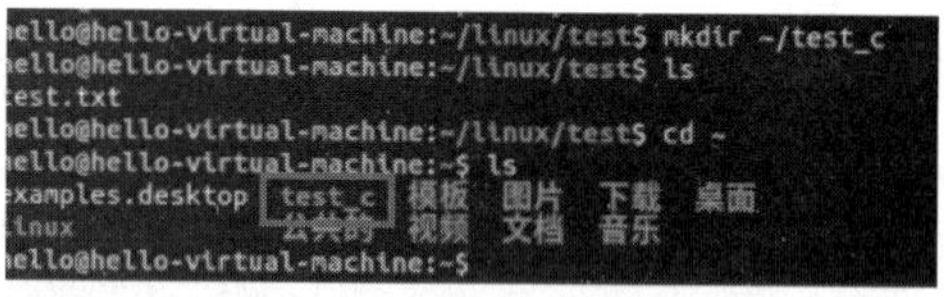

```
ello@hello-virtual-machine:~/linux/test$ mkdir ~/test_c
ello@hello-virtual-machine:~/linux/test$ ls
est.txt
ello@hello-virtual-machine:~/linux/test$ cd ~
ello@hello-virtual-machine:~$ ls
xamples.desktop  test_c  模板  图片  下载  桌面
inux             公共的  视频  文档  音乐
ello@hello-virtual-machine:~$
```

图 5-3-1　在用户家目录下创建工作文件夹

Vim 编辑器中 Tab 键默认为 4 个空格，通常将其设置为 4 字节，用 Vim 打开文件“/etc/vim/ vimrc”，在此文件的后面添加代码“set ts=4”，如图 5-3-2 所示。

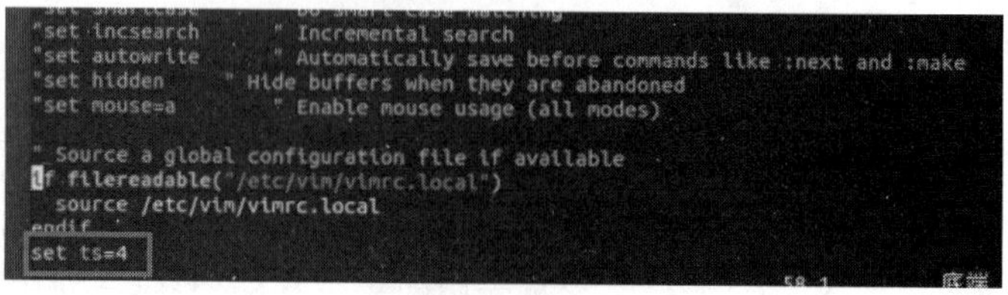

```
"set incsearch      " Incremental search
"set autowrite      " Automatically save before commands like :next and :make
"set hidden         " Hide buffers when they are abandoned
"set mouse=a        " Enable mouse usage (all modes)

" Source a global configuration file if available
if filereadable("/etc/vim/vimrc.local")
  source /etc/vim/vimrc.local
endif
set ts=4
```

图 5-3-2　设置 Tab 键为 4 个空格

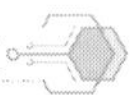

Vim 编辑器默认不显示行号，为了方便查看代码，可以通过在文件“/etc/vim/vimrc”中添加代码“set nu”来设置 Vim 编辑器显示行号，如图 5-3-3 所示。

2）代码编写

使用 Vim 命令创建一个名称为 main.c 的文件，然后向其中输入图 5-3-4 所示的代码。

到此，完成代码的编写。

```
" Source a global configuration file if available
if filereadable("/etc/vim/vimrc.local")
  source /etc/vim/vimrc.local
endif
set ts=4

set nu
```

图 5-3-3　设置 Vim 编辑器显示行号

```
#include <stdio.h>

int main(int argc, char *argv[])
{
    printf("hello world!\n");
}
```

图 5-3-4　程序源代码

2. 使用 GCC 编译器完成代码编译

1）GCC 编译

Linux 系统下的 C 语言编译器是 GCC，GCC 编译器在 Linux 系统中默认安装，可以通过如下命令查看 GCC 编译器的版本号：

```
gcc  -v
```

输入上述命令后，终端的输出如图 5-3-5 所示。

```
hello@hello-virtual-machine:~/test_c/test_3_1$ gcc -v
Using built-in specs.
COLLECT_GCC=gcc
COLLECT_LTO_WRAPPER=/usr/lib/gcc/x86_64-linux-gnu/7/lto-wrapper
OFFLOAD_TARGET_NAMES=nvptx-none
OFFLOAD_TARGET_DEFAULT=1
Target: x86_64-linux-gnu
Configured with: ../src/configure -v --with-pkgversion='Ubuntu 7.5.0-3ubuntu1~18
.04' --with-bugurl=file:///usr/share/doc/gcc-7/README.Bugs --enable-languages=c,
ada,c++,go,brig,d,fortran,objc,obj-c++ --prefix=/usr --with-gcc-major-version-on
ly --program-suffix=-7 --program-prefix=x86_64-linux-gnu- --enable-shared --enab
le-linker-build-id --libexecdir=/usr/lib --without-included-gettext --enable-thr
eads=posix --libdir=/usr/lib --enable-nls --enable-bootstrap --enable-clocale=gn
u --enable-libstdcxx-debug --enable-libstdcxx-time=yes --with-default-libstdcxx-
abi=new --enable-gnu-unique-object --disable-vtable-verify --enable-libmpx --ena
ble-plugin --enable-default-pie --with-system-zlib --with-target-system-zlib --e
nable-objc-gc=auto --enable-multiarch --disable-werror --with-arch-32=i686 --wit
h-abi=m64 --with-multilib-list=m32,m64,mx32 --enable-multilib --with-tune=generi
c --enable-offload-targets=nvptx-none --without-cuda-driver --enable-checking=re
lease --build=x86_64-linux-gnu --host=x86_64-linux-gnu --target=x86_64-linux-gnu
Thread model: posix
gcc version 7.5.0 (Ubuntu 7.5.0-3ubuntu1~18.04)
```

图 5-3-5　终端输出的 gcc 版本

终端可以执行 gcc –v 命令并输出类似图 5-3-5 所示的信息，说明 Linux 系统中已安装 GCC 编译器。最下方的“gcc version 7.5.0”说明本机的 GCC 编译器版本为 7.5.0。另外，在图 5-3-5 中有“Target:x86_64-linux-gnu”一行，说明 Linux 自带的 GCC 编译器是针对 x86 架构的，因此使用该编译器只能编译在 x86 架构的 CPU 上运行的程序。如果想要编译在 ARM 架构的 CPU 上运行的程序，就需要使用针对 ARM 的 GCC 编译器，也就是交叉编译器，该内容会在实验 5.4 进行详细讲解。GCC 编译器是命令模式的，其命令格式如下：

```
gcc main.c
```

执行命令，终端显示如图 5-3-6 所示。

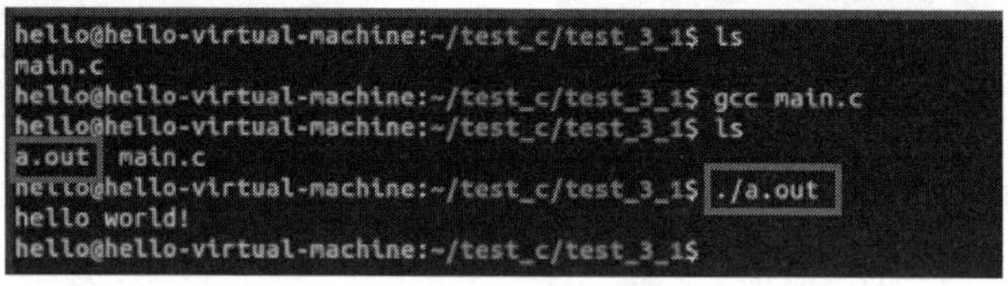

```
hello@hello-virtual-machine:~/test_c/test_3_1$ ls
main.c
hello@hello-virtual-machine:~/test_c/test_3_1$ gcc main.c
hello@hello-virtual-machine:~/test_c/test_3_1$ ls
a.out  main.c
hello@hello-virtual-machine:~/test_c/test_3_1$ ./a.out
hello world!
hello@hello-virtual-machine:~/test_c/test_3_1$
```

图 5-3-6　编译并执行 main.c 文件

从图 5-3-6 可见，完成编译后，文件夹中会自动生成一个新的文件 a.out。这个文件就是可执行文件，等价于 Windows 系统中的.exe 文件，通过调用命令“./+文件名”，即可运行该程序。执行 a.out 文件后终端输出“Hello World!”，与 main.c 代码需要实现的功能一致，说明程序没有错误。a.out 是由 GCC 编译器自动命名的，如果用户想自己命名，则可以在使用 gcc 命令时加上“-o”来指定生成的可执行文件名字，如图 5-3-7 所示。

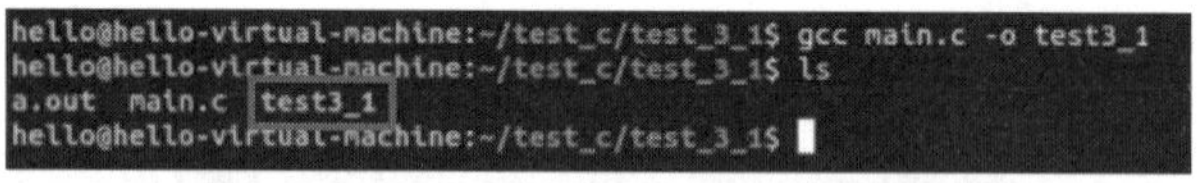

```
hello@hello-virtual-machine:~/test_c/test_3_1$ gcc main.c -o test3_1
hello@hello-virtual-machine:~/test_c/test_3_1$ ls
a.out  main.c  test3_1
hello@hello-virtual-machine:~/test_c/test_3_1$
```

图 5-3-7　自定义可执行文件名称

2）GCC 命令

GCC 命令是调用 GCC 编译器对源文件进行编译的命令，其格式如下：

```
gcc [选项] [文件名]
```

其主要选项参数含义如下。

• -c：只编译不链接为可执行文件，编译器将输入的.c 文件编译为.o 的目标文件。

• -o：<输出文件名>用来指定编译结束后的输出文件名。如果使用这个选项，则 GCC 默认编译出来的可执行文件名为 a.out。

• -g：添加调试信息，如果使用调试工具（如 GDB），就必须加入此选项，此选项指示编译时生成调试所需的符号信息。

• -O：对程序进行优化编译，如果使用此选项，则整个源代码在编译、链接的时候都会进行优化，这样产生的可执行文件执行效率高。

•-O2：比-O 幅度更大的优化，生成的可执行效率更高，但是整个编译过程会很慢。

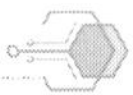

3）GCC 编译错误警告

当用户在 Windows 下进行编译时，如果程序有语法错误，编译时会进行提示，用户可以根据错误提示信息定位出错的代码位置，方便修改。同样地，GCC 编译器也有错误提示。为了测试 GCC 的编译报错功能，使用 Vim 编辑器创建一个新的 main.c 文件，其代码如图 5-3-8 所示。

```
1 #include <stdio.h>
2
3 int main (int argc,char *argv[])
4 {
5     int a,b;
6     a=1;
7     b=2
8     printf("a+b=\n",a+b);
9 }
```

图 5-3-8　错误代码示例

图中的代码存在两个问题，分别是第 7 行中“b=2”后面少写了一个“;”，第 8 行中应该是“printf("a+b=%d\n",a+b);”。

通过 GCC 编译器对代码进行编译，编译结果如图 5-3-9 所示。从图中可以看出，提示第 8 行存在错误，错误内容是 printf 前面没有冒号。因为编译器提示代码存在错误，所以不会对代码进行编译，没有生成可执行文件。根据错误提示信息将第 8 行前面的分号补上并重新编译，如图 5-3-10 所示。

从图中可以发现，修正了第一处错误后，编译时还是有错误提示。与图 5-3-9 中的提示不同，该提示是警告提示，提示参数过多。查看目录发现，虽然编译器出现了错误提示，但是依然生成了一个可执行文件。

```
hello@hello-virtual-machine:~/test_c/test_3_2$ ls
main.c
hello@hello-virtual-machine:~/test_c/test_3_2$ gcc main.c
main.c: In function 'main':
main.c:8:2: error: expected ';' before 'printf'
  printf("a+b=\n",a+b);
  ^~~~~~
hello@hello-virtual-machine:~/test_c/test_3_2$ ls
main.c
hello@hello-virtual-machine:~/test_c/test_3_2$
```

图 5-3-9　编译错误提示

```
hello@hello-virtual-machine:~/test_c/test_3_2$ ls
main.c
hello@hello-virtual-machine:~/test_c/test_3_2$ gcc main.c
main.c: In function 'main':
main.c:8:9: warning: too many arguments for format [-Wformat-extra-args]
  printf("a+b=\n",a+b);
         ^~~~~~~~
hello@hello-virtual-machine:~/test_c/test_3_2$ ls
a.out  main.c
hello@hello-virtual-machine:~/test_c/test_3_2$ ./a.out
a+b=
```

图 5-3-10　编译警告提示

执行后发现输出与设想的结果不一致，这是因为第 8 行中的代码虽然没有出现错误提示，但存在警告提示，可以将代码修改如下：

```
printf("a+b=%d\n",a+b);
```

并重新编译运行，如图 5-3-11 所示。修正后的代码在编译过程中没有出现任何提示，并且执行后结果与设计一致。这就是 GCC 编译器错误警告提示的作用。

```
hello@hello-virtual-machine:~/test_c/test_3_2$ gcc main.c
hello@hello-virtual-machine:~/test_c/test_3_2$ ls
a.out  main.c
hello@hello-virtual-machine:~/test_c/test_3_2$ ./a.out
a+b=3
hello@hello-virtual-machine:~/test_c/test_3_2$
```

图 5-3-11　正确代码编译及运行结果

3. 多文件工程编译

编写一个程序，通过键盘输入两个整型数，然后在终端输出这两个数的和。设计 main.c（图 5-3-12）、input.c（图 5-3-13）及 calcu.c（图 5-3-14）3 个源文件和 input.h（图 5-3-15）及 calcu.h（图 5-3-16）两个头文件。其中，input.c 负责接收键盘输入的数值，calcu.c 负责将两个数进行相加。

hello@hello-virtual-machine: ~/test_c/test_3_3

文件(F) 编辑(E) 查看(V) 搜索(S) 终端(T) 帮助(H)

```
#include <stdio.h>
#include "input.h"
#include "calcu.h"

int main(int argc, char *argv[])
{
    int a, b, num;
    input_int(&a, &b);
    num = calcu(a, b);
    printf("%d + %d = %d\r\n", a, b, num);
}
```

图 5-3-12　main.c 代码

hello@hello-virtual-machine: ~/test_c/test_3_3

文件(F) 编辑(E) 查看(V) 搜索(S) 终端(T) 帮助(H)

```
#include <stdio.h>
#include "input.h"

void input_int(int *a, int *b)
{
    printf("input two num:");
    scanf("%d %d", a, b);
    printf("\r\n");
}
```

图 5-3-13　input.c 代码

hello@hello-virtual-machine: ~/test_c/test_3_3

文件(F) 编辑(E) 查看(V) 搜索(S) 终端(T) 帮助(H)

```
#include "calcu.h"
int calcu(int a, int b)
{
    return (a + b);
}
```

图 5-3-14　calcu.c 代码

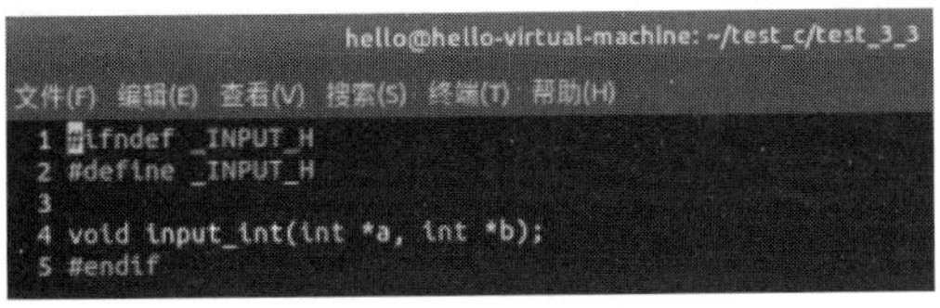

hello@hello-virtual-machine: ~/test_c/test_3_3
文件(F) 编辑(E) 查看(V) 搜索(S) 终端(T) 帮助(H)
1 #ifndef _INPUT_H
2 #define _INPUT_H
3
4 void input_int(int *a, int *b);
5 #endif

图 5-3-15　input.h 代码

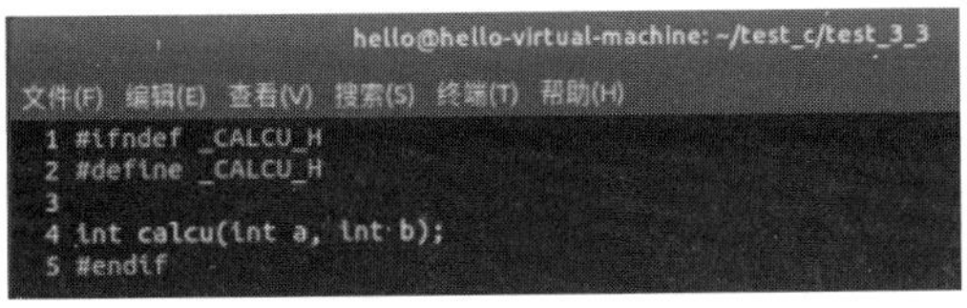
hello@hello-virtual-machine: ~/test_c/test_3_3
文件(F) 编辑(E) 查看(V) 搜索(S) 终端(T) 帮助(H)
1 #ifndef _CALCU_H
2 #define _CALCU_H
3
4 int calcu(int a, int b);
5 #endif

图 5-3-16　calcu.h 代码

完成代码编写后，需要对其进行编译。编译命令如下：

```
gcc main.c calcu.c input.c -o main
```

可以发现，这次的编译命令与前面存在差异，因为本次编译有 3 个代码文件，使用 GCC 编译器时需要调用所有代码文件。编译器对 main.c、calcu.c 和 input.c 这 3 个文件进行编译链接后生成可执行文件 main，其执行结果如图 5-3-17 所示。

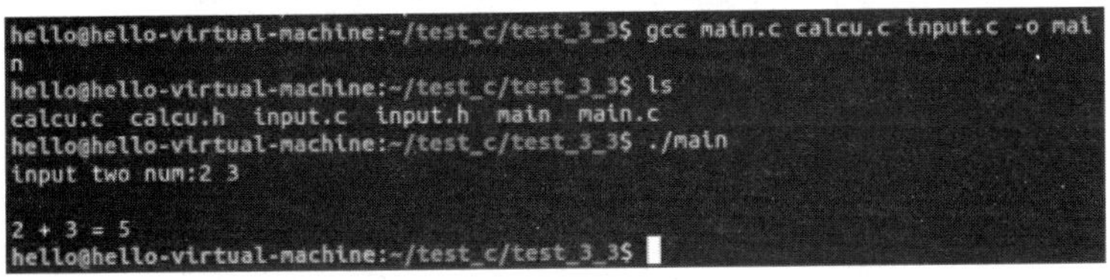
hello@hello-virtual-machine:~/test_c/test_3_3$ gcc main.c calcu.c input.c -o mai
n
hello@hello-virtual-machine:~/test_c/test_3_3$ ls
calcu.c calcu.h input.c input.h main main.c
hello@hello-virtual-machine:~/test_c/test_3_3$ ./main
input two num:2 3
2 + 3 = 5
hello@hello-virtual-machine:~/test_c/test_3_3$

图 5-3-17　编译执行结果

通过上述编译过程可以发现，多文件编译时，上述命令需要将所有源文件都进行编译后链接生成一个执行文件。当程序规模较大，如几万个文件时，该命令的长度就无法通过人工进行完成。另外，当用户修改了某一个代码文件，则该命令进行编译时，编译器仍然会将所有源文件进行重新编译，这样耗费的编译时间较多。针对上述问题，GCC 编译器提供了一种阶段编译的解决方案：将编译文件和链接生成的可执行文件分开。即对所有源文件只进行编译处理，不链接生成可执行文件，当某一个代码文件发生变化后，单独对其进行编译，然后与其他编译好的代码文件进行链接生成可执行文件，其执行命令如下：

```
gcc -c main.c
gcc -c input.c
gcc -c calcu.c
gcc main.o input.o calcu.o -o main
```

上述命令前 3 行分别是将 main.c、input.c 和 calcu.c 编译成对应的.o 文件，所以使用了“-c”选项，只编译不链接。最后一行命令是将编译出来的所有.o 文件链接生成可执行文件 main。例如，修改了 calcu.c 文件，只需要将 calcu.c 文件重新编译成.o 文件，然后再将所有的.o 文件链接成可执行文件，其命令格式如下：

```
gcc -c calcu.c
gcc main.o input.o calcu.o -o main
```

但是这样就会有一个新问题，当修改的文件较多，用户可能不记得哪个文件被修改过，为此需要一个工具能够实现以下几项功能。

（1）如果工程没有编译过，那么工程中的所有.c 文件都要被编译并且链接成可执行文件。

（2）如果工程中只有个别.c 文件被修改，那么只编译这些被修改的.c 文件即可。

（3）如果工程的头文件被修改了，那么需要编译所有引用该头文件的.c 文件，并且链接成可执行文件。

能够完成这个功能的就是 Makefile 工具，在工程目录下创建名称为 Makefile（区分大小写）的文件，Makefile 源码如图 5-3-18 所示。

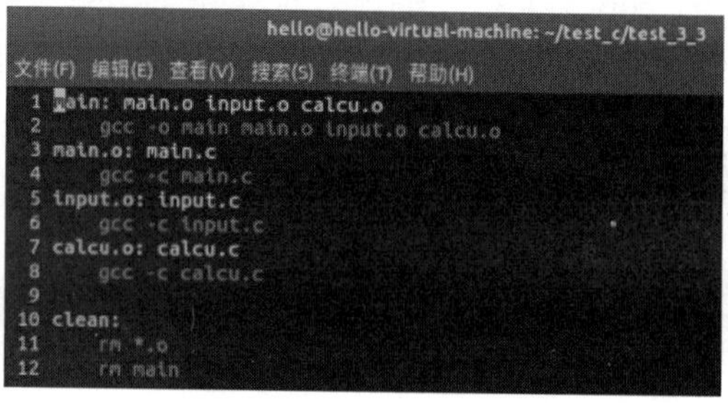

```
hello@hello-virtual-machine: ~/test_c/test_3_3
文件(F) 编辑(E) 查看(V) 搜索(S) 终端(T) 帮助(H)
main: main.o input.o calcu.o
	gcc -o main main.o input.o calcu.o
main.o: main.c
	gcc -c main.c
input.o: input.c
	gcc -c input.c
calcu.o: calcu.c
	gcc -c calcu.c

clean:
	rm *.o
	rm main
```

图 5-3-18　Makefile 源码

Makefile 编写好以后使用 make 命令来编译工程，在命令行中输入“make”，即会在当前目录下查找是否存在 Makefile 文件。如果存在，则按照 Makefile 中定义的编译方式进行编译，如图 5-3-19 所示。使用 make 命令编译完成后就会在当前工程目录下生成各种.o 文件和可执行文件，说明编译成功。

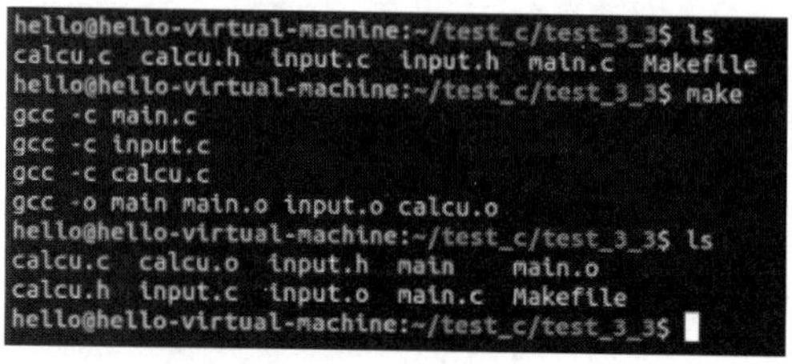

```
hello@hello-virtual-machine:~/test_c/test_3_3$ ls
calcu.c  calcu.h  input.c  input.h  main.c  Makefile
hello@hello-virtual-machine:~/test_c/test_3_3$ make
gcc -c main.c
gcc -c input.c
gcc -c calcu.c
gcc -o main main.o input.o calcu.o
hello@hello-virtual-machine:~/test_c/test_3_3$ ls
calcu.c  calcu.o  input.h  main    main.o
calcu.h  input.c  input.o  main.c  Makefile
hello@hello-virtual-machine:~/test_c/test_3_3$
```

图 5-3-19　使用 make 命令编译

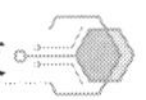

修改 main.c 文件，如添加注释。修改后使用 make 命令对工程进行编译，此时只对修改过的文件进行编译，然后与其他文件进行链接生成新的可执行文件，如图 5-3-20 所示。

```
hello@hello-virtual-machine:~/test_c/test_3_3$ vim main.c
hello@hello-virtual-machine:~/test_c/test_3_3$ make
gcc -c main.c
gcc -o main main.o input.o calcu.o
hello@hello-virtual-machine:~/test_c/test_3_3$
```

图 5-3-20　使用 make 命令重新编译工程

4. Makefile 编写语法

Makefile 文件是由一系列的规则组成的，其规则格式如下：

目标…… : 依赖文件集合……
　　命令 1
　　命令 2
　　……

图 5-3-18 中第 1、2 行为一组规则，该规则的目标是 main，main.o、input.o 和 calcu.o 是生成 main 的依赖文件，如果要更新目标 main，就必须先更新它的所有依赖文件，如果依赖文件中的任何一个有更新，那么目标也必须更新，更新就是执行一遍规则中的命令列表。make 命令会为 Makefile 中的每个以 Tab 开始的命令创建一个 Shell 进程去执行。

由此可见，图 5-3-18 中共有 5 条规则，第 1 行和第 2 行为第 1 条规则，第 3 行和第 4 行为第 2 条规则，第 5 行和第 6 行为第 3 条规则，第 7 行和第 8 行为第 4 条规则，第 10 行～第 12 行为第 5 条规则。make 命令在执行 Makefile 文件时，其执行步骤如下：

更新第 1 条规则中的 main，第 1 条规则的目标为默认目标，整个 Makefile 就是为了完成这个目标。第 1 次编译时 main 文件不存在，因此第 1 条规则会执行。第 1 条规则依赖于 main.o、input.o 和 calcu.o 这 3 个文件，这 3 个.o 文件目前还都没有，因此必须先更新这 3 个文件，make 会查找以这 3 个文件为目标的规则并执行。以 main.o 为例，main.o 是第 2 条规则的目标，make 命令会执行第 2 条规则，第 2 条规则中包含命令 gcc -c main.c，该命令编译生成 main.o 文件，但不链接生成 main.c 文件，其他两个.o 文件同理。最后一个规则目标是 clean，它没有依赖文件，因此会默认为依赖文件都是最新的，所以其对应的命令不会执行，当想要执行 clean 时可以直接使用 make clean 命令，执行以后就会删除当前目录下所有的.o 文件及 main 文件，因此 clean 的功能就是完成工程的清理，如图 5-3-21 所示。

```
hello@hello-virtual-machine:~/test_c/test_3_3$ ls
calcu.c  calcu.o  input.h  main    main.o
calcu.h  input.c  input.o  main.c  Makefile
hello@hello-virtual-machine:~/test_c/test_3_3$ make clean
rm *.o
rm main
hello@hello-virtual-machine:~/test_c/test_3_3$ ls
calcu.c  calcu.h  input.c  input.h  main.c  Makefile
hello@hello-virtual-machine:~/test_c/test_3_3$
```

图 5-3-21　使用 make clean 命令清理编译文件

上述是 make 命令执行后系统编译文件的过程，Make file 工具在 Makefile 文件中的规则是一层一层地查找依赖关系，并执行相应的命令，编译出最终的可执行文件。Makefile 的特色在于“自动化编译”，一旦完成 Makefile 文件，以后只需要一个 make 命令即可完成整个工程的编译，极大地提高了开发效率。

5.3.6 注意事项

Makefile 脚本文件中所有行首需要空出来的位置一定要使用 Tab 键，不要使用空格键。这是 Makefile 的语法要求。

使用 make 命令编译工程时可能会出现“missing separator”的错误提示。该错误来源一般有两点：Makefile 文件中的命令缩进没有使用 Tab 键或者 Vi/Vim 编辑器使用空格键代替了 Tab 键，此时可以修改文件/etc/vim/vimrc，在文件最后加上代码“set noexpandtab”。

5.3.7 思考与讨论

（1）Makefile 工具在编译过程中扮演什么角色？

（2）Makefile 工具有哪些功能？

（3）Makefile 工具如何完成工程的编译。

5.3.8 实验报告

（1）画出 Linux 系统、C 语言、Vim、GCC 编译器及 Makefile 工具的关系图。

（2）总结 Makefile 工具的功能。

（3）总结 Makefile 工具常用的编写语法。

实验 5.4 嵌入式 Linux 交叉开发环境搭建

5.4.1 实验目的

进行嵌入式开发与其他程序开发一样，需要开发环境的支持，搭建合适的开发环境可以在极大程度上规避开发过程中的一些常规漏洞。例如，读者在学习 STM32 的时候需要安装辅助软件，如 MDK、IAR、串口调试助手等，这就是 STM32 的开发环境搭建。同样地，若在 Linux 系统下进行嵌入式开发，也需要安装一些软件，即进行开发环境搭建。

环境搭建分为 Linux 系统和 Windows 系统两大部分，Windows 系统下主要完成代码编写、查找资料等工作。代码的编译和调试必须在 Linux 系统下进行，所以还需要搭建 Linux 系统下的开发环境，主要是交叉编译器的安装。

（1）Linux 系统开发环境搭建。以 Ubuntu 18.04 为平台，掌握嵌入式开发过程中的开发环境搭建，包括 NFS 服务开启、SSH 服务开启、交叉编译工具链配置。

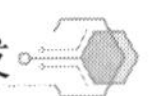

（2）Windows 系统开发环境搭建。以 Windows 10 为平台，掌握嵌入式开发过程中的开发环境搭建，包括 Source Insight 软件安装、CH340 串口调试、SecureCRT 软件的使用。

5.4.2　实验环境

PC 一台（装有 Ubuntu 18.04 的虚拟机），嵌入式开发板（型号：GEC3399pro 或 I.MX6U-Mini）。

5.4.3　实验要求

（1）准备 Source Insight 软件安装包（下载地址：https://www.sourceinsight.com/download/）。

（2）准备 CH340 串口驱动包。

（3）准备 SecureCRT 软件安装包（下载地址：https://www.vandyke.com/download/index.html）。

（4）掌握在 Linux 下配置交叉开发环境的方法。

（5）掌握在 Windows 下配置交叉开发环境的方法。

5.4.4　实验原理

1. 网络文件系统服务

网络文件系统（network file system，NFS）是当前主流异构平台共享文件系统之一，主要应用在 UNIX 环境下。通过使用 NFS，用户和程序可以像访问本地文件一样访问远程系统上的文件，使每个计算机的节点能够像使用本地资源一样方便地使用网上资源。换言之，NFS 可用于不同类型的计算机、操作系统、网络架构和传输协议运行环境中的网络文件远程访问和共享。NFS 的工作原理是使用客户端 / 服务器架构，由一个客户端程序和服务器程序组成。服务器程序向其他计算机提供对文件系统的访问，其过程称为输出。NFS 客户端程序对共享文件系统进行访问时，将它们从 NFS 服务器中“输送”出来。文件通常以块为单位进行传输，其大小是 8KB（虽然它可能会将操作分成更小尺寸的分片）。NFS 传输协议用于服务器和客户机之间文件访问和共享的通信，从而使客户机可以远程访问保存在存储设备上的数据。

2. SSH 服务

简单来说，SSH（secure shell）是一种网络协议，用于计算机之间的加密登录。1995 年，芬兰学者塔图 • 伊隆宁（Tatu Ylonen）设计了 SSH 协议，将登录信息全部加密，成为互联网安全的一个基本解决方案。这是一项创建在应用层和传输层基础上的安全协议，为计算机上的 Shell 提供安全的传输和使用环境。SSH 是目前较可靠，专为远程登录会话和其他网络服务提供安全的协议。利用 SSH 协议可以有效防止远程管理过程中的信息泄露。该协议开发后迅速在全世界获得推广，目前已经成为Linux系统的标准配置。需要指出的是，SSH只是一种协议，存在多种实现，既有商业实现，也有开源实现，其具体的应用形式非常广泛。

3. 交叉编译工具链

在此之前，人们接触到的编译多为本地编译。例如，学习C语言时，直接在计算机上编写代码，然后编译运行。这种在当前平台下编译，然后在同一平台下运行的模式，称为本地编译，交叉编译是一个与本地编译相对应的概念。其具体表现如下：在一种平台上编译，编译出来的程序放到别的平台上运行，因为运行平台不一样，两者的资源配置等存在差异，故称为交叉编译，这个概念主要与嵌入式开发有关。STM32 的开发就是典型的交叉编译操作。

交叉编译概念提出的背景，主要是因为嵌入式系统作为一种可裁剪的运行平台，其中的资源较为单一、匮乏。以I.MX6U-Mini开发板为例，目标程序在该平台运行时，采用最大主频为800MHz的ARM的CPU与512MB的RAM。在如此紧张的硬件资源且已经运行了嵌入式Linux的前提下，虽然也可以在平台搭载的嵌入式Linux系统下进行代码的编写及本地编译，并直接运行，但是编译过程需要占用大量的CPU、内存、硬盘等资源，而嵌入式开发上的资源只够嵌入式（Linux）系统运行，没太多剩余的资源进行本地编译。因此，需要将代码的编写和编译的工作转移到PC端完成，最后再将编译好的可执行文件移植到开发板中进行实际调试。

4. CH340 串口驱动

嵌入式开发与普通程序开发流程一样，在完成程序编译后，也需要通过试运行来完成调试，一般在Windows下通过串口来调试程序，或者使用串口作为终端，I.MX6U-ALPHA开发板及GEC3399pro开发板使用CH340芯片实现USB转串口功能。

5. SecureCRT 软件

在嵌入式的开发过程中需要在 Windows 下使用 SecureCRT 作为终端，SecureCRT 支持SSH及串口，通常使用SecureCRT作为串口终端。

5.4.5 实验内容和步骤

1. NFS 服务开启

使用如下命令安装并开启Linux系统中的NFS服务：

```
sudo apt-get install nfs-kernel-server rpcbind
```

等待系统自动完成安装后，在用户家目录下创建一个名称为Linux的文件夹，后续的所有文件都放在该文件夹中，在Linux文件夹中新建一个名称为nfs的文件夹，如图5-4-1所示。

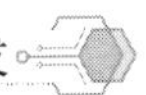

```
hello@hello-virtual-machine:/$ cd ~
hello@hello-virtual-machine:~$ ls
examples.desktop  公共的  模板  视频  图片  文档  下载  音乐  桌面
hello@hello-virtual-machine:~$ mkdir linux
hello@hello-virtual-machine:~$ ls
examples.desktop  linux  公共的  模板  视频  图片  文档  下载  音乐  桌面
hello@hello-virtual-machine:~$ cd linux
hello@hello-virtual-machine:~/linux$ mkdir nfs
hello@hello-virtual-machine:~/linux$ ls
nfs
hello@hello-virtual-machine:~/linux$
```

图 5-4-1　创建 Linux 工作目录

图中创建的 NFS 文件夹供 NFS 服务器使用，可以在开发板上通过网络文件系统访问 NFS 文件夹。首先配置 NFS，使用 Vi 编辑器打开 NFS 配置文件/etc/exports，输入如下命令：

```
sudo vi /etc/exports
```

打开/etc/exports 文件后，在后面输入如下命令：

```
/home/zuozhongkai/linux/nfs *(rw,sync,no_root_squash)
```

添加完成后重启 NFS 服务，输入如下命令：

```
sudo /etc/init.d/nfs-kernel-server restart
```

到此，NFS 服务配置完成。

2. SSH 服务开启

开启 Linux 的 SSH 服务以后就可以在 Windows 下使用终端软件登录 Linux 了，如使用 SecureCRT，在 Linux 下可以使用如下命令开启 SSH 服务：

```
sudo apt-get install openssh-server
```

上述命令安装 SSH 服务，SSH 的配置文件为/etc/ssh/sshd_config，使用默认配置即可。

3. Linux 交叉编译工具链配置

ARM 裸机、Uboot 移植、Linux 移植都需要在 Linux 下进行编译，Linux 系统自带 GCC 编译器，但是该编译器仅针对 x86 架构，而嵌入式开发所有的芯片普遍为 ARM 架构，所以需要一个在 x86 架构的 PC 上配置一个全新的 GCC 编译器，该编译器可以编译基于 ARM 芯片运行的可执行程序，这个编译器称为交叉编译器。

交叉编译器有很多种，本实验使用 Linaro 生产的交叉编译器。需要强调的是，因为 ARM 芯片的多样性，每个系列的 ARM 芯片对应的交叉编译器不相同，如 I.MX6U 和 GEC3399pro 都有自己对应的交叉编译器，二者编译出来的可执行程序不能在对方的平台上运行。本书使用 Linaro GCC4.9 版本的编译器，其下载地址为 https://releases.linaro.org/components/toolchain/binaries/4.9-2017.01/arm-linux-gnueabihf/。其下载界面如图 5-4-2 所示。

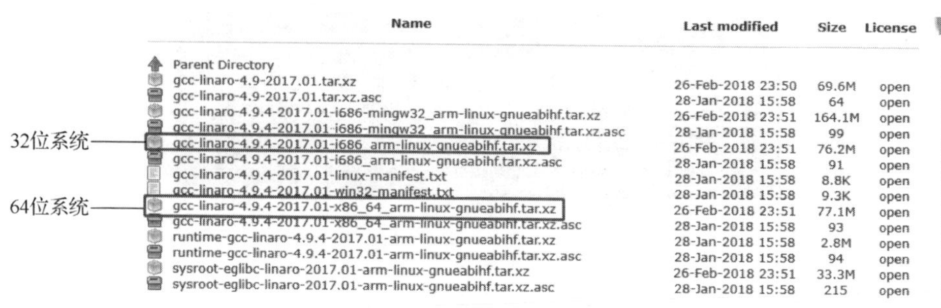

图 5-4-2　编译器下载界面

图中有多种交叉编译器，目前只需要关注两种：gcc-linaro-4.9.4-2017.01-i686_arm-linux-gnueabihf.tar.tar.xz 和 gcc-linaro-4.9.4-2017.01-x86_64_arm-linux-gnueabihf.tar.xz，前者是针对 32 位系统的，后者是针对 64 位系统的。可以根据所使用的 Linux 系统的版本选择适合的编译器版本，本书使用的 Ubuntu 18.04 是 64 位系统，因此此处选择 gcc-linaro-4.9.4-2017.01-x86_64_arm-linux-gnueabihf.tar.xz。

下载完成后，可以通过 FTP 客户端将交叉编译工具包复制到 Linux 中，复制前需要在用户家目录下的 Linux 文件夹中新建一个 tool 文件夹，用于存放以后的开发工具，如图 5-4-3 所示。复制完成后，可以在 Linux 系统中进行查看，如图 5-4-4 所示。

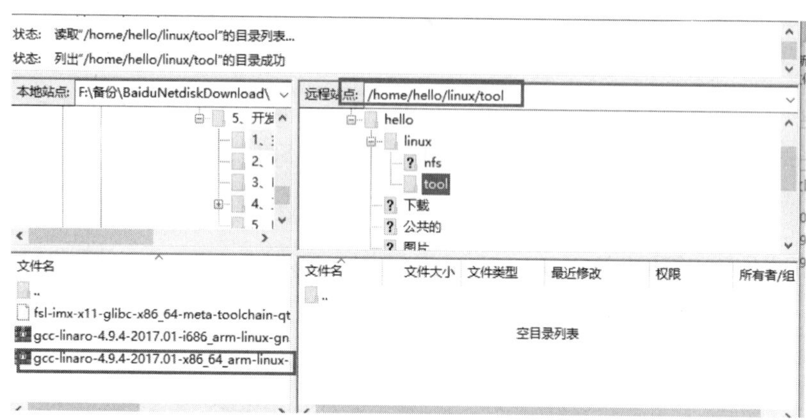

图 5-4-3　FileZilla 复制交叉编译器

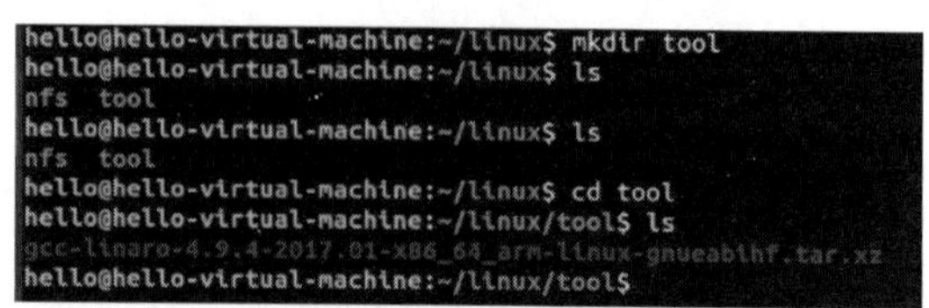

图 5-4-4　在 Linux 系统 tool 文件夹中查看交叉编译器

完成复制后，在 Linux 系统中创建一个 arm 文件夹，其命令如下：

```
sudo mkdir /usr/local/arm
```

然后，将 tool 文件夹中的交叉编译器安装包复制到 arm 文件夹中，其命令如下：

```
sudo cp gcc-linaro-4.9.4-2017.01-x86_64_arm-linux-gnueabihf.tar.xz
/usr/local/arm/ -f
```

需要注意的是，执行上面的命令时，需要先进入 tool 文件夹。

复制完成后，通过 tar 命令可以对编译工具链安装包进行解压，命令如下：

```
sudo tar -vxf gcc-linaro-4.9.4-2017.01-x86_64_arm-linux-gnueabihf.
tar.xz
```

完成解压后，arm 文件夹中会出现对应的文件夹，其中的内容则是交叉编译工具链。具体操作步骤如图 5-4-5 所示。

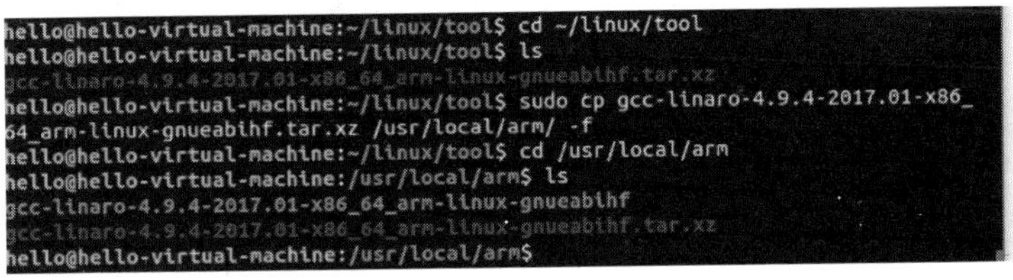

```
hello@hello-virtual-machine:~/linux/tool$ cd ~/linux/tool
hello@hello-virtual-machine:~/linux/tool$ ls
gcc-linaro-4.9.4-2017.01-x86_64_arm-linux-gnueabihf.tar.xz
hello@hello-virtual-machine:~/linux/tool$ sudo cp gcc-linaro-4.9.4-2017.01-x86_
64_arm-linux-gnueabihf.tar.xz /usr/local/arm/ -f
hello@hello-virtual-machine:~/linux/tool$ cd /usr/local/arm
hello@hello-virtual-machine:/usr/local/arm$ ls
gcc-linaro-4.9.4-2017.01-x86_64_arm-linux-gnueabihf
gcc-linaro-4.9.4-2017.01-x86_64_arm-linux-gnueabihf.tar.xz
hello@hello-virtual-machine:/usr/local/arm$
```

图 5-4-5　安装编译工具链到/usr/local/arm 目录中的操作步骤

解压完成后，可以使用如下命令验证工具链是否成功安装：

```
arm-linux-gnueabihf-gcc -v
```

执行后发现系统报错，如图 5-4-6 所示。由此可知，虽然工具链已经解压到 Linux 系统中，但是还不能直接使用。这是因为 Linux 的环境变量还没有进行配置，系统无法定位编译器的位置进行调用。因此，需要添加环境变量。使用 Vi 编辑器对 Linux 系统的 profile 文件进行修改，其命令如下：

```
sudo vi /etc/profile
```

打开/etc/profile 文件后，在最后面输入如下内容：

```
export PATH=$PATH:/usr/local/arm/gcc-linaro-4.9.4-2017.01-x86_64_arm-
linux-gnueabihf/bin
```

具体内容如图 5-4-7 所示。修改完成后保存文件并退出。重启 Linux 系统，重启后再次执行验证代码，正确安装会显示如图 5-4-8 的信息。最后，在正式使用交叉编译器之前还需要安装其他的库，其命令如下：

```
sudo apt-get install lsb-core lib32stdc++6
```

到此，交叉编译工具链的安装完成。

```
hello@hello-virtual-machine:/usr/local/arm$ arm-linux-gnueabihf-gcc -v
Command 'arm-linux-gnueabihf-gcc' not found, but can be installed with:
sudo apt install gcc-arm-linux-gnueabihf
hello@hello-virtual-machine:/usr/local/arm$
```

图 5-4-6　运行交叉编译器报错

```
if [ "${PS1-}" ]; then
  if [ "${BASH-}" ] && [ "$BASH" != "/bin/sh" ]; then
    # The file bash.bashrc already sets the default PS1.
    # PS1='\h:\w\$ '
    if [ -f /etc/bash.bashrc ]; then
      . /etc/bash.bashrc
    fi
  else
    if [ "`id -u`" -eq 0 ]; then
      PS1='# '
    else
      PS1='$ '
    fi
  fi
fi

if [ -d /etc/profile.d ]; then
  for i in /etc/profile.d/*.sh; do
    if [ -r $i ]; then
      . $i
    fi
  done
  unset i
fi
export PATH=$PATH:/usr/local/arm/gcc-linaro-4.9.4-2017.01-x86_64_arm-linux-gnueabihf/bin
```

图 5-4-7　添加环境变量

```
rm-linux-gnueabihf/_build/builds/destdir/x86_64-unknown-linux-gnu --with-gnu-as
 --with-gnu-ld --disable-libmudflap --enable-lto --enable-objc-gc --enable-shar
ed --without-included-gettext --enable-nls --disable-sjlj-exceptions --enable-g
nu-unique-object --enable-linker-build-id --disable-libstdcxx-pch --enable-c99
--enable-clocale=gnu --enable-libstdcxx-debug --enable-long-long --with-cloog=n
o --with-ppl=no --with-isl=no --disable-multilib --with-float=hard --with-mode=
thumb --with-tune=cortex-a9 --with-arch=armv7-a --with-fpu=vfpv3-d16 --enable-t
hreads=posix --enable-multiarch --enable-libstdcxx-time=yes --with-build-sysroo
t=/home/tcwg-buildslave/workspace/tcwg-make-release/label/docker-trusty-amd64-t
cwg-build/target/arm-linux-gnueabihf/_build/sysroots/arm-linux-gnueabihf --with
-sysroot=/home/tcwg-buildslave/workspace/tcwg-make-release/label/docker-trusty-
amd64-tcwg-build/target/arm-linux-gnueabihf/_build/builds/destdir/x86_64-unknow
n-linux-gnu/arm-linux-gnueabihf/libc --enable-checking=release --disable-bootst
rap --enable-languages=c,c++,fortran,lto --build=x86_64-unknown-linux-gnu --hos
t=x86_64-unknown-linux-gnu --target=arm-linux-gnueabihf --prefix=/home/tcwg-bui
ldslave/workspace/tcwg-make-release/label/docker-trusty-amd64-tcwg-build/target
/arm-linux-gnueabihf/_build/builds/destdir/x86_64-unknown-linux-gnu
线程模型：posix
gcc 版本 4.9.4 (Linaro GCC 4.9-2017.01)
hello@hello-virtual-machine:~$
```

图 5-4-8　交叉编译器版本验证

从图 5-4-8 中可以看出，当前交叉编译器的版本号为 4.9.4，说明交叉编译工具链安装成功。使用 Linux 自带的 GCC 编译器，用的是命令“gcc”。使用刚刚安装的交叉编译器时使用的命令是“arm-linux-gnueabihf-gcc”，其含义如下。

- arm：表示编译 ARM 架构代码的编译器。
- linux：表示运行在 Linux 环境下。
- gnueabihf：表示嵌入式二进制接口。
- gcc：表示 GCC 工具。

4. CH340 串口配置

在安装串口驱动前，应将计算机与开发板进行连接，USB 转串口的连接位置如图 5-4-9 中的框线位置所示。

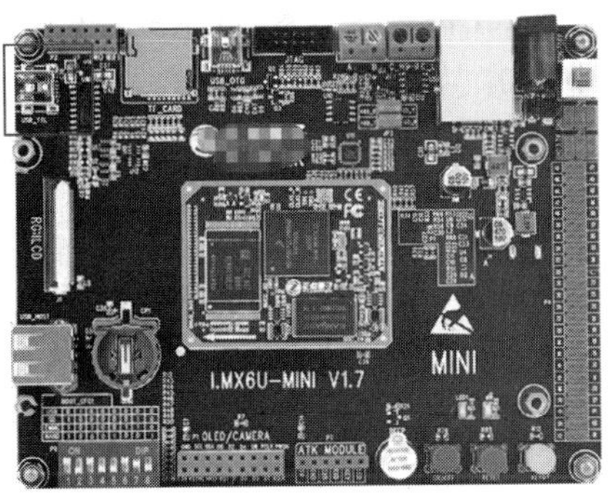

图 5-4-9　开发板串口连接

运行 CH340 驱动（USB 串口驱动），其安装界面如图 5-4-10 所示。安装完成后，重新拔插串口线，打开 Windows 系统的设备管理器（右击“我的电脑”图标，在弹出的快捷菜单中选择“管理”→“设备管理器”→“端口”选项），如图 5-4-11 所示。当图中出现“USB-SERIAL CH340（COM4）”字样的端口设备时就说明 CH340 驱动安装成功。

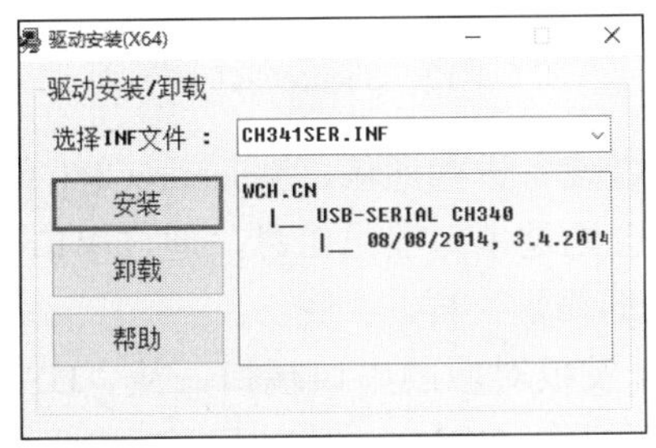

图 5-4-10　CH340 驱动安装界面

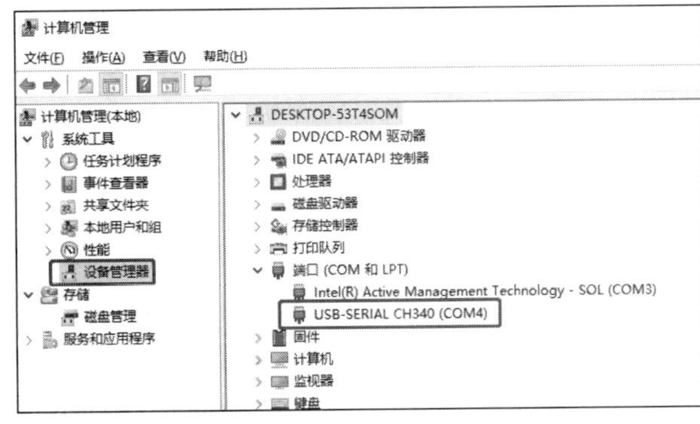

图 5-4-11　设备管理器

5. SecureCRT 软件安装与使用

SecureCRT 软件的安装非常简单，先通过其官网下载安装包，下载地址为https://www.vandyke.com/download/index.html，根据 Windows 系统版本选择 32 位或者 64 位。需要注意的是，第一次使用 SecureCRT 时，因为 SecureCRT 是付费软件，需要购买序列号进行注册，注册成功后打开主界面，如图 5-4-12 所示。

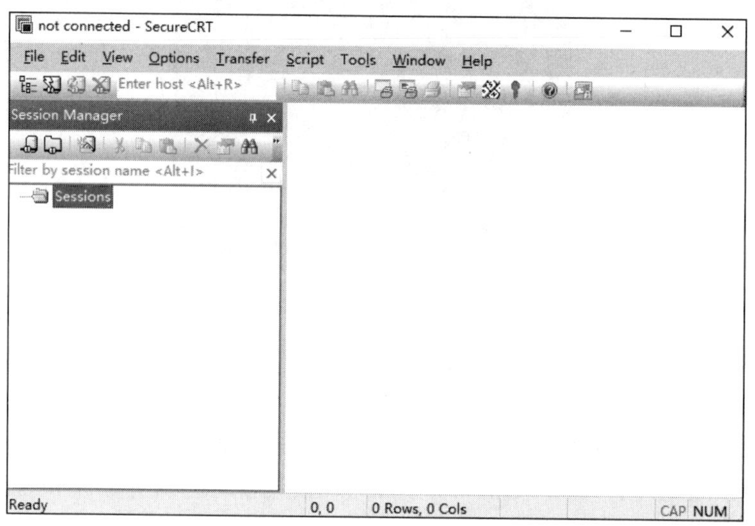

图 5-4-12　SecureCRT 主界面

通过串口将开发板与 PC 设备进行通信，将 SecureCRT 作为 Linux 系统的终端设备。Linux 系统在运行的过程中会通过串口输出信息，通过串口可以实现 Linux 命令行间的交互操作，与 Linux 系统中的终端一样。

先查看图 5-4-11 中与开发板对应的串口端口，从“USB-SERIAL CH340(COM4)”可以确认开发板所使用的端口为 COM4。确认串口后返回 SecureCRT 主界面，选择“File”→“Quick Connect”选项，打开 Quick Connect（快速连接）界面，如图 5-4-13 所示。根据图 5-4-14 所示框线中的内容对串口进行设置，这里需要注意串口编号和波特率的选择。设置完成后单击 Connect 按钮进行连接，连接成功后的 SecureCRT 界面如图 5-4-15 所示。在图中，左侧是会话列表，保存历史会话，显示所有曾经连接的串口，这些会话不会因为 SecureCRT 的关闭而删除，下次使用 SecureCRT 时可直接双击串口会话进行快速连接。因为串口配置信息已经保留，以后双击会话进行快速连接时不再需要对串口信息进行重新配置。

配置完成后，需要对连接进行验证。开发板已经烧写了 Linux 系统，连接上 SecureCRT，开发板会将串口作为终端，输出 Linux 系统的启动信息，如图 5-4-16 所示。启动完成后，可以通过 SecureCRT 来操作开发板中的 Linux 系统，此时 SecureCRT 就是开发板的终端，与 Linux 系统中的终端一样。

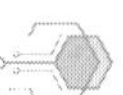

图 5-4-13　快速连接界面

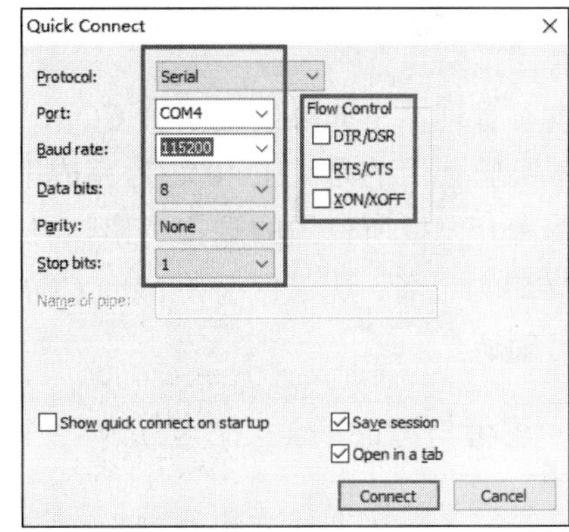

图 5-4-14　串口设置

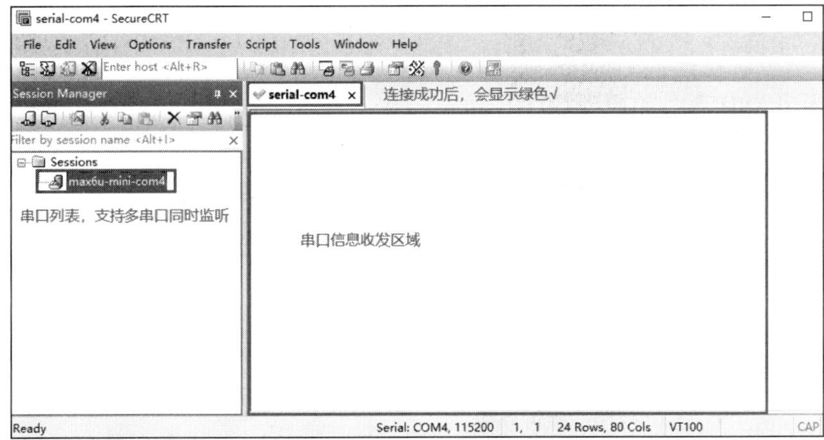

图 5-4-15　串口连接成功界面

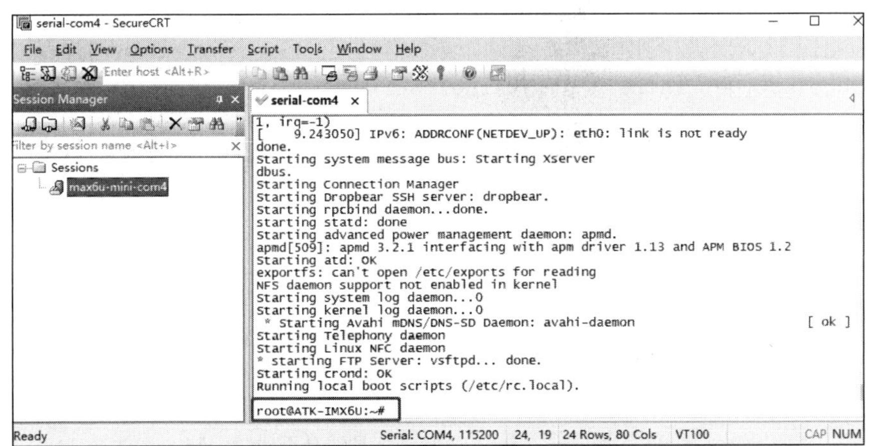

图 5-4-16　使用 SecureCRT 作为 Linux 终端

5.4.6 注意事项

设备管理器中如果出现多个 COM 口，需要准确找到当前连接设备对应的 COM 口，因为本实验使用的是 CH340 芯片完成串口转 USB，所以“USB-SERIAL CH340(COM4)”就是编者开发板所使用的端口，串口号为 COM4。如果计算机连接了多个 CH340 做的 USB 转串口设备，无法区分准确的 COM 号码，只需要将需要确认的开发板串口重新拔插即可确认。

5.4.7 思考与讨论

（1）交叉编译工具链和 ARM 芯片有什么联系？

（2）交叉编译和本地编译输出的可执行文件有什么区别？

（3）Windows 系统、Linux 系统及开发板在嵌入式开发中各自扮演什么角色？

5.4.8 实验报告

（1）画出 SSH 服务的原理图。

（2）画出交叉编译工具链的工作原理图。

（3）对比各种编译器生成的可执行文件的属性，并做好整理记录。

（4）画出 Windows 系统、Linux 系统及开发板的关系原理图。

（5）记录常用的 Linux 系统软件安装指令。

5.4.9 参考程序

```
cd /            //返回系统根目录
cd ..           //返回上级目录
cd ～           //返回用户家目录
ls              //查看当前路径下的文件目录
mkdir           //创建文件夹
sudo apt-get install nfs-kernel-server rpcbind/*开启 Linux 系统中的 NFS
                                                 服务*/
sudo vi /etc/exports      //用 Vi 编辑器打开 NFS 配置文件
sudo /etc/init.d/nfs-kernel-server restart  //重启 NFS 服务
sudo apt-get install openssh-server //开启 SSH 服务
sudo mkdir /usr/local/arm     //创建一个 arm 文件夹
sudo cp gcc-linaro-4.9.4-2017.01-x86_64_arm-linux-gnueabihf.tar.xz
    /usr/local/arm/ -f       //复制交叉编译器安装包
sudo tar -vxf gcc-linaro-4.9.4-2017.01-x86_64_arm-linux-gnueabihf.
    tar.xz                   //解压编译工具链
arm-linux-gnueabihf-gcc -v   //验证工具链是否成功安装
sudo apt-get install lsb-core lib32stdc++6  //安装交叉编译工具链支持库
```

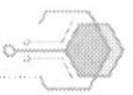

实验 5.5　裸机下 C 语言 LED 灯驱动实验

5.5.1　实验目的

（1）掌握使用汇编语言初始化 C 语言环境的能力，如初始化 DDR、设置堆栈指针 SP 等。

（2）掌握使用 C 语言直接调用开发板硬件资源通用输入输出（general purpose input output，GPIO）驱动 LED 的方法。

5.5.2　实验环境

PC 一台（装有 Ubuntu 18.04 的虚拟机），嵌入式开发板（型号：I.MX6U-Mini 或其他 Linux 开发板均可）。

5.5.3　实验要求

（1）根据实验目的准备代码文件 start.s、main.c 和 main.h。其中，start.s 是汇编文件，main.c 和 main.h 是 C 语言文件。

（2）掌握硬件驱动的开发原理。

（3）掌握使用 C 语言调用开发板上硬件资源或者外设的方法。

5.5.4　实验原理

1. 硬件原理分析

通过 I.MX6U-Mini 开发板底板 GPIO 连接原理图（图 5-5-1）可以发现，LED0 接到了 GPIO_3 上，GPIO_3 就是 GPIO1_IO03。LED 硬件电路图如图 5-5-2 所示，其中 GPIO3 和 LED0 为电路标识符，LED0 为红色 LED，R1 为保护电阻，阻值为 510Ω。由图可知，当 GPIO1_IO03 输出低电平(0)的时候 LED0 就会导通点亮，当 GPIO1_IO03 输出高电平的时候 LED0 不会导通，LED0 也就不会点亮。因此，LED0 的亮灭取决于 GPIO1_IO03 的输出电平，输出 0 就亮，输出 1 就灭。

2. 开发板 GPIO

当开发者需要对一款全新的芯片进行驱动开发时，最重要的事情是驱动 GPIO，控制其 GPIO 输出高低电平。使用库函数初始化芯片的一个 I/O 端口为输出功能，主要包括以下几个步骤。

		JP6
UART5_TXD	I2C2_SCL	1
UART4_TXD	I2C1_SCL	3
UART3_RTS	CAN1_RX	5
UART3_RXD		7
UART2_CTS	CAN2_TX	9
UART2_RXD	ECSPI3_SCLK	11
GPIO_8	BLI_PWM	13
GPIO_3	LED0	15
GPIO_1		17
GPIO_2_TXD		19
GPIO_0_TXD	USB_OTG1_ID	21
SNVS_TAMPER7	ENET1_RST	23
BOOT_MODE1		25
SNVS_TAMPER0	WIFI_REG_ON	27
ON_OFF		29
SNVS_TAMPER4	AUD_INT	31

图 5-5-1　开发板 GPIO 连接原理图

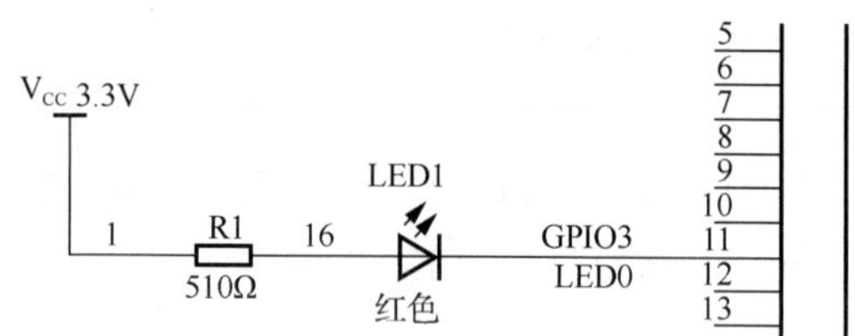

图 5-5-2　LED 硬件电路图

（1）使能指定 GPIO 的时钟。

（2）初始化 GPIO，如输出功能、上拉、速度等。

（3）I/O 复用设置，如果将 I/O 作为其他外设引脚使用，就需要设置 I/O 的复用功能。

（4）设置 GPIO 输出高电平或者低电平。

I.MX6U 的 GPIO 的命名为“IOMUXC_SW_MUC_CTL_PAD_GPIO1_IO00”，其命名格式为“IOMUXC_SW_MUC_CTL_PAD_××_××”，后面的“××_××”就是 GPIO 的名称，如 GPIO1_IO01、UART1_TX_DATA、JTAG_MOD、SNVS_TAMPER1 等。I.MX6U 的 GPIO 是根据某个 I/O 所拥有的功能来命名的。例如，看到 GPIO1_IO01 就知道其能够作为 GPIO，看到 UART1_TX_DATA 就知道该 I/O 能够作为 UART1 的发送引脚。

5.5.5　实验内容和步骤

1. 汇编部分实验程序编写

参考 5.5.9 节中的 start.s 文件代码。代码第 1 行定义了一个全局标号_start。第 7 行是标号_start 开始的位置，是_start 的第 1 行代码。第 10～13 行设置处理器进入 SVC 模式，处理器模式的设置是通过修改 CPSR 寄存器来完成的，其中，M[4:0](CPSR 的 bit[4:0]) 设置处理器运行模式。若将处理器设置为 SVC 模式，那么 M[4:0]就要等于 0X13。第 15 行通过 ldr 命令设置 SVC 模式下的 SP 指针=0X80200000，因为 I.MX6U-ALPHA 开发板上的 DDR3 起始地址是 0X80000000，Cortex-A7 的堆栈是向下增长的，所以将 SP 指针设置为 0X80200000，SVC 模式的栈大小= 0X80200000- 0X80000000=0X200000=2MB，足够支撑完成裸机开发。第 16 行是跳转到 main 函数，main 函数就是 C 语言代码。

至此，汇编部分程序执行完毕，即先设置处理器运行到 SVC 模式下，然后初始化 SP 指针，最终跳转到 C 文件的 main 函数中。

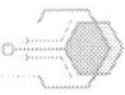

2. C 语言部分实验程序编写

main.h 文件可以参考 5.5.9 节中的 main.h 文件代码。main.h 中以宏定义的形式定义了要使用到的所有寄存器，后面的数字就是其地址，如 CCM_CCGR0 代码文件，寄存器的地址就是 0X020C4068。

main.c 文件可以参考 5.5.9 节中的 main.c 文件代码，main.c 文件代码中一共包含 7 个函数。clk_enable 函数使能 CCGR0~CCGR6 所控制的所有外设时钟。led_init 函数初始化 LED 灯所使用的 I/O，包括设置 I/O 的复用功能、I/O 的属性配置和 GPIO 功能，最终控制 GPIO 输出低电平开启 LED 灯。led_on 和 led_off 这两个函数用来控制 LED 灯的亮灭。delay_short()和 delay()这两个函数是延时函数，delay_short()函数依靠空循环来实现延时，delay()是对 delay_short()的简单封装，当 I.MX6U 工作在 396MHz(Boot ROM 设置的 396MHz)主频时，delay_short(0x7ff)能够实现大约 1ms 的延时，所以 delay()函数可以用来完成 ms 延时。main 函数为主函数，main 函数中先调用函数 clk_enable()和 led_init()完成时钟使能和 LED 初始化，最终在 while(1)循环中实现 LED 循环亮灭，亮灭时间大约是 500ms。

3. Makefile 编写

Makefile 可以参考 5.5.9 节中的 Makefile 文件代码。本实验的 Makefile 用到 Makefile 变量和自动变量。

第 1 行定义了一个变量 objs，objs 包含要生成 ledc.bin 所需的材料：start.o 和 main.o，对应工程下的 start.s 和 main.c 这两个文件编译后的.o 文件。这里需要注意的是，start.o 一定要放到最前面，因为 start.o 是最先要执行的文件，用以完成系统的初始化配置。

第 3 行默认目标，目的是生成最终的可执行文件 ledc.bin，ledc.bin 依赖 start.o 和 main.o，如果当前工程没有 start.o 和 main.o，make 工具就会找到相应的规则生成 start.o 和 main.o。例如，start.o 是 start.s 文件编译生成的，因此会执行第 8 行的规则。

第 4 行使用 arm-linux-gnueabihf-ld 进行链接，链接起始地址是 0X87800000，这一行用到了自动变量“$^”，“$^”的意思是所有依赖文件的集合，在这里就是 objs 变量的值：start.o 和 main.o。链接时，start.o 要链接到最前面，因为第 1 行代码就是 start.o 中的，其相当于

```
arm-linux-gnueabihf-objcopy -O binary -S ledc.elf ledc.bin
```

第 5 行使用 arm-linux-gnueabihf-objcopy，将 ledc.elf 文件转换为 ledc.bin，本行也用到了自动变量“$@”，“$@”的意思是目标集合，在这里就是“ledc.bin”，本行相当于

```
arm-linux-gnueabihf-objcopy -O binary -S ledc.elf ledc.bin
```

第 6 行使用 arm-linux-gnueabihf-objdump 来反汇编，生成 ledc.dis 文件。

第 8～15 行针对不同的文件类型将其编译成对应的.o 文件，如 start.s 使用第 8 行的

规则生成对应的 start.o 文件。第 9 行为具体命令，用到了自动变量“$@”和“$<”，其中，“$<”的意思是依赖目标集合的第 1 个文件。例如，start.s 要编译成 start.o，则第 8 行和第 9 行就相当于

```
start.o:start.s
arm-linux-gnueabihf-gcc -Wall -nostdlib -c -O2 -o start.o start.s
```

第 17 行是工程清理规则，通过 make clean 命令可以清理工程。

将整个工程在 Linux 系统下编译，编译完成以后可以使用软件 imxdownload 将其下载到 SD 卡中，具体命令如下：

```
chmod 777 imxdownload                    //给予 imxdownload 可执行权限
./imxdownload ledc.bin /dev/sdd          //下载到 SD 卡中
```

4. 下载验证

使用软件 imxdownload 将编译出来的 ledc.bin 烧写到 SD 卡中，其命令如下：

```
chmod 777 imxdownload                    //给予 imxdownload 可执行权限，一次即可
./imxdownload ledc.bin /dev/sdb          //烧写到 SD 卡中
```

烧写成功以后，将 SD 卡插到开发板的 SD 卡槽中并复位开发板，如果代码运行正常，开发板上的 LED0 会以 500ms 的时间间隔亮灭。

5.5.6 注意事项

一般情况下，使用 SDRAM 或者 DDR 之前必须先初始化 SDRAM 或者 DDR。S3C2440 或者 S5PV210 的汇编文件中一定会有 SDRAM 或者 DDR 初始化代码。上面编写的 start.s 文件中没有初始化 DDR3 的代码，但是将 SVC 模式下的 SP 指针设置到了 DDR3 的地址范围中，这不会出问题吗？答案是不会，DDR3 肯定是要初始化的，但是不需要在 start.s 文件中完成。因为 DCD 数据包含了 DDR 配置参数，I.MX6U 内部的 Boot ROM 会读取 DCD 数据中的 DDR 配置参数，然后完成 DDR 初始化。

imxdownload 在进行文件烧写时，会自动为烧入的文件添加头部信息工具。开发板裸机启动就可以根据头文件找到可执行文件并运行。因此，往 SD 卡中烧写可执行文件时，必须使用 imxdownload 进行烧写，不能直接复制。

5.5.7 思考与讨论

（1）在编译过程中，为什么要优先编译 start.s 文件？

（2）Linux 系统下的程序执行权限如何设置？

（3）为什么烧写可执行文件时要使用 imxdownload，而不能直接复制？

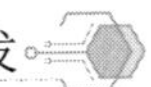

5.5.8　实验报告

（1）画出裸机下控制 LED 等的硬件原理图。

（2）画出开发板的 GPIO 控制原理图。

（3）整理关键的控制代码。

5.5.9　参考程序

1．start.s 文件代码

```
/*****************************************************
描述 : I.MX6U-ALPHA/I.MX6ULL 开发板启动文件,完成 C 环境初始化,
C 环境初始化完成以后跳转到 C 代码
*****************************************************/
.global _start           /*全局标号*/

/*
*描述: _start 函数,程序从此函数开始执行,此函数主要功能是设置 C
*运行环境
*/
_start:

/*进入 SVC 模式*/
mrs r0, cpsr
bic r0, r0,#0x1f/*将 r0 的低 5 位清零,也就是 cpsr 的 M0～M4*/
orr r0, r0, #0x13/*r0 或 0x13,表示使用 SVC 模式*/
msr cpsr, r0 /*将 r0 的数据写入 cpsr_c*/

ldr sp, =0X80200000 /*设置栈指针*/
b main /*跳转到 main 函数*/
```

2．main.h 文件代码

```
#ifndef __MAIN_H
#define __MAIN_H
/*****************************************************
文件名: main.h
描述: 时钟 GPIO1_IO03 相关寄存器地址定义
*****************************************************/
/*
*CCM 相关寄存器地址
*/
```

```
#define CCM_CCGR0 *((volatile unsigned int *)0X020C4068)
#define CCM_CCGR1 *((volatile unsigned int *)0X020C406C)
#define CCM_CCGR2 *((volatile unsigned int *)0X020C4070)
#define CCM_CCGR3 *((volatile unsigned int *)0X020C4074)
#define CCM_CCGR4 *((volatile unsigned int *)0X020C4078)
#define CCM_CCGR5 *((volatile unsigned int *)0X020C407C)
#define CCM_CCGR6 *((volatile unsigned int *)0X020C4080)

/*
*IOMUX 相关寄存器地址
*/
#define SW_MUX_GPIO1_IO03 *((volatile unsigned int *)0X020E0068)
#define SW_PAD_GPIO1_IO03 *((volatile unsigned int *)0X020E02F4)

/*
* GPIO1 相关寄存器地址
*/
#define GPIO1_DR *((volatile unsigned int *)0X0209C000)
#define GPIO1_GDIR *((volatile unsigned int *)0X0209C004)
#define GPIO1_PSR *((volatile unsigned int *)0X0209C008)
#define GPIO1_ICR1 *((volatile unsigned int *)0X0209C00C)
#define GPIO1_ICR2 *((volatile unsigned int *)0X0209C010)
#define GPIO1_IMR *((volatile unsigned int *)0X0209C014)
#define GPIO1_ISR *((volatile unsigned int *)0X0209C018)
#define GPIO1_EDGE_SEL *((volatile unsigned int *)0X0209C01C)

#endif
```

3. main.c 文件代码

```
/*************************************************************
描述 : I.MX6U 开发板裸机实验 C 语言点灯
使用 C 语言来点亮开发板上的 LED 灯,学习和掌握如何用 C 语言来
完成对 I.MX6U 处理器的 GPIO 初始化和控制
*************************************************************/
#include "main.h"

/*
*@description: 使能 I.MX6U 所有外设时钟
*@param: 无
*@return: 无
*/
```

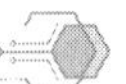

```
void clk_enable(void)
{
        CCM_CCGR0 = 0xffffffff;
        CCM_CCGR1 = 0xffffffff;
        CCM_CCGR2 = 0xffffffff;
        CCM_CCGR3 = 0xffffffff;
        CCM_CCGR4 = 0xffffffff;
        CCM_CCGR5 = 0xffffffff;
        CCM_CCGR6 = 0xffffffff;
}

/*
*@description: 初始化 LED 对应的 GPIO
*@param: 无
*@return: 无
*/
void led_init(void)
{
        /*1、初始化 I/O 复用, 复用为 GPIO1_IO03*/
        SW_MUX_GPIO1_IO03 = 0x5;

        /*2、配置 GPIO1_IO03 的 I/O 属性
        *bit 16:0 HYS 关闭
        *bit [15:14]: 00 默认下拉
        *bit [13]: 0 kepper 功能
        *bit [12]: 1 pull/keeper 使能
        *bit [11]: 0 关闭开路输出
        *bit [7:6]: 10 速度 100MHz
        *bit [5:3]: 110 R0/6 驱动能力
        *bit [0]: 0 低转换率
        */
        SW_PAD_GPIO1_IO03 = 0X10B0;

        /*3、初始化 GPIO, GPIO1_IO03 设置为输出*/
        GPIO1_GDIR = 0X0000008;

        /*4、设置 GPIO1_IO03 输出低电平,打开 LED0*/
        GPIO1_DR = 0X0;
}


/*
```

```
*@description: 打开 LED 灯
*@param: 无
*@return: 无
*/
void led_on(void)
{
        /*
        *将 GPIO1_DR 的 bit3 清零
        */
        GPIO1_DR &= ~(1<<3);
}

/*
*@description: 关闭 LED 灯
*@param: 无
*@return: 无
*/
void led_off(void)
{
        /*
        *将 GPIO1_DR 的 bit3 置 1
        */
        GPIO1_DR |= (1<<3);
}

/*
*@description: 短时间延时函数
*@param - n: 要延时循环次数(空操作循环次数，模式延时)
*@return: 无
*/
void delay_short(volatile unsigned int n)
{
        while(n--){}
}

/*
*@description: 延时函数,在 396MHz 的主频下延时时间大约为 1ms
*@param - n: 要延时的毫秒数
*@return: 无
*/
void delay(volatile unsigned int n)
```

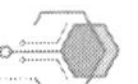

```
{
    while(n--)
    {
        delay_short(0x7ff);
    }
}

/*
*@description: main 函数
*@param: 无
*@return: 无
*/
int main(void)
{
    clk_enable(); /*使能所有的时钟*/
    led_init(); /*初始化 LED*/

    while(1) /*死循环*/
    {
        led_off(); /*关闭 LED*/
        delay(500); /*延时大约 500ms*/

        led_on(); /*打开 LED*/
        delay(500); /*延时大约 500ms*/
    }

    return 0;
}
```

4. Makefile 文件代码

```
objs := start.o main.o

ledc.bin:$(objs)
arm-linux-gnueabihf-ld -Ttext 0X87800000 -o ledc.elf $^
arm-linux-gnueabihf-objcopy -O binary -S ledc.elf $@
arm-linux-gnueabihf-objdump -D -m arm ledc.elf > ledc.dis

%.o:%.s
arm-linux-gnueabihf-gcc -Wall -nostdlib -c -o $@ $<

%.o:%.S
```

```
arm-linux-gnueabihf-gcc -Wall -nostdlib -c -o $@ $<

%.o:%.c
arm-linux-gnueabihf-gcc -Wall -nostdlib -c -o $@ $<

clean:
rm -rf *.o ledc.bin ledc.elf ledc.dis
```

实验 5.6 Linux 下 BootLoader（U-Boot）移植实验

5.6.1 实验目的

（1）熟悉交叉编译工具链的使用。

（2）熟悉 U-Boot 的常用命令。

（3）掌握 U-Boot 的代码结构和移植方法。

5.6.2 实验环境

PC 一台（装有 Ubuntu 18.04 的虚拟机），嵌入式开发板（I.MX6U-Mini 或其他 Linux 开发板）。

5.6.3 实验要求

（1）根据实验要求准备 NXP 版本 U-Boot 开源代码 uboot-imx-rel_imx_4.1.15_2.1.0_ga.tar.bz2（官网下载网址：http://git.freescale.com/git/cgit.cgi/imx/uboot-imx.git/tag/?h=imx_v2016.03_4.1.15_2.0.0_ga&id=rel_imx_4.1.15_2.1.0_ga）。

（2）掌握 Linux 系统下交叉编译工具链的使用。

（3）熟悉 U-Boot 的常用命令。

（4）掌握在不同操作系统之间移植 U-Boot 的方法。

5.6.4 实验原理

1. BootLoader（U-Boot）简介

BootLoader 是操作系统内核运行之前需要执行的一段程序，类似 PC 中的 BIOS 程序。通过执行该程序，可以完成 DDR 等外设的初始化，然后将 Linux 内核从 Flash（NAND、NOR Flash、SD、MMC 等）复制到 DDR 中，建立内存空间的映射图，最后启动 Linux 内核。U-Boot 是一个遵循 GPL 协议的开源软件，是一个裸机代码，可以看作一个裸机综合例程。现在的 U-Boot 已经支持液晶屏、网络、USB 等高级功能。

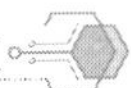

一般情况下，U-Boot 是严重依赖硬件实现的，尤其是在嵌入式领域，嵌入式设备在不同的运用领域中的差异非常大，这在嵌入式领域无法建立一个通用的 U-Boot 版本。所以，尽管可以在 U-Boot 官网上个找到开源的源码，但是用户一般不会使用该版本。U-Boot 官方的 U-Boot 源码是给半导体厂商准备的，半导体厂商下载官方的 U-Boot 源码，然后根据生产的芯片修改 U-Boot。所以，半导体厂商会为他们生产的每一款芯片提供对应版本的 U-Boot，这样 U-Boot 就会全面兼容并且支持该芯片。NXP 维护的 U-Boot 版本为 uboot-imx-rel_imx_4.1.15_2.1.0_ga.××（××为 zip、tar.gz 或 tar.bz2）。该版本 U-Boot 基本支持了 NXP 当前所有可以运行 Linux 的芯片，而且支持各种启动方式，如 Emmc、NAND、NOR Flash 等，这些都是 U-Boot 官方不支持的。但是，NXP 上下载的 U-Boot 是以其自家评估板为模板构建的，如果开发者使用的板子不是 NXP 评估板，硬件资源会有所差别，这就需要修改 NXP 官方的 U-Boot，使其支持第三方开发板。例如，本实验用的 I.MX6U 开发板就是第三方开发板，虽然大部分参考了 NXP 官方的 I.MX6ULL EVK 开发板，但是还有很多不同的地方，需要修改 NXP 官方的 U-Boot，使其适配 I.MX6U 开发板。因此，当用户拿到开发板时，有 3 种不同的 U-Boot，这 3 种 U-Boot 的区别如表 5-6-1 所示。

表 5-6-1　3 种 U-Boot 的区别

种类	描述
U-Boot 官方的 U-Boot 代码	由 U-Boot 官方维护开发的 U-Boot 版本，版本更新快，基本包含所有常用的芯片
半导体厂商的 U-Boot 代码	半导体厂商维护的一个 U-Boot，专门针对自产芯片，在对自产芯片支持上要比 U-Boot 官方的好
开发板厂商的 U-Boot 代码	开发板厂商在半导体厂商提供的 U-Boot 基础上加入了对自产开发板的支持

2. BootLoader（U-Boot）启动

使用 USB 线将开发板串口与计算机连接，打开 SecureCRT，复位开发板。在 SecureCRT 上出现“Hit any key to stop autoboot: ”，倒计时时按键盘上的回车键，默认倒计时是 3s，若在倒计时内没有按回车键，U-Boot 就会以默认参数启动 Linux 内核。在倒计时结束前按回车键，就会进入 U-Boot 的命令行模式，如图 5-6-1 所示。图中的启动信息如下。

第 1 行：U-Boot 版本号和编译时间，当前 U-Boot 版本号是 2016.03，编译时间是 2020 年 11 月 16 日 16:53。

第 3、4 行：CPU 信息。当前使用的 CPU 是 Freescale I.MX6ULL（目前已被 NXP 收购），主频为 792MHz，运行主频为 396MHz。芯片工作温度为-40～105℃。

第 5 行：复位原因，当前显示复位原因是 POR，因为之前通过将 I.MX6ULL 芯片上的 POR_B 引脚点位拉低实现复位。

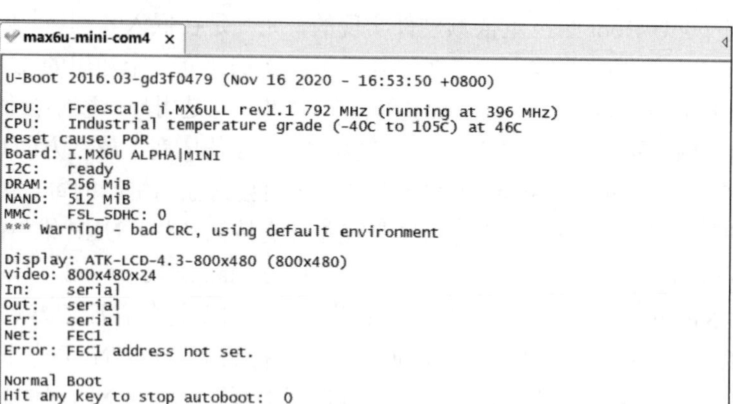

图 5-6-1　U-Boot 命令行模式

第 6 行：开发板名称。当前的板子名称为“I.MX6U ALPHA|MINI”。

第 7 行：I2C 准备就绪。

第 8 行：当前板子的 DRAM（内存）为 256MB。

第 10 行：提示当前有一个 MMC/SD 卡控制器——FSL_SDHC(0)。

第 13、14 行：LCD 型号，当前的 LCD 型号是 ATK-LCD-4.3-800×480(800×480)，分辨率为 800 像素×480 像素，格式为 RGB888（24 位）。

第 15、17 行：In（标准输入）、Out（标准输出）和 Err（标准错误）均使用 serial（串口）作为终端。

第 18 行：网口信息。当前使用 FEC1 网口，因为没有插网线，所以提示无地址。

第 19 行：启动正常，即 U-Boot 可以读取环境变量和参数信息启动 Linux 内核。

第 20 行：倒计时提示，默认倒计时 3s，倒计时结束之前按回车键将进入 U-Boot 命令模式，否则就会启动 Linux 内核，U-Boot 功能到此结束。

BootLoader 的启动流程一般分为两个阶段：stage1 和 stage2。在 stage1 中 BootLoader 主要完成以下工作。

（1）硬件初始化，如屏蔽所有中断、设置 CPU 主频及时钟频率、RAM 初始化、LED 初始化及关闭 CPU 内部指令。

（2）为 stage2 准备 RAM 空间。

（3）复制 stage2 到 RAM 中，确定 stage2 在物理 RAM 中的起始地址和终止地址。

（4）设置堆栈指针 sp。

在 stage2 中 BootLoader 主要完成以下工作。

（1）通过汇编语言跳至 main 入口函数。

（2）初始化本阶段需要的硬件资源，如串口、计时器等。

（3）检测系统内存映射。

（4）加载内核映像和根文件系统映像。
（5）设置内核的启动参数。

3. BootLoader（U-Boot）命令模式

进入 U-Boot 的命令行模式后输入“help”或者“？”可以查看当前 U-Boot 支持的命令及对应的功能，具体内容可参考 5.6.9 节中的 U-Boot 支持命令。如果需要查询具体的命令使用原则，可以使用如下命令实现。

```
help 命令名
```

5.6.5 实验内容和步骤

1. 查找 NXP 官方的开发板默认配置文件

本实验中 U-Boot 的移植并不要求用户从零开始将 U-Boot 移植到所使用的开发板上，这个工作量巨大，一般是由半导体厂商完成。半导体厂商出售的芯片都会有一个对应开发板，称为原厂开发板。半导体厂商会将 U-Boot 移植到原厂开发板上，测试通过后将 U-Boot 发布，称为原厂 BSP。用户在生产产品的时候会参考原厂的开发板进行硬件设计，然后在 BSP 上进行修改，再将 U-Boot 移植到第三方的硬件上，即 U-Boot 移植的一般流程如下：

（1）在 U-Boot 中找到参考的开发平台，一般是原厂的开发板。
（2）参考原厂开发板移植 U-Boot 到第三方开发板上。

I.MX6ULL 开发板是参考 NXP 官方的 I.MX6ULL EVK 开发板开发的硬件，因此在移植 U-Boot 的时候可以以 NXP 官方的 I.MX6ULL EVK 开发板为蓝本。本实验将 NXP 官方的 U-Boot 移植到 I.MX6ULL 开发板上。在移植之前，需要先编译 NXP 官方 I.MX6ULL EVK 开发板对应的 U-Boot（uboot-imx-rel_imx_4.1.15_2.1.0_ga.tar.bz2）。首先配置 U-Boot，configs 目录下有很多与 I.MX6UL/6ULL 有关的配置（具体请查看源码文件），其中，I.MX6UL 芯片对应的是 mx6ul 开头的配置文件，I.MX6ULL 开发板对应的是 mx6ull 开头的配置文件。I.MX6UL/6ULL 有 9mm×9mm 和 14mm×14mm 两种尺寸，所以只需要关注 mx6ull_14×14_evk_emmc_defconfig 和 mx6ull_14×14_evk_nand_defconfig 这两个配置文件即可。

2. 编译 NXP 官方开发板对应的 U-Boot

本实验使用的开发板对应的配置文件为 mx6ull_14×14_evk_nand_defconfig，将 U-Boot 的源码压缩包复制到 Linux 系统中，然后使用如下解压命令（对源码压缩包进行解压，如图 5-6-2 所示）：

```
tar -vxjf uboot-imx-rel_imx_4.1.15_2.1.0_ga.tar.bz2
```

```
hello@hello-virtual-machine:~/linux/tool/uboot$ ls
uboot-imx-rel_imx_4.1.15_2.1.0_ga.tar.bz2
hello@hello-virtual-machine:~/linux/tool/uboot$ tar -vxjf uboot-imx-rel_imx_4.1.15_2.1.0_
ga.tar.bz2
```

图 5-6-2 复制源码压缩包及解压

解压完成后会生成一个名称为 uboot-imx-rel_imx_4.1.15_2.1.0_ga 的文件夹，NXP 官方开发板所使用的 U-Boot 源码就在该文件夹中，进入文件夹后新建一个 Shell 脚本文件 test.sh，其内容如图 5-6-3 所示。

```
1 #!/bin/bash
2 make ARCH=arm CROSS_COMPILE=arm-linux-gnueabihf- distclean
3 make ARCH=arm CROSS_COMPILE=arm-linux-gnueabihf- mx6ull_14x14_evk_nand_defconfig
4 make V=1 ARCH=arm CROSS_COMPILE=arm-linux-gnueabihf- -j16
```

图 5-6-3 Shell 脚本文件 test.sh 的内容

执行脚本文件之前，需要给其添加执行权限，如图 5-6-4 所示。

```
hello@hello-virtual-machine:~/linux/tool/uboot/uboot-imx-rel_imx_4.1.15_2.1.0_ga$ ls
api    common     doc       fs       lib          Makefile  scripts          tools
arch   config.mk  drivers   include  Licenses     net       snapshot.commit
board  configs    dts       Kbuild   MAINTAINERS  post      test
cmd    disk       examples  Kconfig  MAKEALL      README    test.sh
hello@hello-virtual-machine:~/linux/tool/uboot/uboot-imx-rel_imx_4.1.15_2.1.0_ga$ chmod 7
77 test.sh
hello@hello-virtual-machine:~/linux/tool/uboot/uboot-imx-rel_imx_4.1.15_2.1.0_ga$ ls
api    common     doc       fs       lib          Makefile  scripts          tools
arch   config.mk  drivers   include  Licenses     net       snapshot.commit
board  configs    dts       Kbuild   MAINTAINERS  post      test
cmd    disk       examples  Kconfig  MAKEALL      README    test.sh
hello@hello-virtual-machine:~/linux/tool/uboot/uboot-imx-rel_imx_4.1.15_2.1.0_ga$
```

图 5-6-4 给脚本文件添加执行权限

通过“./test.sh”命令开始对 U-Boot 进行编译。该脚本进行编译 U-Boot 的时候每次都会清理工程，然后全部重新编译。编译完成以后会生成 u-boot.bin、u-boot.imx 等文件，如图 5-6-5 所示。

```
Image Type:   Freescale IMX Boot Image
Image Ver:    2 (i.MX53/6/7 compatible)
Mode:         DCD
Data Size:    479232 Bytes = 468.00 kB = 0.46 MB
Load Address: 877ff420
Entry Point:  87800000
hello@hello-virtual-machine:~/linux/tool/uboot/uboot-imx-rel_imx_4.1.15_2.1.0_ga$ ls
api        disk      Kbuild       net              test.sh      u-boot.map
arch       doc       Kconfig      post             tools        u-boot-nodtb.bin
board      drivers   lib          README           u-boot       u-boot.srec
cmd        dts       Licenses     scripts          u-boot.bin   u-boot.sym
common     examples  MAINTAINERS  snapshot.commit  u-boot.cfg
config.mk  fs        MAKEALL      System.map       u-boot.imx
configs    include   Makefile     test             u-boot.lds
hello@hello-virtual-machine:~/linux/tool/uboot/uboot-imx-rel_imx_4.1.15_2.1.0_ga$
```

图 5-6-5 编译完成后生成的文件

这些 U-Boot 文件支持 NXP 官方 I.MX6ULL EVK 开发板。用户可以将其烧入当前使用的第三方开发板中进行测试。

3. 烧写验证与驱动测试

将 imxdownload 软件复制到 U-Boot 源码根目录下，使用 imxdownload 软件将

u-boot.bin 烧写到 SD 卡中，烧写命令如下：

```
chmod 777 imxdownload               //给予 imxdownload 可执行权限
./imxdownload u-boot.bin /dev/sdb//烧写 u-boot.bin 到 SD 卡中
```

烧写完成后将 SD 卡插入开发板的 TF 卡槽中，设置开发板从 SD 卡启动（具体设置方法参考 5.6.6 节）。打开 SecureCRT，设置好开发板所使用的串口并打开，复位开发板，SecureCRT 接收到如图 5-6-6 所示的信息。

```
U-Boot 2016.03 (Feb 19 2021 - 15:40:43 +0800)

CPU:   Freescale i.MX6ULL rev1.1 69 MHz (running at 396 MHz)
CPU:   Industrial temperature grade (-40C to 105C) at 51C
Reset cause: POR
Board: MX6ULL 14x14 EVK
I2C:   ready
DRAM:  512 MiB
NAND:  512 MiB
MMC:   FSL_SDHC: 0, FSL_SDHC: 1
*** Warning - bad CRC, using default environment

Display: TFT43AB (480x272)
Video: 480x272x24
In:    serial
Out:   serial
Err:   serial
Net:   Board Net Initialization Failed
No ethernet found.
Normal Boot
Hit any key to stop autoboot:  0
=>
```

图 5-6-6　U-Boot 启动信息

从图中可以看出，U-Boot 启动正常，虽然使用的是 NXP 官方 I.MX6ULL 开发板的 U-Boot，但是在当前第三方开发板上也可以正常启动。该 U-Boot 的编译时间为 2021 年 2 月 19 日 15 点 40 分。

4. 检查 SD 卡和 eMMC 驱动检查

检查 SD 卡和 eMMC 驱动是否正常，使用 mmc list 命令列出当前的 MMC 设备，如图 5-6-7 所示。

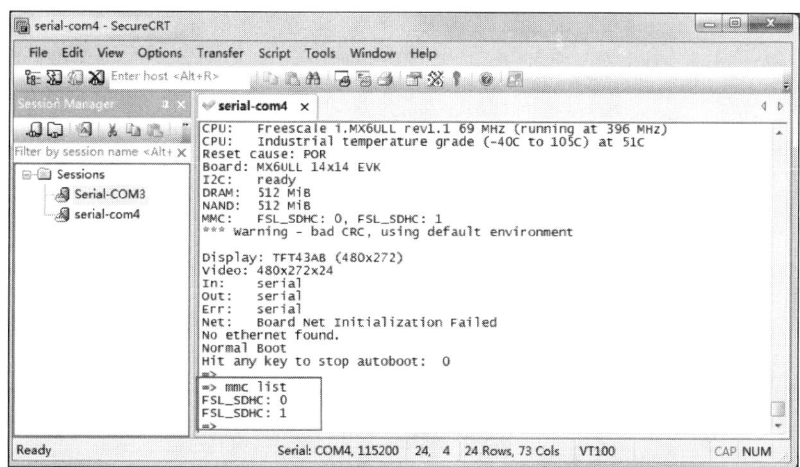

图 5-6-7　eMMC 设备检查

从图中可以看出，当前有两个 MMC 设备，检查 MMC 的设备信息，先检查 MMC 设备 0，输入如下命令：

```
mmc dev 0
mmc info
```

执行命令后，MMC 设备 0 信息如图 5-6-8 所示。

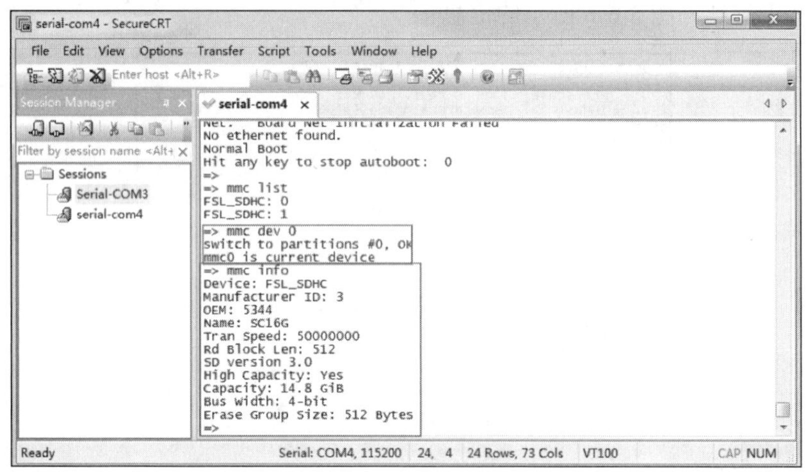

图 5-6-8　MMC 设备 0 信息

从图中可以看出，MMC 设备 0 是 SD 卡，SD 卡容量为 14.8GB，与烧入 U-Boot 所使用的 SD 卡信息相符，说明 SD 卡驱动正常。使用命令 mmc dev 1 检查 MMC 设备 1，如图 5-6-9 所示。

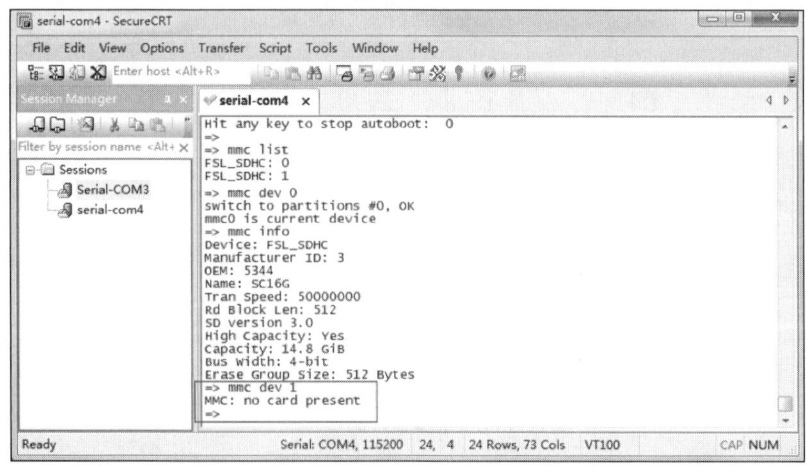

图 5-6-9　MMC 设备 1 信息

从图中可以看出，设备 1 的驱动存在问题，无法识别，这是因为使用的开发板采用

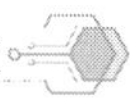

NAND 作为存储设备，采用 SD 卡启动时无法切换到 NAND 中。

5. LCD 驱动检查

如果 U-Boot 中的 LCD 驱动正确，启动 U-Boot 后 LCD 上会显示 NXP 的 Logo，如图 5-6-10 所示。

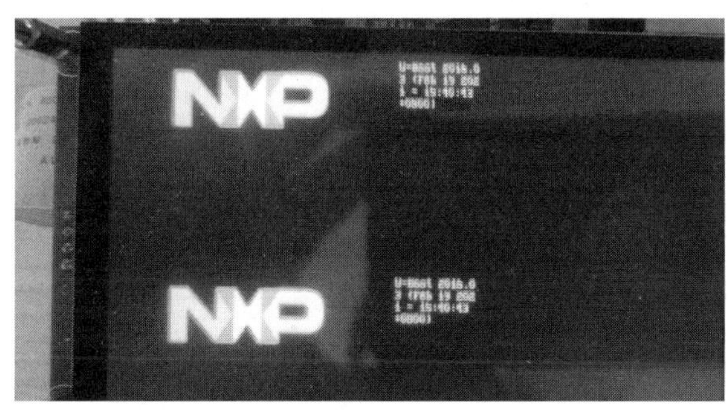

图 5-6-10　U-Boot LCD 界面

NXP 官方开发板配备的是 4.3 寸、480 像素×272 像素分辨率的屏幕，如果屏幕参数与其不对应，则 LCD 不会显示图 5-6-10 所示的开机画面，因为屏幕参数与 U-Boot 中默认的 LCD 驱动参数不一致。如果使用其他分辨率的 LCD，就需要修改 U-Boot 源码中的 LCD 驱动。

6. 网络驱动

U-Boot 启动的时候提示“Board Net Initialization Failed”和“No ethernet found.”，说明网络驱动存在问题，如图 5-6-11 所示，正常情况应如图 5-6-12 所示。

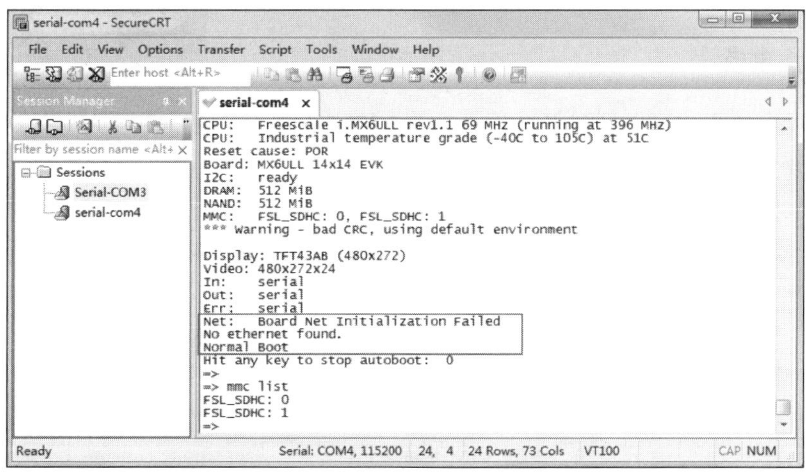

图 5-6-11　找不到网络时的终端显示

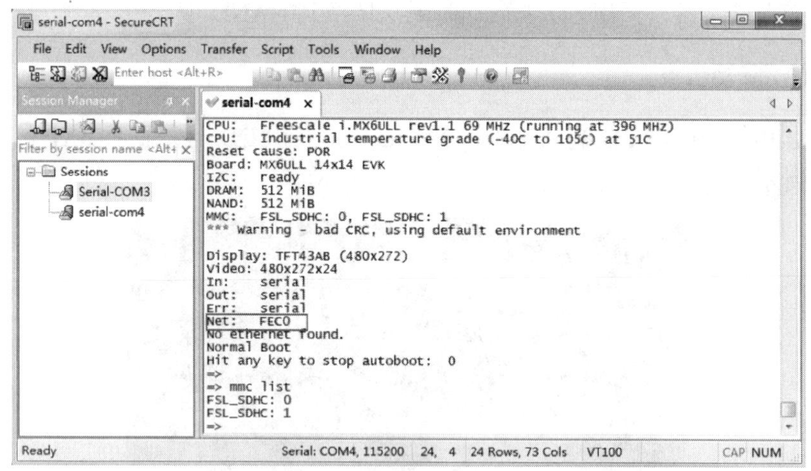

图 5-6-12　正常情况下的网络信息

如果没有图 5-6-12 中所示的信息，说明当前 U-Boot 的网络部分驱动存在问题，这是因为本实验所用的第三方开发板的网络芯片复位引脚和 NXP 官方开发板不一致，因此需要修改驱动。

综上所述，NXP 官方 I.MX6ULL EVK 开发板的 U-Boot 在用户目前使用的第三方开发板上的运行情况如下：

（1）U-Boot 启动正常，DRAM 识别正确，SD 卡驱动正常，找不到 eMMC。

（2）U-Boot 中的 LCD 驱动默认为 4.3 寸、480 像素×272 像素分辨率，如果使用的是其他分辨率的屏幕，则需要修改驱动。

（3）网络不能工作，识别不出网络信息，需要修改驱动。

5.6.6　注意事项

开发板启动方式可以通过开发板上的 BOOT 选择拨码开关进行设置，如图 5-6-13 所示。

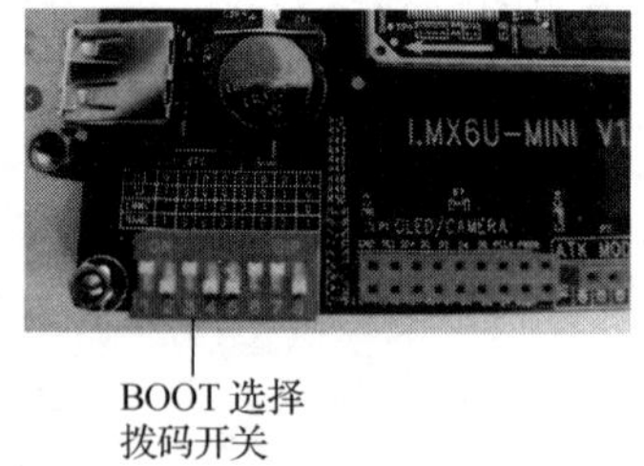

图 5-6-13　BOOT 选择拨码开关

拨码上为 1 下为 0。不同的拨码组合可以设置开发板从 SD 卡、eMMC 或 NAND 启动。其组合与启动方式如图 5-6-14 所示。

1	2	3	4	5	6	7	8	启动设备
0	1	×	×	×	×	×	×	串行下载，可以通过USB烧写镜像文件
1	0	0	0	0	0	1	0	SD卡启动
1	0	1	0	0	1	1	0	eMMC启动
1	0	0	0	1	0	0	1	NAND启动

图 5-6-14　拨码组合与启动方式

5.6.7　思考与讨论

（1）BootLoader 在启动过程中需要完成哪些工作？

（2）U-Boot 的种类有哪些？用户会如何选择？

5.6.8　实验报告

（1）总结 BootLoader 的种类及其在启动过程的功能。

（2）画出开发板系统的启动流程图。

（3）记录开发板的串口输出信息，整理结果并对输出信息进行分析。

5.6.9　参考程序

1．U-Boot 支持命令

```
=> help
?             - alias for 'help'
Base          - print or set address offset
Bdinfo        - print Board Info structure
Bmode         -
sd1|sd2|qspi1|normal|usb|sata|ecspi1:0|ecspi1:1|ecspi1:2|ecspi1:3|
esdhc1|esdhc2|esdhc3|esdhc4 [noreset]
Bmp           - manipulate BMP image data
Boot          - boot default, i.e., run 'bootcmd'
Bootd         - boot default, i.e., run 'bootcmd'
Bootelf       - Boot from an ELF image in memory
bootm         - boot application image from memory
bootp         - boot image via network using BOOTP/TFTP protocol
bootvx        - Boot vxWorks from an ELF image
bootz         - boot Linux zImage image from memory
clocks        - display clocks
cmp           - memory compare
coninfo       - print console devices and information
cp            - memory copy
crc32         - checksum calculation
dcache        - enable or disable data cache
dhcp          - boot image via network using DHCP/TFTP protocol
dm            - Driver model low level access
echo          - echo args to console
editenv       - edit environment variable
env           - environment handling commands
erase         - erase FLASH memory
```

```
exit          - exit script
ext2load      - load binary file from a Ext2 filesystem
ext2ls        - list files in a directory (default /)
ext4load      - load binary file from a Ext4 filesystem
ext4ls        - list files in a directory (default /)
ext4size      - determine a file's size
ext4write     - create a file in the root directory
false         - do nothing, unsuccessfully
fatinfo       - print information about filesystem
fatload       - load binary file from a dos filesystem
fatls         - list files in a directory (default /)
fatsize       - determine a file's size
fatwrite      - write file into a dos filesystem
fdt           - flattened device tree utility commands
flinfo        - print FLASH memory information
fstype        - Look up a filesystem type
fuse          - Fuse sub-system
go            - start application at address 'addr'
gpio          - query and control gpio pins
help          - print command description/usage
i2c           - I2C sub-system
icache        - enable or disable instruction cache
iminfo        - print header information for application image
imxtract      - extract a part of a multi-image
itest         - return true/false on integer compare
load          - load binary file from a filesystem
loadb         - load binary file over serial line (kermit mode)
loads         - load S-Record file over serial line
loadx         - load binary file over serial line (xmodem mode)
loady         - load binary file over serial line (ymodem mode)
loop          - infinite loop on address range
ls            - list files in a directory (default /)
md            - memory display
mdio          - MDIO utility commands
mii           - MII utility commands
mm            - memory modify (auto-incrementing address)
mmc           - MMC sub system
mmcinfo       - display MMC info
mtest         - simple RAM read/write test
mw            - memory write (fill)
nand          - NAND sub-system
```

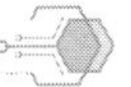

```
nboot          - boot from NAND device
nfs            - boot image via network using NFS protocol
nm             - memory modify (constant address)
ping           - send ICMP ECHO_REQUEST to network host
pmic           - PMIC
printenv       - print environment variables
protect        - enable or disable FLASH write protection
reset          - Perform RESET of the CPU
run            - run commands in an environment variable
save           - save file to a filesystem
saveenv        - save environment variables to persistent storage
setenv         - set environment variables
setexpr        - set environment variable as the result of eval expression
showvar        - print local hushshell variables
size           - determine a file's size
sleep          - delay execution for some time
source         - run script from memory
test           - minimal test like /bin/sh
tftpboot       - boot image via network using TFTP protocol
true           - do nothing, successfully
usb            - USB sub-system
```

2．mx6ull.sh 文件

```
#!/bin/bash
make ARCH=arm CROSS_COMPILE=arm-linux-gnueabihf- distclean
make ARCH=arm CROSS_COMPILE=arm-linux-gnueabihfmx6ull_14x14_
    evk_emmc_defconfig
make V=1 ARCH=arm CROSS_COMPILE=arm-linux-gnueabihf- -j16
```

实验 5.7　Linux 下 LED 驱动开发实验

5.7.1　实验目的

（1）了解 Linux 系统开发中的字符设备驱动。

（2）掌握 Linux 系统下通过字符设备控制 LED 灯的方法。

5.7.2　实验环境

PC 一台（装有 Ubuntu18.04 的虚拟机），嵌入式开发板（I.MX6U-Mini）。

5.7.3 实验要求

（1）熟悉 Linux 系统字符设备的驱动原理及开发步骤。
（2）了解 Linux 下 LED 灯的驱动原理
（3）根据实验目的准备所需的相关代码。

5.7.4 实验原理

1. 字符设备驱动简介

字符设备是 Linux 驱动中最基本的一类设备驱动，是按照字节进行顺序读写操作的设备。例如，常见的点灯、按键、IIC、SPI、LCD 等都是字符设备，这些设备的驱动称为字符设备驱动。

Linux 应用程序对驱动程序的调用流程图如图 5-7-1 所示。

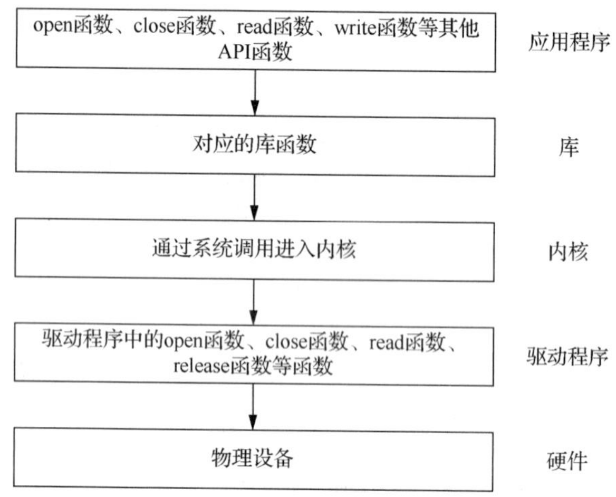

图 5-7-1　Linux 应用程序对驱动程序的调用流程图

学习 Linux 必须牢记：在 Linux 中一切皆为文件。Linux 系统中驱动加载成功以后会在“/dev”目录下生成一个相应的文件，应用程序通过对这个名称为“/dev/xxx”（xxx 是具体的驱动文件名称）的文件进行相应的操作，即可实现对硬件的操作。

例如，LED 灯的驱动文件在/dev 文件夹中生成了一个名称为 LED 的文件。通过调用 open 函数打开文件/dev/led，使用完后调用 close 函数关闭/dev/led 文件。Open 函数和 close 函数就是打开和关闭 LED 驱动的函数，如果要点亮或关闭 LED 灯，则需要调用 write 函数向 LED 文件写入控制数据，用以控制 LED 灯的开关。如果获取 LED 灯的状态，则调用 read 函数可以从中读取相应的状态。

应用程序在用户空间中运行，而 Linux 驱动属于内核的一部分，因此驱动运行于内核空间。在用户空间想要实现对内核的操作，如调用 open 函数打开/dev/led 驱动，因为

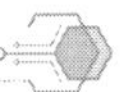

用户空间不能直接对内核进行操作，需要通过“系统调用”的方式来实现从用户空间进入内核空间，用以实现对底层驱动的操作。open、close、write 和 read 等函数由 C 库提供，在 Linux 系统中，系统调用是 C 库的一部分。open 函数调用流程图如图 5-7-2 所示。

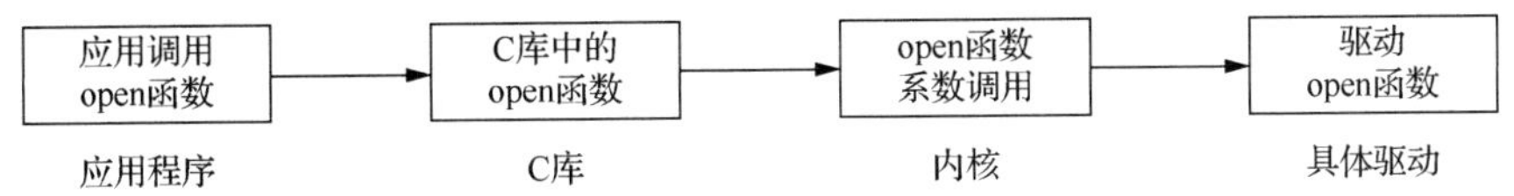

图 5-7-2　open 函数调用流程图

在开发过程中，不需要掌握 C 库及如何通过系统调用从用户空间进入内核空间，重点关注的是应用程序和具体的驱动。应用程序需要调用的函数在具体驱动程序中都有与之对应的函数，如应用程序中调用 open 函数，驱动程序中必有一个名称为 open 的函数。每一个系统调用，在驱动中都有与之对应的一个驱动函数。在 Linux 内核文件 include/linux/fs.h 中有一个名称为 file_operations 的结构体，此结构体就是 Linux 内核驱动操作函数集合，如图 5-7-3 所示。

```
1588 struct file_operations {
1589 struct module *owner;
1590 loff_t (*llseek) (struct file *, loff_t, int);
1591 ssize_t (*read) (struct file *, char __user *, size_t, loff_t*);
1592 ssize_t (*write) (struct file *, const char __user *, size_t,loff_t *);
1593 ssize_t (*read_iter) (struct kiocb *, struct iov_iter *);
1594 ssize_t (*write_iter) (struct kiocb *, struct iov_iter *);
1595 int (*iterate) (struct file *, struct dir_context *);
1596 unsigned int (*poll) (struct file *, struct poll_table_struct*);
1597 long (*unlocked_ioctl) (struct file *, unsigned int, unsigned long);
1598 long (*compat_ioctl) (struct file *, unsigned int, unsigned long);
1599 int (*mmap) (struct file *, struct vm_area_struct *);
1600 int (*mremap)(struct file *, struct vm_area_struct *);
1601 int (*open) (struct inode *, struct file *);
1602 int (*flush) (struct file *, fl_owner_t id);
1603 int (*release) (struct inode *, struct file *);
1604 int (*fsync) (struct file *, loff_t, loff_t, int datasync);
1605 int (*aio_fsync) (struct kiocb *, int datasync);
1606 int (*fasync) (int, struct file *, int);
1607 int (*lock) (struct file *, int, struct file_lock *);
1608 ssize_t (*sendpage) (struct file *, struct page *, int, size_t, loff_t *, int);
1609 unsigned long (*get_unmapped_area)(struct file *, unsigned long, unsigned long, unsigned long, unsigned long);
1610 int (*check_flags)(int);
1611 int (*flock) (struct file *, int, struct file_lock *);
1612 ssize_t (*splice_write)(struct pipe_inode_info *, struct file *, loff_t *, size_t, unsigned int);
1613 ssize_t (*splice_read)(struct file *, loff_t *, struct pipe_inode_info *, size_t, unsigned int);
1614 int (*setlease)(struct file *, long, struct file_lock **, void **);
1615 long (*fallocate)(struct file *file, int mode, loff_t offset, loff_t len);
1616
1617 void (*show_fdinfo)(struct seq_file *m, struct file *f);
1618 #ifndef CONFIG_MMU
1619 unsigned (*mmap_capabilities)(struct file *);
1620 #endif
1621 };
```

图 5-7-3　file_operations 结构体

file_operations 结构体中比较重要的、常用的函数说明如下：

第 1589 行：owner 拥有该结构体的模块指针，一般设置为 THIS_MODULE。

第 1590 行：llseek 函数用于修改文件当前的读写位置。

第 1591 行：read 函数用于读取设备文件。

第 1592 行：write 函数用于向设备文件写入（发送）数据。

第 1596 行：poll 函数是轮询函数，用于查询设备是否可以进行非阻塞的读写。

第 1597 行：unlocked_ioctl 函数提供对设备的控制功能，与应用程序中的 ioctl 函数对应。

第 1598 行：compat_ioctl 函数与 unlocked_ioctl 函数功能一样，区别在于在 64 位系统上应用程序调用将会使用此函数，在 32 位的系统上调用的是 unlocked_ioctl 函数。

第 1599 行：mmap 函数用于将设备的内存映射到进程空间（也就是用户空间），一般帧缓冲设备会使用此函数，如 LCD 驱动的显存，将帧缓冲（LCD 显存）映射到用户空间中后应用程序就可以直接操作显存了，这样就不需要在用户空间和内核空间之间来回复制。

第 1601 行：open 函数用于打开设备文件。

第 1603 行：release 函数用于释放（关闭）设备文件，与应用程序中的 close 函数对应。

第 1604 行：fasync 函数用于刷新待处理的数据，用于将缓冲区中的数据刷新到磁盘中。

第 1605 行：aio_fsync 函数与 fasync 函数的功能类似，只是 aio_fsync 是异步刷新待处理的数据。

上述函数在字符设备驱动开发中最常用，关于其他函数大家可以查阅相关文档。用户在字符设备驱动开发中主要工作就是实现上述函数，不一定全部都要实现，但是如 open、release、write、read 等常用函数都是需要实现的。

2. 字符设备驱动模块的加载和卸载

Linux 驱动有两种运行方式：第一种将驱动编译进 Linux 内核中，这样当 Linux 内核启动时就会自动运行驱动程序；第二种将驱动编译成模块（Linux 下模块的扩展名为.ko），在 Linux 内核启动后使用“insmod”命令加载驱动模块。在调试驱动时一般选择将其编译为模块，这样修改驱动后只需要编译驱动代码，而不需要编译整个 Linux 代码，在调试时只需要加载或者卸载驱动模块，不需要重启整个系统。将驱动编译为模块最大的好处就是方便开发，当驱动开发完成，确定没有问题后就可以将驱动编译进 Linux 内核。

模块有加载和卸载两种操作，在编写驱动时需要注册这两种操作函数。模块的加载和卸载注册函数如下：

```
module_init(xxx_init); //注册模块加载函数
module_exit(xxx_exit); //注册模块卸载函数
```

驱动编译完成后其扩展名为.ko，有两种命令可以加载驱动模块：insmod 和 modprobe。insmod 是简单的模块加载命令，此命令用于加载指定的.ko 模块，如加载 drv.ko 驱动模块，其命令如下：

```
insmod drv.ko
```

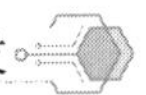

驱动模块的卸载命令为“rmmod”，如卸载 drv.ko，其命令如下：

```
rmmod drv.ko
```

3. 字符设备注册与注销

对于字符设备驱动而言，当驱动模块加载成功后需要注册字符设备，同样，卸载驱动模块时也需要注销字符设备。字符设备的注册和注销函数原型如下：

```
    static inline int register_chrdev(unsigned int major, const char *name,
const struct file_operations *fops)
    static inline void unregister_chrdev(unsigned int major, const char
*name)
```

（1）register_chrdev 函数用于注册字符设备，此函数一共有 3 个参数，其含义如下。

- major：主设备号。Linux 下每个设备都有一个设备号，设备号分为主设备号和次设备号两部分。
- name：设备名称，指向一串字符串。
- fops：结构体 file_operations 类型指针，指向设备的操作函数集合变量。

（2）unregister_chrdev 函数用户注销字符设备，此函数有两个参数，其含义如下。

- major：要注销的设备对应的主设备号。
- name：要注销的设备对应的设备名称。

4. 添加 LICENSE 和作者信息

开发者需要在驱动中加入 LICENSE 信息和作者信息，其中，LICENSE 是必须添加的，否则编译时会报错，作者信息可以添加也可以不添加。LICENSE 和作者信息的添加使用两个函数，其含义如下。

- MODULE_LICENSE()：添加模块 LICENSE 信息。
- MODULE_AUTHOR()：添加模块作者信息。

5. Linux 字符设备的设备号

为了方便管理，Linux 中每个设备都有一个设备号，设备号由主设备号和次设备号两部分组成，主设备号表示某一个具体的驱动，次设备号表示使用这个驱动的各个设备。Linux 提供了一个名称为 dev_t 的数据类型表示设备号，dev_t 定义在 include/linux/types.h 文件中。dev_t 是一个 32 位的数据类型，其中，高 12 位为主设备号、低 20 位为次设备号。因此，Linux 系统中主设备号取值为 0～4095，选择主设备号的时候不要超过这个范围。

6. 静态分配设备号

注册字符设备的时候需要给设备指定一个设备号，这个设备号可以是驱动开发者静态指定的一个设备号，如选择200这个主设备号。有一些常用的设备号已经被Linux内核开发者分配了，具体分配的内容可以查看Documentation/devices.txt文档。并不是说内核开发者已经分配的主设备号就不能使用，具体还得看硬件平台运行过程中有没有使用这个主设备号，使用“cat /proc/devices”命令即可查看当前系统中所有已经使用的设备号。

7. 动态分配设备号

静态分配设备号需要检查当前系统中所有被使用的设备号，然后挑选一个没有使用的。但静态分配设备号容易带来冲突问题，Linux推荐使用动态分配设备号，在注册字符设备之前先申请一个设备号，系统会自动给用户一个没有被使用的设备号，这样就避免了冲突，而卸载驱动时会自动释放这个设备号。设备号的申请函数如下：

```
    int alloc_chrdev_region(dev_t *dev, unsigned baseminor, unsigned
count, const char *name)
```

函数alloc_chrdev_region用于申请设备号，此函数有4个参数，具体介绍如下。

- dev：保存申请到的设备号。
- baseminor：次设备号起始地址，alloc_chrdev_region函数可以申请一段连续的多个设备号，这些设备号的主设备号一样，但是次设备号不同，次设备号以baseminor为起始地址开始递增。一般baseminor为0，也就是说次设备号从0开始。
- count：要申请的设备号数量。
- name：设备名称。

注销字符设备之后要释放设备号，设备号释放函数如下：

```
    void unregister_chrdev_region(dev_t from, unsigned count)
```

此函数有两个参数，分别如下。

- from：要释放的设备号。
- count：表示从from开始，要释放的设备号数量。

5.7.5 实验内容和步骤

Linux下的任何外设驱动，最终都是要配置相应的硬件寄存器，本实验的LED灯驱动最终也是对I.MX6ULL的I/O口进行配置，与裸机实验不同的是，在Linux下编写驱动要符合Linux的驱动框架。I.MX6U-Mini开发板上的LED连接到I.MX6ULL的GPIO1_IO03引脚上，因此本实验的重点就是编写Linux下I.MX6UL引脚的控制驱动。

1. LED驱动代码编写

代码编写可以参考5.7.9节中的Led.c驱动文件代码。

第22～26行：通过宏定义定义主设备号、设备名称、LED开/关宏等。

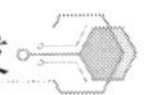

第 29～33 行：本实验要用到的寄存器宏定义。

第 36～40 行：经过内存映射以后的寄存器地址指针。

第 47～59 行：led_switch 函数，用于控制开发板上的 LED 灯亮灭，当参数 sta 为 LEDON(0)的时候打开 LED 灯，sta 为 LEDOFF(1)的时候关闭 LED 灯。

第 68～71 行：led_open 函数为空函数，可以自行在此函数中添加相关内容，一般在此函数中将设备结构体作为参数 filp 的私有数据(filp->private_data)。

第 81～84 行：led_read 函数为空函数，如果在应用程序中读取 LED 的状态，可以在此函数中添加相应的代码，如读取 GPIO1_DR 寄存器的值，然后返回给应用程序。

第 94～114 行：led_write 函数，实现对 LED 灯的开关操作，当应用程序调用 write 函数向 led 设备写数据的时候，此函数就会执行。先通过 copy_from_user 函数获取应用程序发送的操作信息（打开还是关闭 LED 灯），然后根据应用程序的操作信息打开或关闭 LED 灯。

第 121～124 行：led_release 函数为空函数，可以自行在此函数中添加相关内容，一般关闭设备的时候会释放 led_open 函数中添加的私有数据。

第 127～133 行：设备文件操作结构体 led_fops 的定义和初始化。

第 140～185 行：驱动入口函数 led_init，此函数实现了 LED 的初始化工作。

第 147～151 行：通过 ioremap 函数获取物理寄存器地址映射后的虚拟地址，得到寄存器对应的虚拟地址后就可以完成相关初始化工作了。例如，使能 GPIO1 时钟、设置 GPIO1_IO03 复用功能、配置 GPIO1_IO03 的属性等。另外最重要的一步，使用 register_chrdev 函数注册 led 这个字符设备。

第 192～202 行：驱动出口函数 led_exit，先使用 iounmap 函数取消内存映射，最后使用 unregister_chrdev 函数注销 led 这个字符设备。

第 205～206 行：使用 module_init 和 module_exit 这两个函数指定 led 设备驱动加载和卸载函数。

第 207～208 行：添加 LICENSE 和作者信息。

2. 测试程序编写

编写测试程序，led 驱动加载成功后手动创建/dev/led 节点，应用程序通过操作/dev/led 文件完成对 LED 设备的控制。向/dev/led 文件写 0 表示关闭 LED 灯，写 1 表示打开 LED 灯。新建 ledApp.c 文件，内容参考 5.7.9 节中的 LedApp.c 文件代码。代码实现了对 led 驱动文件进行最基本的打开、关闭、写操作等。

3. Makefile 文件编写

Makefile 文件内容参考 5.7.9 节中的 Makefile 文件代码。

第 1 行：KERNELDIR 表示开发板所使用的 Linux 内核源码目录，使用绝对路径，用户根据自己的实际情况填写即可。

第 2 行：CURRENT_PATH 表示当前路径，可以执行“pwd”命令来获取当前所处路径。

第 3 行：obj-m 表示将 led.c 文件编译为 led.ko 模块。

第 8 行：具体的编译命令，后面的 modules 表示编译模块，-C 表示将当前的工作目录切换到指定目录中，也就是 KERNERLDIR 目录。M 表示模块源码目录，“make modules”命令中加入 M=dir 后程序会自动到指定的 dir 目录中读取模块的源码并将其编译为.ko 文件。

4. 编译文件

使用 make -j32 命令对 led.c 文件进行编译，编译成功后会生成一个名称为“led.ko”的驱动模块文件。

编译测试程序 ledApp，具体命令如下：

```
arm-linux-gnueabihf-gcc ledApp.c -o ledApp
```

编译成功后即会生成 ledApp 应用程序。

5. 测试运行

将编译的 led.ko 和 ledApp 这两个文件复制到 rootfs/lib/modules/4.1.15 目录中，重启开发板，进入目录 lib/modules/4.1.15，输入如下命令加载 led.ko 驱动模块：

```
depmod                  //第一次加载驱动的时候需要执行此命令
modprobe led.ko         //加载驱动
```

驱动加载成功以后创建“/dev/led”设备节点，其命令如下：

```
mknod /dev/led c 200 0
```

驱动节点创建成功以后就可以使用 ledApp 程序测试驱动是否工作正常，输入如下命令打开 LED 灯：

```
./ledApp /dev/led 1 //打开 LED 灯
```

输入上述命令以后观察 I.MX6U-Mini 开发板上的红色 LED 灯是否点亮，如果点亮说明驱动工作正常。再输入如下命令关闭 LED 灯：

```
./ledApp /dev/led 0 //关闭 LED 灯
```

输入上述命令以后观察 I.MX6U-Mini 开发板上的红色 LED 灯是否熄灭，如果熄灭，则编写的 LED 驱动工作正常，一个真正的 Linux 驱动设备程序完成。

如果要卸载驱动，则可以输入如下命令：

```
rmmod led.ko
```

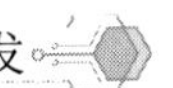

5.7.6　注意事项

开发板的 CPU 资源非常有限，申请资源后如果长时间不用，需要及时将资源释放。

5.7.7　思考与讨论

（1）Linux 系统中字符设备的设备号是如何组成的？

（2）.ko 文件在 Linux 系统中扮演什么角色？

（3）Linux 系统中通过什么方式控制 LED 灯？

（4）整理关键控制代码。

5.7.8　实验报告

（1）画出 Linux 系统应用程序的调用流程图。

（2）画出 open 函数的调用流程图。

（3）写出 Linux 系统的字符设备编号原理。

（4）整理实验结果。

5.7.9　参考程序

1．led.c 驱动文件代码

```
#include <linux/types.h>
#include <linux/kernel.h>
#include <linux/delay.h>
#include <linux/ide.h>
#include <linux/init.h>
#include <linux/module.h>
#include <linux/errno.h>
#include <linux/gpio.h>
#include <asm/mach/map.h>
#include <asm/uaccess.h>
#include <asm/io.h>
/************************************************
描述：LED 驱动文件
其他：无
************************************************/
#define LED_MAJOR 200 /*主设备号*/
#define LED_NAME "led" /*设备名称*/

#define LEDOFF 0 /*关灯*/
```

```
#define LEDON 1 /*开灯*/

/*寄存器物理地址*/
#define CCM_CCGR1_BASE (0X020C406C)
#define SW_MUX_GPIO1_IO03_BASE (0X020E0068)
#define SW_PAD_GPIO1_IO03_BASE (0X020E02F4)
#define GPIO1_DR_BASE (0X0209C000)
#define GPIO1_GDIR_BASE (0X0209C004)

/*映射后的寄存器虚拟地址指针*/
static void __iomem *IMX6U_CCM_CCGR1;
static void __iomem *SW_MUX_GPIO1_IO03;
static void __iomem *SW_PAD_GPIO1_IO03;
static void __iomem *GPIO1_DR;
static void __iomem *GPIO1_GDIR;

/*
* @description: LED 打开/关闭
* @param - sta: LEDON(0) 打开 LED， LEDOFF(1) 关闭 LED
* @return: 无
*/
void led_switch(u8 sta)
{
      u32 val = 0;
      if(sta == LEDON) {
          val = readl(GPIO1_DR);
          val &= ~(1 << 3);
          writel(val, GPIO1_DR);
      }else if(sta == LEDOFF) {
          val = readl(GPIO1_DR);
          val|= (1 << 3);
          writel(val, GPIO1_DR);
      }
}

/*
* @description: 打开设备
* @param - inode: 传递给驱动的 inode
* @param - filp: 设备文件,file 结构体有个称作 private_data 的成员变量
```

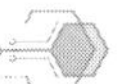

```
 * 一般在 open 的时候将 private_data 指向设备结构体
 * @return: 0,成功;其他,失败
 */
static int led_open(struct inode *inode, struct file *filp)
{
       return 0;
}

/*
 * @description: 从设备读取数据
 * @param - filp: 要打开的设备文件(文件描述符)
 * @param - buf: 返回给用户空间的数据缓冲区
 * @param - cnt: 要读取的数据长度
 * @param - offt: 相对于文件首地址的偏移
 * @return: 读取的字节数,如果为负值,表示读取失败
 */
static ssize_t led_read(struct file *filp, char __user *buf, size_t
      cnt, loff_t *offt)
{
       return 0;
}

/*
 * @description: 向设备写数据
 * @param - filp: 设备文件,表示打开的文件描述符
 * @param - buf: 要给设备写入的数据
 * @param - cnt: 要写入的数据长度
 * @param - offt: 相对于文件首地址的偏移
 * @return: 写入的字节数,如果为负值,表示写入失败
 */
static ssize_t led_write(struct file *filp, const char __user *buf,
      size_t cnt, loff_t *offt)
{
       int retvalue;
       unsigned char databuf[1];
       unsigned char ledstat;

       retvalue = copy_from_user(databuf, buf, cnt);
       if(retvalue < 0) {
```

```
            printk("kernel write failed!\r\n");
            return -EFAULT;
        }

        ledstat = databuf[0]; /* 获取状态值 */

        if(ledstat == LEDON) {
            led_switch(LEDON); /* 打开 LED 灯 */
        } else if(ledstat == LEDOFF) {
        led_switch(LEDOFF); /* 关闭 LED 灯 */
        }
        return 0;
}

/*
* @description: 关闭/释放设备
* @param - filp: 要关闭的设备文件(文件描述符)
* @return: 0,成功;其他,失败
*/
static int led_release(struct inode *inode, struct file *filp)
{
 return 0;
}

/*设备操作函数*/
static struct file_operations led_fops = {
  .owner = THIS_MODULE,
  .open = led_open,
  .read = led_read,
  .write = led_write,
  .release = led_release,
};

/*
* @description: 驱动出口函数
* @param: 无
* @return: 无
*/
static int __init led_init(void)
```

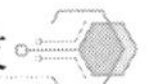

```
{
    int retvalue = 0;
    u32 val = 0;

    /*初始化 LED*/
    /*1、寄存器地址映射*/
    IMX6U_CCM_CCGR1 = ioremap(CCM_CCGR1_BASE, 4);
    SW_MUX_GPIO1_IO03 = ioremap(SW_MUX_GPIO1_IO03_ BASE, 4);
    SW_PAD_GPIO1_IO03 = ioremap(SW_PAD_GPIO1_IO03_ BASE, 4);
    GPIO1_DR = ioremap(GPIO1_DR_BASE, 4);
    GPIO1_GDIR = ioremap(GPIO1_GDIR_BASE, 4);

    /*2、使能 GPIO1 时钟*/
    val = readl(IMX6U_CCM_CCGR1);
    val &= ~(3 << 26); /*清除以前的设置*/
    val |= (3 << 26); /*设置新值*/
    writel(val, IMX6U_CCM_CCGR1);

    /*3、设置 GPIO1_IO03 的复用功能,将其复用为 GPIO1_IO03,最后设置 I/O
    属性

    */
    writel(5, SW_MUX_GPIO1_IO03);

    /*寄存器 SW_PAD_GPIO1_IO03 设置 I/O 属性*/
    writel(0x10B0, SW_PAD_GPIO1_IO03);

    /*4、设置 GPIO1_IO03 为输出功能*/
    val = readl(GPIO1_GDIR);
    val &= ~(1 << 3); /*清除以前的设置*/
    val |= (1 << 3); /*设置为输出*/
    writel(val, GPIO1_GDIR);

    /*5、默认关闭 LED*/
    val = readl(GPIO1_DR);
    val |= (1 << 3);
    writel(val, GPIO1_DR);

    /*6、注册字符设备驱动*/
```

```
    retvalue = register_chrdev(LED_MAJOR, LED_NAME, &led_fops);
    if(retvalue < 0){
    printk("register chrdev failed!\r\n");
    return -EIO;
    }
    return 0;
  }

/*
 * @description: 驱动出口函数
 * @param: 无
 * @return: 无
 */
static void __exit led_exit(void)
{
    /*取消映射*/
    iounmap(IMX6U_CCM_CCGR1);
    iounmap(SW_MUX_GPIO1_IO03);
    iounmap(SW_PAD_GPIO1_IO03);
    iounmap(GPIO1_DR);
    iounmap(GPIO1_GDIR);

    /*注销字符设备驱动*/
    unregister_chrdev(LED_MAJOR, LED_NAME);
}

module_init(led_init);
module_exit(led_exit);
MODULE_LICENSE("GPL");
MODULE_AUTHOR("hello");
```

2. ledApp.c 文件代码

```
#include "stdio.h"
#include "unistd.h"
#include "sys/types.h"
#include "sys/stat.h"
#include "fcntl.h"
#include "stdlib.h"
#include "string.h"
```

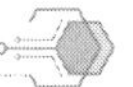

```
/*****************************************
文件名: ledApp.c
描述：LED 驱动测试 APP。
使用方法： ./ledtest /dev/led 0 关闭 LED
           ./ledtest /dev/led 1 打开 LED
*****************************************/

#define LEDOFF 0
#define LEDON  1

/*
* @description: main 主程序
* @param - argc: argv 数组元素个数
* @param - argv: 具体参数
* @return: 0,成功;其他,失败
*/
int main(int argc, char *argv[])
{
      int fd, retvalue;
      char *filename;
      unsigned char databuf[1];

      if(argc != 3){
          printf("Error Usage!\r\n");
      return -1;
      }

      filename = argv[1];

      /*打开 led 驱动*/
      fd = open(filename, O_RDWR);
      if(fd < 0){
          printf("file %s open failed!\r\n", argv[1]);
          return -1;
      }

      databuf[0] = atoi(argv[2]); /*要执行的操作：打开或关闭*/

```

```
        /*向/dev/led 文件写入数据*/
        retvalue = write(fd, databuf, sizeof(databuf));
        if(retvalue < 0){
            printf("LED Control Failed!\r\n");
            close(fd);
            return -1;
        }

        retvalue = close(fd); /*关闭文件*/
        if(retvalue < 0){
            printf("file %s close failed!\r\n", argv[1]);
            return -1;
        }
        return 0;
}
```

3．Makefile 文件代码

```
KERNELDIR:=/home/zuozhongkai/linux/IMX6ULL/linux/temp/linux-imxrel_imx_4.1.15_2.1.0_ga_alientek
CURRENT_PATH := $(shell pwd)
obj-m := led.o

build: kernel_modules

kernel_modules:
$(MAKE) -C $(KERNELDIR) M=$(CURRENT_PATH) modules
clean:
$(MAKE) -C $(KERNELDIR) M=$(CURRENT_PATH) clean
```

实验 5.8 Linux 设备树下 LED 驱动实验

5.8.1 实验目的

（1）了解 Linux 系统中设备树开发驱动的过程。

（2）掌握 Linux 系统下通过设备树控制 LED 灯的方法。

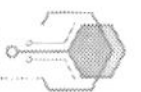

5.8.2 实验环境

PC 一台（装有 Ubuntu18.04 的虚拟机），嵌入式开发板（I.MX6U-Mini）。

5.8.3 实验要求

（1）了解 Linux 系统中设备树原理。
（2）了解常用 OF 函数的功能。
（3）掌握使用 Linux 系统设备驱动硬件资源的方法。
（4）根据实验目的准备相关的实验代码。

5.8.4 实验原理

1. 什么是设备树

设备树（device tree），将这个词分开就是“设备”和“树”，描述设备树的文件称为 DTS（device tree source）。DTS 文件采用树形结构描述板级设备，也就是开发板上的设备信息，如 CPU 数量、内存基地址、IIC 接口上接了哪些设备、SPI 接口上接了哪些设备等，如图 5-8-1 所示。

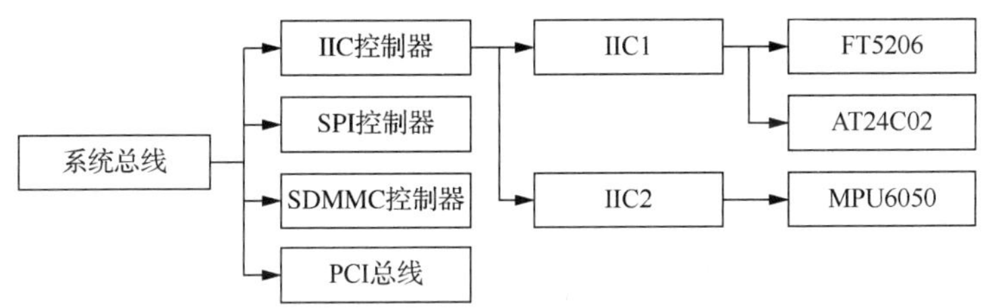

图 5-8-1 设备树结构示意图

从图中可知，树的主干就是系统总线，IIC 控制器、GPIO 控制器、SPI 控制器等都是接到系统主线上的分支。IIC 控制器又分为 IIC1 和 IIC2 两种，其中，IIC1 上接 FT5206 和 AT24C02、IIC2 上接 MPU6050。DTS 文件的主要功能就是按照图 5-8-1 所示的结构描述开发板的设备信息。

2. 设备树设备节点

设备树是采用树形结构来描述开发板上的设备信息的文件，每个设备都是一个节点，称为设备节点，每个节点通过一些属性信息描述节点信息，属性就是键-值对。图 5-8-2 所示是从 imx6ull.dtsi 文件中缩减出来的设备树文件内容。

```
1 / {
2       aliases {
3           can0 = &flexcan1;
4       };
5
6       cpus {
7           #address-cells = <1>;
8           #size-cells = <0>;
9
10          cpu0: cpu@0 {
11              compatible = "arm,cortex-a7";
12              device_type = "cpu";
13              reg = <0>;
14          };
15      };
16
17      intc: interrupt-controller@00a01000 {
18          compatible = "arm,cortex-a7-gic";
19          #interrupt-cells = <3>;
20          interrupt-controller;
21          reg = <0x00a01000 0x1000>,
22                <0x00a02000 0x100>;
23      };
24 }
```

图 5-8-2　设备树模板

第 1 行中，“/”是根节点，每个设备树文件只有一个根节点。如果 imx6ull.dtsi 和 imx6ull-alientek-emmc.dts 这两个文件都有一个“/”根节点，则这两个“/”根节点的内容会合并成一个根节点。

第 2、6 和 17 行中，aliases、cpus 和 intc 是 3 个子节点，在设备树中节点的命名格式如下：

```
node-name@unit-address
```

其中，“node-name”是节点名称，为 ASCII 字符串，节点名称应该能够清晰描述节点的功能，如“uart1”表示这个节点是 UART1 外设。“unit-address”一般表示设备的地址或寄存器首地址，如果某个节点没有地址或者寄存器，则“unit-address”可以不要，如“cpu@0”“interrupt-controller@00a01000”。

但是图 5-8-2 中的节点命名不同，如下所示：

```
cpu0:cpu@0
```

上述命令并不是“node-name@unit-address”这样的格式，而是用“:”分隔成两部分，“:”前面是节点标签（label），“:”后面才是节点名称，其命名格式如下：

```
label:node-name@unit-address
```

引入 label 的目的是方便访问节点，可以直接通过&label 访问这个节点，如通过&cpu0 可以访问“cpu@0”节点，不需要输入完整的节点名称。再如，节点“intc:interrupt-controller@00a01000”，节点 label 是 intc，而节点名字就很长了，为“interruptcontroller@00a01000”。可以明显地看出，通过&intc 访问“interrupt-controller@ 00a01000”节点要方便很多。

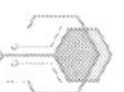

第 10 行中，cpu0 也是一个节点，只是 cpu0 是 cpus 的子节点。

3. 设备树常用 OF 函数

设备树描述了设备的详细信息，这些信息包括数字类型的、字符串类型的和数组类型的，用户编写驱动的时候需要获取到这些信息。例如，设备树使用 reg 属性描述某个外设的寄存器地址为 0X02005482，长度为 0X400，用户编写驱动时需要获取 reg 属性的 0X02005482 和 0X400 这两个值，然后初始化外设。Linux 内核提供了一系列的函数来获取设备树中的节点或者属性信息，这一系列的函数都有一个统一的前缀“of_”，所以在很多资料里面将其称为 OF 函数。这些 OF 函数原型定义在 include/ linux/of.h 文件中。

（1）查找节点的 OF 函数。设备都是以节点的形式“挂”到设备树上的，因此要想获取这个设备的其他属性信息，必须先获取到这个设备的节点。与查找节点有关的 OF 函数有 of_find_node_by_name、of_find_node_by_type、of_find_compatible_node、of_find_matching_node_and_match 和 of_find_node_by_path。

（2）查找父 / 子节点的 OF 函数。Linux 内核提供了两个查找节点对应的父节点或子节点的 OF 函数：of_get_parent 函数和 of_get_next_child 函数。

（3）节点的属性信息中保存了驱动所需要的内容，因此对属性值的提取非常重要。Linux 内核提供了如下提取属性值的 OF 函数：

① of_find_property 函数。

② of_property_count_elems_of_size 函数。

③ of_property_read_u32_index 函数。

④ of_property_read_u8_array 函数、of_property_read_u16_array 函数、of_property_read_u32_array 函数、of_property_read_u64_array 函数。

⑤ of_property_read_u8 函数、of_property_read_u16 函数、of_property_read_u32 函数、of_property_ read_u64 函数。

⑥ of_property_read_string 函数。

⑦ of_n_addr_cells 函数。

⑧ of_n_size_cells 函数。

（4）其他常用的 OF 函数。

① of_device_is_compatible 函数：用于查看节点的 compatible 属性是否包含 compat 指定的字符串，检查设备节点的兼容性。

② of_get_address 函数：用于获取地址相关属性，主要是 reg 或者 assigned-addresses 属性值。

③ of_translate_address 函数：负责将从设备树读取的地址转换为物理地址。

④ of_address_to_resource 函数：获取节点的 reg 属性值，然后将其转换为 resource 结构体类型。

⑤ of_iomap 函数：用于直接内存映射，of_iomap 可以直接获取内存地址所对应的

虚拟地址，而不需要使用 ioremap 函数。

5.8.5 实验内容和步骤

1. 修改设备树文件

在根节点“/”下创建一个名称为 alphaled 的子节点，打开 imx6ull-alientek-emmc.dts 文件，在根节点“/”最后输入 5.8.9 节中的 alphaled 节点代码。

第 2、3 行：属性#address-cells 和#size-cells 都为 1，表示 reg 属性中起始地址占用一个字长（cell），地址长度也占用一个字长。

第 4 行：属性 compatbile 设置 alphaled，节点兼容性为 atkalpha-led。

第 5 行：属性 status 设置状态为 okay。

第 6～10 行：reg 属性设置了驱动中所要使用的寄存器的物理地址，如第 6 行的“0X020C406C 0X04”表示 I.MX6ULL 的 CCM_CCGR1 寄存器，其中，寄存器首地址为 0X020C406C、长度为 4 字节。设备树修改完成以后输入如下命令，重新编译 imx6ull-alientek-emmc.dts：

```
make dtbs
```

编译完成以后得到 imx6ull-alientek-emmc.dtb，使用新的 imx6ull-alientek-emmc.dtb 启动 Linux 内核。Linux 启动成功后进入/proc/device-tree/目录中查看是否存在 alphaled 节点，如图 5-8-3 所示。如果没有 alphaled 节点，则进行以下检查。

① 检查设备树修改是否成功，即 alphaled 节点是否为根节点“/”的子节点。

② 检查是否使用了新的设备树启动 Linux 内核。

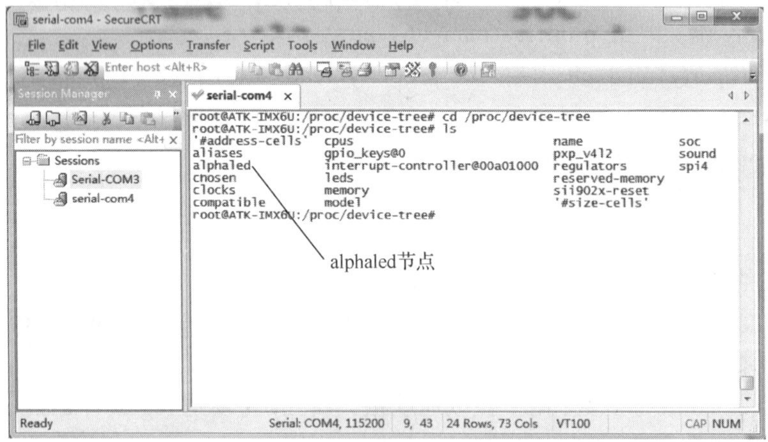

图 5-8-3 查询 alphaled 节点

2. LED 灯驱动程序编写

设备树准备好后，开始编写 LED 驱动程序，新建 dtsled.c 文件，其内容参考 5.8.9 节中的 dtsled.c 文件代码。这里着重讲解 dtsled.c 文件中处理设备树的代码。

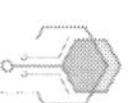

第 46 行：在设备结构体 dtsled_dev 中添加了成员变量 nd，nd 是 device_node 结构体类型指针，表示设备节点。如果要读取设备树某个节点的属性值，先要得到这个节点，一般在设备结构体中添加 device_node 指针变量来存放这个节点。

第 160～166 行：通过 of_find_node_by_path 函数得到 alphaled 节点，后续其他的 OF 函数要使用 device_node。

第 169～174 行：通过 of_find_property 函数获取 alphaled 节点的 compatible 属性，返回值为 property 结构体类型的指针变量，property 的成员变量 value 表示属性值。

第 177～182 行：通过 of_property_read_string 函数获取 alphaled 节点的 status 属性值。

第 185～194 行：通过 of_property_read_u32_array 函数获取 alphaled 节点的 reg 属性所有值，并且将获取到的值都存放到 regdata 数组中。

第 192 行：将获取到的 reg 属性值依次输出到终端上。

第 199～203 行：使用 ioremap 函数完成内存映射，将获取到的 regdata 数组中的寄存器物理地址转换为虚拟地址。

第 205～209 行：使用 of_iomap 函数一次性完成读取 reg 属性及内存映射，of_iomap 函数是设备树推荐使用的 OF 函数。

3. 编写测试程序

本章直接使用实验 5.7 的测试程序，将上一实验的 ledApp.c（5.7.9 节中的 LedApp.c 文件代码）文件复制到本章实验中即可。

4. 编写 Makefile 文件

本实验的 Makefile 文件和实验 5.7 基本一样，只是将 obj-m 变量的值改为 dtsled.o，Makefile 内容可以参考 5.8.9 节中的 Makefile 文件代码。输入命令 make -j32 编译驱动模块文件，编译成功后会生成一个名称为“dtsled.ko”的驱动模块文件。

5. 编译测试程序

输入如下命令编译测试 ledApp.c 程序：

```
arm-linux-gnueabihf-gcc ledApp.c -o ledApp
```

编译成功后就会生成 ledApp 应用程序。

6. 运行测试

将上述编译的 dtsled.ko 和 ledApp 这两个文件复制到 rootfs/lib/modules/4.1.15 目录下，重启开发板，进入目录 lib/modules/4.1.15，输入如下命令加载 dtsled.ko 驱动模块：

```
depmod                  //第一次加载驱动的时候需要执行此命令
modprobe dtsled.ko      //加载驱动
```

驱动加载成功以后会在终端输出一些信息，如图 5-8-4 所示。

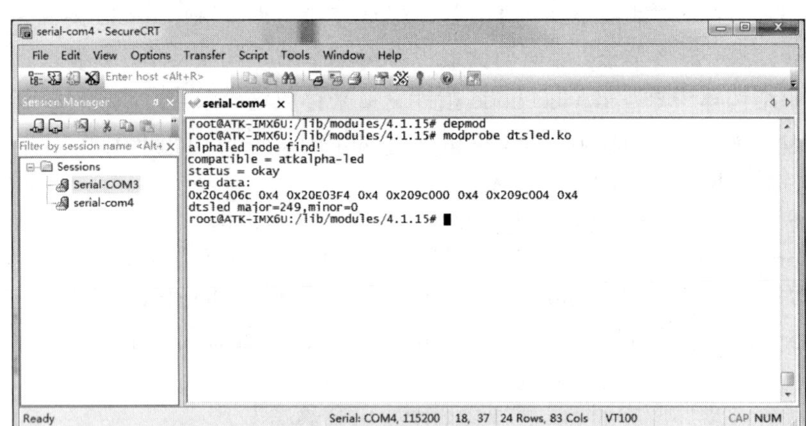

图 5-8-4 驱动加载成功以后终端输出的信息

从图中可以看出，alpahled 这个节点找到了，并且 compatible 属性值为 atkalpha- led，status 属性值为 okay，reg 属性的值为 0X20C406C 0X4 0X20E0068 0X4 0X20E02F4 0X4 0X209C000 0X4 0X209C004 0X4，与之前设置的设备树一致。

驱动加载成功以后就可以使用 ledApp 软件测试驱动是否工作正常，输入如下命令打开 LED 灯：

```
./ledApp /dev/dtsled 1 //打开 LED 灯
```

输入上述命令以后，观察 I.MX6U-Mini 开发板上的红色 LED 灯是否点亮，如果点亮说明驱动工作正常。再输入如下命令关闭 LED 灯：

```
./ledApp /dev/dtsled 0 //关闭 LED 灯
```

输入上述命令以后，观察 I.MX6U-Mini 开发板上的红色 LED 灯是否熄灭。如果要卸载驱动可以输入如下命令：

```
rmmod dtsled.ko
```

5.8.6 注意事项

节点是由一堆属性组成的，节点都是具体的设备，不同的设备需要的属性不同，用户可以自定义属性。除了用户自定义属性外，还有很多属性是标准属性，这些标准属性是 Linux 驱动外设时的重要信息，必须掌握。

5.8.7 思考与讨论

（1）Linux 系统中设备树的作用是什么？

（2）DTS、DTB 和 DTC 三者存在何种关系？

（3）命令 make all 与 make dtbs 有何区别？

5.8.8　实验报告

（1）画出 Linux 系统与设备树的关系原理图。

（2）画出 DTS、DTB 和 DTC 三者的关系图。

（3）整理记录常用的 OF 函数。

（4）整理关键控制代码。

5.8.9　参考程序

1. alphaled 节点代码

```
alphaled {
    #address-cells = <1>;
    #size-cells = <1>;
    compatible = "atkalpha-led";
    status = "okay";
    reg = < 0X020C406C 0X04 /* CCM_CCGR1_BASE */
            0X020E0068 0X04 /* SW_MUX_GPIO1_IO03_BASE */
            0X020E02F4 0X04 /* SW_PAD_GPIO1_IO03_BASE */
            0X0209C000 0X04 /* GPIO1_DR_BASE */
            0X0209C004 0X04 >; /* GPIO1_GDIR_BASE */
    };
```

2. dtsled.c 文件代码

```
#include <linux/types.h>
#include <linux/kernel.h>
#include <linux/delay.h>
#include <linux/ide.h>
#include <linux/init.h>
#include <linux/module.h>
#include <linux/errno.h>
#include <linux/gpio.h>
#include <linux/cdev.h>
#include <linux/device.h>
#include <linux/of.h>
#include <linux/of_address.h>
#include <asm/mach/map.h>
#include <asm/uaccess.h>
#include <asm/io.h>
/***************************************************
文件名: dtsled.c
```

```
描述: LED 驱动文件***********************************/
#define DTSLED_CNT      1             /*设备号个数*/
#define DTSLED_NAME    "dtsled"       /*名称*/
#define LEDOFF          0             /*关灯*/
#define LEDON           1             /*开灯*/

/*映射后的寄存器虚拟地址指针*/
static void __iomem *IMX6U_CCM_CCGR1;
static void __iomem *SW_MUX_GPIO1_IO03;
static void __iomem *SW_PAD_GPIO1_IO03;
static void __iomem *GPIO1_DR;
static void __iomem *GPIO1_GDIR;

/*dtsled 设备结构体*/
struct dtsled_dev{
      dev_t devid;                    /*设备号*/
      struct cdev cdev;               /*cdev*/
      struct class *class;            /*类*/
      struct device *device;          /*设备*/
      int major;                      /*主设备号*/
      int minor;                      /*次设备号*/
      struct device_node *nd;         /*设备节点*/
};

struct dtsled_dev dtsled;         /*led 设备*/

/*
* @description: LED 打开/关闭
* @param - sta: LEDON(0) 打开 LED, LEDOFF(1) 关闭 LED
* @return: 无
*/
void led_switch(u8 sta)
{
      u32 val = 0;
      if(sta == LEDON) {
          val = readl(GPIO1_DR);
          val &= ~(1 << 3);
          writel(val, GPIO1_DR);
      }else if(sta == LEDOFF) {
          val = readl(GPIO1_DR);
          val|= (1 << 3);
```

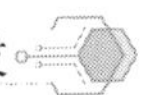

```
            writel(val, GPIO1_DR);
        }
}

/*
 * @description: 打开设备
 * @param - inode: 传递给驱动的 inode
 * @param - filp: 设备文件,file 结构体有个称为 private_data 的成员变量
 * 一般在 open 时将 private_data 指向设备结构体
 * @return: 0,成功;其他,失败
 */
static int led_open(struct inode *inode, struct file *filp)
{
        filp->private_data = &dtsled; /*设置私有数据*/
        return 0;
}

/*
 * @description : 从设备读取数据
 * @param - filp : 要打开的设备文件(文件描述符)
 * @param - buf : 返回给用户空间的数据缓冲区
 * @param - cnt : 要读取的数据长度
 * @param - offt : 相对于文件首地址的偏移
 * @return : 读取的字节数,如果为负值,表示读取失败
 */
static ssize_t led_read(struct file *filp, char __user *buf, size_t
     cnt, loff_t *offt)
{
        return 0;
}

/*
 * @description : 向设备写数据
 * @param - filp : 设备文件,表示打开的文件描述符
 * @param - buf : 要给设备写入的数据
 * @param - cnt : 要写入的数据长度
 * @param - offt : 相对于文件首地址的偏移
 * @return: 写入的字节数,如果为负值,表示写入失败
 */
static ssize_t led_write(struct file *filp, const char __user *buf,
        size_t cnt, loff_t *offt)
```

```
{
 int retvalue;
 unsigned char databuf[1];
 unsigned char ledstat;

 retvalue = copy_from_user(databuf, buf, cnt);
     if(retvalue < 0) {
     printk("kernel write failed!\r\n");
     return -EFAULT;
     }

  ledstat = databuf[0]; /*获取状态值*/

  if(ledstat == LEDON) {
      led_switch(LEDON); /*打开 LED 灯*/
  } else if(ledstat == LEDOFF) {
      led_switch(LEDOFF); /*关闭 LED 灯*/
  }
  return 0;
}

/*
* @description: 关闭/释放设备
* @param - filp: 要关闭的设备文件(文件描述符)
* @return: 0,成功;其他,失败
*/
static int led_release(struct inode *inode, struct file *filp)
{
  return 0;
}

/*设备操作函数*/
static struct file_operations dtsled_fops = {
  .owner = THIS_MODULE,
  .open = led_open,
  .read = led_read,
  .write = led_write,
  .release = led_release,
};

/*
```

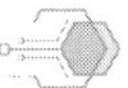

```
            writel(val, GPIO1_DR);
        }
}

/*
* @description: 打开设备
* @param - inode: 传递给驱动的 inode
* @param - filp: 设备文件,file 结构体有个称为 private_data 的成员变量
* 一般在 open 时将 private_data 指向设备结构体
* @return: 0,成功;其他,失败
*/
static int led_open(struct inode *inode, struct file *filp)
{
        filp->private_data = &dtsled; /*设置私有数据*/
        return 0;
}

/*
* @description : 从设备读取数据
* @param - filp : 要打开的设备文件(文件描述符)
* @param - buf : 返回给用户空间的数据缓冲区
* @param - cnt : 要读取的数据长度
* @param - offt : 相对于文件首地址的偏移
* @return : 读取的字节数,如果为负值,表示读取失败
*/
static ssize_t led_read(struct file *filp, char __user *buf, size_t
    cnt, loff_t *offt)
{
        return 0;
}

/*
* @description : 向设备写数据
* @param - filp : 设备文件,表示打开的文件描述符
* @param - buf : 要给设备写入的数据
* @param - cnt : 要写入的数据长度
* @param - offt : 相对于文件首地址的偏移
* @return: 写入的字节数,如果为负值,表示写入失败
*/
static ssize_t led_write(struct file *filp, const char __user *buf,
    size_t cnt, loff_t *offt)
```

```
{
 int retvalue;
 unsigned char databuf[1];
 unsigned char ledstat;

 retvalue = copy_from_user(databuf, buf, cnt);
     if(retvalue < 0) {
     printk("kernel write failed!\r\n");
     return -EFAULT;
     }

  ledstat = databuf[0]; /*获取状态值*/

  if(ledstat == LEDON) {
      led_switch(LEDON); /*打开 LED 灯*/
  } else if(ledstat == LEDOFF) {
      led_switch(LEDOFF); /*关闭 LED 灯*/
  }
  return 0;
}

/*
 * @description: 关闭/释放设备
 * @param - filp: 要关闭的设备文件(文件描述符)
 * @return: 0,成功;其他,失败
 */
static int led_release(struct inode *inode, struct file *filp)
{
  return 0;
}

/*设备操作函数*/
static struct file_operations dtsled_fops = {
  .owner = THIS_MODULE,
  .open = led_open,
  .read = led_read,
  .write = led_write,
  .release = led_release,
};

/*
```

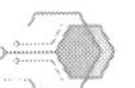

```
 * @description: 驱动入口函数
 * @param: 无
 * @return: 无
 */
static int __init led_init(void)
{
    u32 val = 0;
    int ret;
    u32 regdata[14];
    const char *str;
    struct property *proper;

    /*获取设备树中的属性数据*/
    /*1、获取设备节点：alphaled*/
   dtsled.nd = of_find_node_by_path("/alphaled");
    if(dtsled.nd == NULL) {
        printk("alphaled node can not found!\r\n");
        return -EINVAL;
    } else {
        printk("alphaled node has been found!\r\n");
    }

    /*2、获取 compatible 属性内容*/
    proper = of_find_property(dtsled.nd, "compatible", NULL);
    if(proper == NULL) {
        printk("compatible property find failed\r\n");
    } else {
        printk("compatible = %s\r\n", (char*)proper->value);
    }

    /*3、获取 status 属性内容*/
    ret = of_property_read_string(dtsled.nd, "status", &str);
    if(ret < 0){
        printk("status read failed!\r\n");
    } else {
        printk("status = %s\r\n",str);
    }

    /*4、获取 reg 属性内容*/
    ret = of_property_read_u32_array(dtsled.nd,"reg",regdata,10);
    if(ret < 0) {
```

```
        printk("reg property read failed!\r\n");
    } else {
        u8 i = 0;
        printk("reg data:\r\n");
        for(i = 0; i < 10; i++)
            printk("%#X ", regdata[i]);
        printk("\r\n");
    }

    /*初始化 LED*/
#if 0
    /*1、寄存器地址映射*/
    IMX6U_CCM_CCGR1 = ioremap(regdata[0], regdata[1]);
    SW_MUX_GPIO1_IO03 = ioremap(regdata[2], regdata[3]);
    SW_PAD_GPIO1_IO03 = ioremap(regdata[4], regdata[5]);
    GPIO1_DR = ioremap(regdata[6], regdata[7]);
    GPIO1_GDIR = ioremap(regdata[8], regdata[9]);
#else
    IMX6U_CCM_CCGR1 = of_iomap(dtsled.nd, 0);
    SW_MUX_GPIO1_IO03 = of_iomap(dtsled.nd, 1);
    SW_PAD_GPIO1_IO03 = of_iomap(dtsled.nd, 2);
    GPIO1_DR = of_iomap(dtsled.nd, 3);
    GPIO1_GDIR = of_iomap(dtsled.nd, 4);
#endif

    /*2、使能 GPIO1 时钟*/
    val = readl(IMX6U_CCM_CCGR1);
    val &= ~(3 << 26); /*清除以前的设置*/
    val |= (3 << 26); /*设置新值*/
    writel(val, IMX6U_CCM_CCGR1);

    /*3、设置 GPIO1_IO03 的复用功能,将其复用为 GPIO1_IO03,最后设置 I/O
      属性。

    */
    writel(5, SW_MUX_GPIO1_IO03);

    /*寄存器 SW_PAD_GPIO1_IO03 设置 I/O 属性*/
    writel(0x10B0, SW_PAD_GPIO1_IO03);

    /*4、设置 GPIO1_IO03 为输出功能*/
```

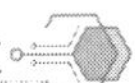

```
val = readl(GPIO1_GDIR);
val &= ~(1 << 3); /*清除以前的设置*/
val |= (1 << 3); /*设置为输出*/
writel(val, GPIO1_GDIR);

/*5、默认关闭 LED*/
val = readl(GPIO1_DR);
val |= (1 << 3);
writel(val, GPIO1_DR);

/*注册字符设备驱动*/
/*1、创建设备号*/
if (dtsled.major) { /*定义了设备号*/
    dtsled.devid = MKDEV(dtsled.major, 0);
    register_chrdev_region(dtsled.devid, DTSLED_CNT, DTSLED_
      NAME);
} else { /*没有定义设备号*/
    alloc_chrdev_region(&dtsled.devid, 0, DTSLED_CNT, DTSLED_
      NAME); /* 申请设备号 */
    dtsled.major = MAJOR(dtsled.devid); /*获取分配号的主设备号*/
    dtsled.minor = MINOR(dtsled.devid); /*获取分配号的次设备号*/
}
printk("dtsled major=%d,minor=%d\r\n",dtsled.major,
    dtsled.minor);

/*2、初始化 cdev*/
dtsled.cdev.owner = THIS_MODULE;
cdev_init(&dtsled.cdev, &dtsled_fops);

/*3、添加一个 cdev*/
cdev_add(&dtsled.cdev, dtsled.devid, DTSLED_CNT);

/*4、创建类*/
dtsled.class = class_create(THIS_MODULE, DTSLED_NAME);
if (IS_ERR(dtsled.class)) {
    return PTR_ERR(dtsled.class);
}

/*5、创建设备*/
dtsled.device = device_create(dtsled.class, NULL, dtsled.devid,
    NULL, DTSLED_NAME);
```

```
    if (IS_ERR(dtsled.device)) {
        return PTR_ERR(dtsled.device);
    }

    return 0;
}

/*
 * @description: 驱动出口函数
 * @param: 无
 * @return: 无
 */
static void __exit led_exit(void)
{
    /*取消映射*/
    iounmap(IMX6U_CCM_CCGR1);
    iounmap(SW_MUX_GPIO1_IO03);
    iounmap(SW_PAD_GPIO1_IO03);
    iounmap(GPIO1_DR);
    iounmap(GPIO1_GDIR);

    /*注销字符设备驱动*/
    cdev_del(&dtsled.cdev);/*删除cdev*/
    unregister_chrdev_region(dtsled.devid, DTSLED_CNT);/*注销设备号*/

    device_destroy(dtsled.class, dtsled.devid);
    class_destroy(dtsled.class);
}

module_init(led_init);
module_exit(led_exit);
MODULE_LICENSE("GPL");
MODULE_AUTHOR("hello");
```

3. Makefile 文件代码

```
KERNELDIR:=/home/zuozhongkai/linux/IMX6ULL/linux/temp/linux-imxrel_imx_4.1.15_2.1.0_ga_alientek
CURRENT_PATH := $(shell pwd)
obj-m := dtsled.o.o

```

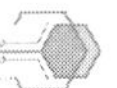

```
build: kernel_modules

kernel_modules:
$(MAKE) -C $(KERNELDIR) M=$(CURRENT_PATH) modules
clean:
$(MAKE) -C $(KERNELDIR) M=$(CURRENT_PATH) clean
```

参 考 文 献

陈宗梅，2011．模拟电子技术实验与课程设计[M]．北京：北京理工大学出版社．

崔建明，陈惠英，2018．电路与电子技术的 Multisim10.0 仿真[M]．2 版．北京：中国水利水电出版社．

郭业才，2020．数字电子技术实验仿真与课程设计教程[M]．西安：西安电子科技大学出版社．

康华光，2013．电子技术基础：数字部分[M]．6 版．北京：高等教育出版社．

林立，张俊亮，2018．单片机原理及应用：基于 Proteus 和 Keil C[M]．4 版．北京：电子工业出版社．

刘爱华，满宝元，2006．传感器原理与应用技术[M]．北京：人民邮电出版社．

刘德全，2017．Proteus 8：电子线路设计与仿真[M]．2 版．北京：清华大学出版社．

刘刚，2014．Linux 系统移植[M]．2 版．北京：清华大学出版社．

宋宝华，2015．Linux 设备驱动开发详解[M]．北京：机械工业出版社．

唐明良，张红梅，2014．数字电子技术实验与仿真[M]．重庆：重庆大学出版社．

唐文彦，2018．传感器[M]．北京：机械工业出版社．

王骥，肖明明，杜爽，等，2012．模拟电路分析与设计[M]．2 版．北京：清华大学出版社．

王鲁云，于海霞，2017．模拟电路实验综合教程[M]．北京：清华大学出版社．

王英，2015．电子技术实验教程（电工学 II）[M]．重庆：西南交通大学出版社．

王贞，2018．模拟电子技术实验教程[M]．北京：机械工业出版社．

魏鸿磊，2016．单片机原理及应用（C 语言编程）[M]．上海：同济大学出版社．

吴建平，2016．传感器原理及应用[M]．3 版．北京：机械工业出版社．

闫石，2016．数字电子技术基础[M]．6 版．北京：高等教育出版社．

杨晓慧，葛微，2014．模拟电子技术实验教程[M]．北京：电子工业出版社．

张维，赵二刚，李国峰，2015．模拟电子技术实验[M]．北京：机械工业出版社．

张毅刚，2020．单片机原理及接口技术（C51 编程）[M]．3 版．北京：人民邮电出版社．

郑强，2014．Linux 驱动开发入门与实战[M]．2 版．北京：清华大学出版社．

《中国集成电路大全》编委会，1985．TTL 集成电路[M]．北京：国防工业出版社．

附录　Proteus 软件图形符号与国家标准符号对照表

序号	名称	国家标准的画法	软件中的画法
1	发光二极管	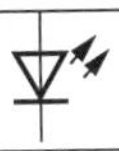	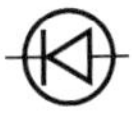
2	二极管	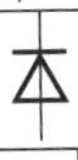	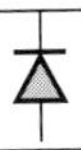
3	三极管	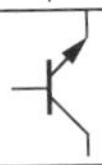	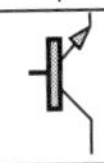
4	按钮开关	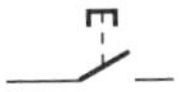 E	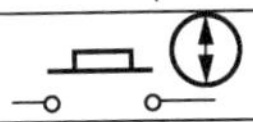
5	扬声器	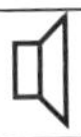	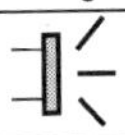
6	与门	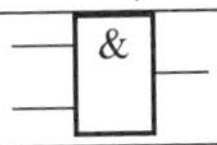 &	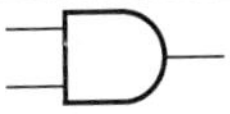
7	或门	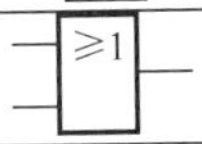 ≥1	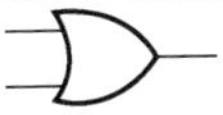
8	非门	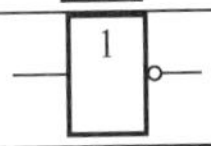 1	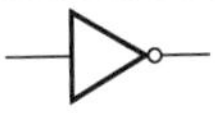

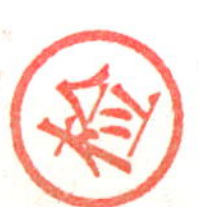